破冰·探索·求是

安徽医改回顾与展望

安徽医改研究课题组◎编著

人民卫生出版社
·北 京·

图书在版编目（CIP）数据

破冰·探索·求是：安徽医改回顾与展望 / 安徽医
改研究课题组编著 .—北京：人民卫生出版社，
2022.11
ISBN 978-7-117-33942-1

Ⅰ.①破…　Ⅱ.①安…　Ⅲ.①医疗保健制度－体制改
革－安徽　Ⅳ.①R199.2

中国版本图书馆 CIP 数据核字（2022）第 204724 号

破冰·探索·求是——安徽医改回顾与展望
Pobing·Tansuo·Qiushi——Anhui Yigai Huigu yu Zhanwang

著　　者	安徽医改研究课题组
出版发行	人民卫生出版社（中继线 010-59780011）
地　　址	北京市朝阳区潘家园南里 19 号
邮　　编	100021
E－mail	pmph @ pmph.com
购书热线	010-59787592　010-59787584　010-65264830
印　　刷	北京顶佳世纪印刷有限公司
经　　销	新华书店
开　　本	710×1000　1/16　印张:21
字　　数	333 千字
版　　次	2022 年 11 月第 1 版
印　　次	2023 年 1 月第 1 次印刷
标准书号	ISBN 978-7-117-33942-1
定　　价	90.00 元

打击盗版举报电话	010-59787491	E－mail	WQ @ pmph.com
质量问题联系电话	010-59787234	E－mail	zhiliang @ pmph.com
数字融合服务电话	4001118166	E－mail	zengzhi @ pmph.com

序

改革是推进医药卫生健康事业发展的动力源泉。深化医药卫生体制改革（简称"医改"）是改革开放的重要组成部分，是保障和改善民生的重大举措，关系人民健康福祉，关系民族未来。2009年以来，特别是党的十八大以来，我们坚持用中国式办法解决医药卫生体制改革这个世界性难题，取得了举世瞩目的成就。

作为农村改革的发源地，安徽医改工作一直走在全国的前列，率先推开基层医改、县级公立医院综合改革、城市公立医院综合改革，被国务院医改领导小组确定为首批国家综合医改试点省。安徽医改立足实际，坚持以人民健康为中心，改革创新，将医疗、医保、医药联动作为改革关键举措，强化改革的系统性、整体性、协同性，先后涌现出基层医改、县域医共体、药品集中招标采购、编制周转池等改革经验，取得了较好的成效，为全国医改贡献了智慧和经验。

新征程，新要求。"十四五"时期，我国进入新发展阶段、贯彻新发展理念、构建新发展格局，健康在经济社会发展中的作用进一步凸显。医改工作没有成熟模式可以照搬，这需要充分发挥地方的创新精神，进行改革试点，并对各地的改革试点经验进行总结，将其提升为政策加以推广。

安徽医改研究课题组编写的《破冰·探索·求是——安徽医改回顾与展望》包括安徽医改综述、安徽医改重点案例、地方及单位改革经验和附录四个部分，全面总结了 2009 年以来安徽医改的做法和经验，对安徽乃至全国医改事业发展都将具有重要的参考价值。

改革只有进行时没有完成时。我坚信，在党中央、国务院的正确领导下，在社会各界的共同努力下，聚焦广大群众期盼，继续深化医药卫生体制改革，推进公立医院高质量发展，加强公共卫生体系建设，建立整合型医疗卫生体系，推进治理体系和治理能力现代化，医改成果必将惠及广大人民群众。

清华大学健康中国研究院院长
清华大学万科公共卫生与健康学院常务副院长、讲席教授
梁万年
2022 年 8 月

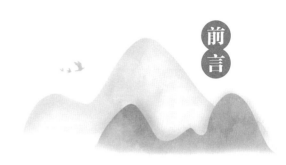

2009 年 3 月新一轮医改实施以来，特别是党的十八大以来，以习近平新时代中国特色社会主义思想为指引，安徽省认真贯彻党中央国务院决策部署，坚持把深化医改作为重大民生工程，在国家卫生健康委的有力指导和省委、省政府的坚强领导下，各地各有关部门密切配合，有序推进，不断探索，不断实践，走过了一段不平凡历程，为全国医改提供了一系列好的经验，许多改革政策与举措在全国推广。

为总结安徽新一轮医改以来的工作，安徽省卫生健康委委托安徽卫生健康职业学院开展安徽省深化医药卫生体制改革经验课题研究，对 2009 年新一轮医改以来安徽医改做法、成效、经验及启示进行回顾与展望，形成《破冰·探索·求是——安徽医改回顾与展望》一书。全书包括安徽医改综述、安徽医改重点案例、地方及单位典型经验、附录四个部分。安徽医改综述部分，从 2009 年启动改革特别是党的十八大以来，对安徽医改进行全景式回顾与总结，总揽改革脉络，梳理改革亮点，分析面临形势与挑战，并对下一阶段医改进行展望。安徽医改重点案例部分，从省级层面收录了 15 篇重点改革领域案例，对改革的背景、做法、成效及启示等进行总结。地方及单位典型经验部分，收录改革成效明显、国家公立医院改革试点、省里补短板等市、县和单位内容。附录部分主要从重要文件、会议、调研及荣誉方面梳理了新一轮医改启动以来的相关重要内容。

　　本书的编写工作得到安徽省卫生健康委、安徽省医保局、部分市和县卫生健康委及有关单位的支持，这些单位提供的医改进展数据和资料为本书奠定了坚实的基础。由于时间和水平有限，收集的资料不一定完整，书中不妥之处在所难免，敬请专家、读者批评指正。

安徽医改研究课题组

2022 年 8 月

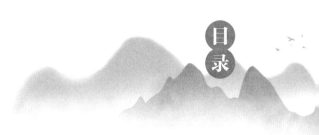

第一部分
安徽医改综述

第二部分
安徽医改重点案例

第三部分
地方及单位改革经验

第四部分
附录

第一部分

安徽医改综述

从破冰之旅到探索求是之路的"安徽路径"

——2009 年以来安徽医改回顾与展望

　　摘要：医药卫生事业关系亿万人民的健康，关系千家万户的幸福。2009 年 3 月，新一轮医药卫生体制改革启动以来，安徽省认真贯彻党中央、国务院决策部署，坚持把深化医改作为重大民生工程，按照"保基本、强基层、建机制"的原则，加大投入，完善政策，创新机制，十多年来开展了卓有成效的探索和实践，保持着全国医改"排头兵"的位置，先后涌现出基层医改"安徽模式"、基层医疗卫生机构国家基本药物集中招标采购模式、基层医疗卫生机构"公益一类保障、二类绩效管理"、县域医共体"天长模式"、城市医联体"铜陵经验"、公立医院编制周转池制度、基本公共卫生服务"两卡制""智医助理"等一系列可复制、可推广的经验和做法。随着我国经济社会发展水平和人民生活水平的不断提高，人民群众对健康有了更高需求，更加重视医疗质量的改善、健康服务水平的提高等。本文就安徽省实施医药卫生体制改革的背景、历程、亮点及改革取得的成效、经验和启示进行阐述。

一、改革背景

　　中华人民共和国成立以来，特别是改革开放以来，我国医药卫生事业取得了显著的成就，覆盖城乡的医药卫生服务体系基本形成，疾病防治能力不断增强，医疗保障覆盖人口逐步扩大，卫生科技水平迅速提高，人民群众的健康水平明显改善。各级政府投入加大，公共卫生、农村医疗卫生和城市社区卫生发展加快，新型农村合作医疗和城镇居民基本医疗保险取得突破性进展，为深化医药卫生体制改革打下了良好的基础。同时，也应该看到，我国医药卫生事业发展水平与人民群众健康需求及经济社会协调发展要求不适应的矛盾还比较突出。城乡和区域医疗卫生事业发展不平衡，资源配置不合理，公共卫生和农村、社区医疗卫生工作比较薄弱，医疗保障制度不健全，药品生产流通秩序不规范，医院管理体制和运行机制不完善，政府卫生投入不足，医药费用上涨过快，个人负担过重，对此，人民群众反映强烈。随着经济的发展和人民生活水平的提高，群众对改善医药卫生服务提出了更高的要求。工业化、城镇化、人口老龄化、疾病谱变化和生态环境变化等，给医药卫生工作带来一系列新的严峻挑战。深化医药卫生体制改革，是加快医药卫生事业发展的选择，是实现人民共享改革发展成果的重要途径，是广大人民群众的迫切愿望。

2009 年 3 月 17 日，《中共中央　国务院关于深化医药卫生体制改革的意见》的出台，标志着我国新一轮深化医药卫生体制改革正式拉开帷幕。《中共中央　国务院关于深化医药卫生体制改革的意见》提出，医药卫生体制改革必须坚持以人为本，把维护人民健康权益放在第一位；坚持立足国情，建立中国特色医药卫生体制；坚持公平与效率统一，政府主导与发挥市场机制作用相结合；坚持统筹兼顾，把解决当前突出问题与完善制度体系结合起来。建设覆盖城乡居民的公共卫生服务体系、医疗服务体系、医疗保障体系、药品供应保障体系，形成四位一体的基本医疗卫生制度。四大体系相辅相成，配套建设，协调发展。完善医药卫生的管理、运行、投入、价格、监管体制机制，加强科技与人才、信息、法治建设，保障医药卫生体系有效规范运转，这四大体系、八大机制被形象地称为新医改的"四梁八柱"。为使改革尽快取得成效，落实医疗卫生服务的公益性质，着力保障广大群众看病就医的基本需求，按照让群众得到实惠，让医务人员受到鼓舞，让监管人员易于掌握的要求，2009—2011 年政府着力抓好五项重点改革，即加快推进基本医疗保障制度建设，初步建立国家基本药物制度，健全基层医疗卫生服务体系，促进基本公共卫生服务逐步均等化，推进公立医院改革试点。

2012 年 3 月 14 日，国务院印发《"十二五"期间深化医药卫生体制改革规划暨实施方案》，明确 2012—2015 年医药卫生体制改革的阶段目标、改革重点和主要任务。《"十二五"期间深化医药卫生体制改革规划暨实施方案》提出，要加快健全全民医保体系，巩固完善基本药物制度和基层医疗卫生机构运行新机制，积极推进公立医院改革，统筹推进相关领域改革（简称"医改'3 + 1'任务"）。

2016 年 8 月 19 日，习近平总书记在全国卫生与健康大会上指出："当前，医药卫生体制改革已进入深水区，到了啃硬骨头的攻坚期。要加快把党的十八届三中全会确定的医药卫生体制改革任务落到实处。要着力推进基本医疗卫生制度建设，努力在分级诊疗制度、现代医院管理制度、全民医保制度、药品供应保障制度、综合监管制度 5 项基本医疗卫生制度建设上取得突破。""要把人民健康放在优先发展的战略地位，以普及健康生活、优化健康服务、完善健康保障、建设健康环境、发展健康产业为重点，加快推进健康中国建设，努力全方位、全周期保障人民健康，为实现'两个一百年'奋斗目标、实现中华民族伟大复兴的中国梦打下坚实健康基础。""新形势下，我国卫生与健康工作方针是：以基层为重点，以改革创新为动力，预防为主，中西医并重，把健康融入所有政策，人民共建共享。""这个方针的根本点是坚持以人民为中心的发展思想，坚持为人民健康服务，这是我国卫生与健康事业必须一以贯之坚持的基本要求。"

2016 年 12 月 27 日，国务院印发《"十三五"深化医药卫生体制改革规划》，提出到 2020 年，普遍建立比较完善的公共卫生服务体系和医疗服务体系、比较健全的医疗保障体系、比较规范的药品供应保障体系和综合监管体系、比较科学的医疗卫生机构管理体制和运行机制。"十三五"期间，要在分级诊疗、现代医院管理、全民医保、药品供应保障、综合监管等 5 项制度建设上取得新突破，同时统筹推进相关领域改革（简称"'5 + 1'医改任务"）。

新一轮医改从基层医疗卫生机构开始，以取消药品加成、实施药品零差率销售为切入点。国家明确要求，不迟于 2009 年 12 月每个省（自治区、直辖市）在 30% 的政府办城市社区卫生服务机构和县基层医疗卫生机构实施基本药物制度，包括实行省级集中网上公开招标采购、统一配送，全部配备使用基本药物并实行零差率销售。曾以"大包干"开启中国农村土地改革的安徽再次走上医改的历史舞台，在全国率先启动基层医改，成为新一轮医改的先锋。

二、改革历程

2009 年 6 月，《中共安徽省委   安徽省人民政府关于深化医药卫生体制改革的实施意见》的印发，标志着安徽省贯彻《中共中央　国务院关于深化医药卫生体制改革的意见》进入实施阶段。安徽省医改工作按照党中央、国务院部署，围绕解决群众看病难、看病贵的总体目标，按照统筹兼顾、突出重点、整体设计、循序推进的路径，有序推进改革。医疗卫生服务体系领域改革经历了三个主要阶段。2009年11月起，以基层医疗卫生机构回归公益性为目标，以实行国家基本药物制度为切入点，在全国率先启动基层医药卫生体制综合改革，对政府举办的乡镇卫生院和社区卫生服务中心开展管理体制、人事制度、分配制度、基本药物制度、财政保障制度等改革，初步建立了"坚持公益性、调动积极性、保障可持续"的体制机制，2010年12月全面完成改革任务。2012年12月起，以提升县级公立医院服务能力为目标，全面启动县级公立医院综合改革，全省所有148家县级公立医院同步推开管理体制、补偿机制、人事分配、价格机制、医保支付制度、采购机制和监管机制等改革，2014年全面完成改革任务。2015年4月起，以建成全覆盖、保基本、多层次、可持续的基本医疗卫生制度为目标，启动实施首批国家综合医改试点，围绕城市公立医院改革、分级诊疗和医保管理体制改革3项试点任务，确定了11个方面41项重点任务，2020年全面完成改革任务。

（一）基层医药卫生体制综合改革率先破冰

安徽是一个富有改革创新精神的地方。2009年11月，安徽以贯彻实施国家基本药物制度为切入点，在全国率先启动基层医药卫生体制综合改革，2009年11月23日，《安徽省人民政府关于基层医药卫生体制综合改革试点的实施意见》（皖政〔2009〕122号）印发，制订了"一主三辅五配套"的基层医药卫生体制综合改革试点方案，破除"以药补医"机制，取消药品加成、实行以药品集中招标采购为路径，推进基层医药卫生体制综合改革试点。"一主"，就是综合改革试点实施意见，包括管理体制、人事制度、分配制度、药品采购配送、保障制度五项改革；"三辅"，就是乡镇卫生院、社区卫生服务机构、村卫生室改革试点方案；"五配套"，就是机构编制标准、分流人员安置办法、绩效考核试点办法、运行补偿试点办法、基本药物和补充药品使用与采购配送试点办法。这一系列政策文件构成了一个比较完整的基层医疗卫生机构综合改革体系。

2010年1月1日，安徽实施基层医药卫生体制综合改革，在32个试点县（市、区）所有政府办基层医疗卫生机构实行基本药物和补充药品零差率销售，同时，推进管理体制、人事制度、分配制度、基本药物制度、保障制度改革，以及一体化管理的村卫生室改革。

截至2010年1月15日，安徽省32个县（市、区）的5 372个基层医疗卫生机构的基本药物和省增补药物全部实行零差率销售，药品价格平均降幅在50%；390个乡镇卫生院完成编制核定、岗位设置、人员清查、资格审查等工作，人员竞争上岗；试点地区完成财务清理、核定任务、制订绩效考核细则、国库集中收付等工作，省级财政下拨第一批2.3亿元预拨款。改革一个多月，试点乡镇卫生院就出现了"四升一降"的可喜变化：每张处方药品品种平均下降30%，抗生素使用下降40%左右，人均门诊费用下降25%，人均住院费用下降26%，而门诊量却增长20%。

安徽省基层医药卫生体制综合改革立足国家基本药物制度，在深入全面系统地调研分析基础上，出台制度的政策体系，在全国属于"破冰之举"。特别是涉及基层医疗卫生机构新旧体制的转换，在人员分流安置、任务及收支核定、绩效考核、药品采购配送等，没有经验可资借鉴。在改革的关键时期，安徽省政府提出药品供应不能断档、药品价格不能反弹、经费拨付不能影响基层医疗卫生机构的正常运转、竞争上岗不能影响基层医疗卫生机构的正常工作秩序、分流人员安置不能影响社会稳定、基层政策不能与安徽省政府的政策相矛盾等"六个不能"的要求。为保障各项任务的落实，安徽省在试点县建立了"包保责任制"，县长为第一责任人，县政府部门负责人包保一个乡镇，确保改革顺利推进。

2010年1月21日，国务院医改办、中央编办、财政部、人力资源和社会保障部、卫生部在安徽省合肥市联合召开新一轮医改以来第一次全国医改现场会，全面学习安徽基层医改经验。会议认为，安徽充分地发挥解放思想、敢为人先、改革创新的优良传统，大胆探索，初步闯出了基本药物制度实施的路子，安徽省基本药物制度的实施，从方案制订到最终落实，紧紧围绕"保基本、强基层、建机制"的目标，以综合改革为手段推进基本药物制度的建立。会议指出，全国各地既要借鉴安徽省实施基本药物制度、推进基层医疗卫生机构综合改革的经验，更要学习安徽省改革的精神和决心。安徽基层医药卫生体制综合改革和基本药物招标采购经验被《国务院办公厅关于印发建立和规范政府办基层医疗卫生机构基本药物采购机制指导意见的通知》（国办发〔2010〕56号）、《国务院办公厅关于建立健全基层医疗卫生机构补偿机制的意见》（国办发〔2010〕62号）采纳，向全国推广。

2010年8月9日，在总结基层医药卫生体制综合改革试点经验的基础上，安徽省人民政府印发《安徽省人民政府关于基层医药卫生体制综合改革的实施意见》（皖政〔2010〕66号），在全省全面推开基层医药卫生体制综合改革，2010年9月1日，安徽省所有政府办基层医疗卫生机构全面回归公益性，推行基本药物零差率销售，全部实行综合改革，改变了基层延续几十年的"以药补医"机制。通过推进管理体制改革，建立政府举办的基层医疗卫生机构公益性管理体制；推进人事制度改革，建立竞争上岗、全员聘用、能上能下、能进能出的用人机制；推进分配制度改革，建立科学公平、体现绩效的考核分配机制；推进基本药物制度改革，取消药品加成，实行零差率销售；推进保障制度改革，建立科学合理的补偿机制；推进一体化管理的村卫生室改革，建立持续健康发展的长效机制。截至2010年底，全省基层医疗卫生机构新的管理体制和运行机制初步建立。

回归公益性的基层医疗卫生机构出现活力不足、效率不高、人才流失等问题，安徽立即开展"回头看"活动，不断地调整改革政策，巩固完善基层医改成效。2011年8月，《安徽省人民政府办公厅关于巩固完善基层医药卫生体制综合改革的意见》（皖政办〔2011〕61号）印发，制订对基层医疗卫生机构补偿机制、激励约束机制、人才队伍建设、强化中心卫生院功能、提升社区卫生服务机构能力、加强村卫生室建设、设立一般诊疗费项目、规范药品采购和回款程序、清理化解基层医疗卫生机构债务、切实做好组织实施工作等10个方面的30条巩固完善基层医改的新政策。

2012年9月、2015年2月，安徽省分别在县级公立医院改革和城市公立医院改革的文件中，进一步巩固完善基层医改的相关政策。文件明确要求，基层医疗卫生机构的收入不再纳入县级国库支付中心统一管理，实行"公益一类保障、二类绩效管理"。2018年，督促各地继续落实相关人才政策，积极推动实施"县管乡用"和"乡聘村用"机制，解决基层人才短缺的问题。2019 年，推动乡镇卫生院"公益一类保障、二类绩效管理"政策进一步落地实施，调动基层医疗卫生机构和医务人员的积极性，提高服务效率，为县域医共体和分级诊疗打下良好的基础。

通过不断地探索创新，安徽省建立了"坚持公益性、调动积极性、保障可持续"的体制机制，探索出了一条通过全面系统地改革，建立国家基本药物制度的路子，为全国基层医改提供了经验。2012 年 5 月 10—11 日，国务院深化医药卫生体制改革领导小组副组长、卫生部部长陈竺在安徽调研时指出，安徽在建立国家基本药物制度、推进公立医院改革、深化基层医疗卫生机构运行体制机制改革等方面进行了积极探索，在全国创造了很多经验和亮点。他希望安徽继续弘扬改革创新精神，着力推进县级公立医院改革。2013 年 5 月 21—23 日，中共中央政治局委员、国务院副总理刘延东在安徽考察医改工作时指出，要认真总结经验，以更大的决心、智慧和勇气，推动医改在新的起点上取得新突破，充分发挥我国社会主义的制度优势，建立惠及全民的中国特色医疗卫生制度。

（二）县级公立医院综合改革率先完成

县级公立医院是县域医疗卫生服务体系的"龙头"。2012 年 6 月 25 日，卫生部、财政部、国务院深化医药卫生体制改革领导小组办公室联合印发《关于确定县级公立医院综合改革试点县的通知》，安徽省 21 个县列入国家首批 311 个县级公立医院综合改革试点县。

2012 年 9 月 22 日，在巩固完善基层医改的同时，在前期充分调研基础上，《安徽省人民政府关于县级公立医院综合改革的意见》（皖政〔2012〕98号）印发，正式决定在全省 74 个县（市、区）全面开展县级公立医院（含县医院和县中医院）综合改革。按照"管办分开、政事分开、医药分开、营利性和非营利性分开"的要求，以破除"以药补医"机制为关键环节，以改革补偿机制和落实医院自主经营管理权为切入点，统筹推进管理体制、补偿机制、人事分配、价格机制、医保支付制度、采购机制、监管机制等综合改革，建立"坚持公益性、调动积极性、保障可持续"的县级公立医院运行机制，坚持以改革促发展，加强以人才、技术、重点专科为核心的县级医院能力建设，统筹推进县域医疗卫生体系发展。

2012 年 11 月 1 日，安徽省被列入国家首批县级公立医院综合改革的 21 个试点县的公立医院率先实行药品零差率销售。12 月 15 日，安徽省全面启动县级公立医院综合改革，在全省 74 个县（市、区）的所有 148 家县级公立医院开展综合改革，比国家要求完成改革的时间提前了 3 年。对县级公立医院药品实行省级集中招标采购和零差率销售，彻底破除"以药补医"机制，加快推动县级公立医院回归公益性。安徽省县级公立医院取消药品加成，采取收取诊察费（含挂号费）和增加政府投入的方式予以补偿。其中，收取的诊察费约占补偿额的 75%（诊察费按一定比例纳入医保支付政策范围），政府增加的投入约占补偿额的 25%，由省级财政按县级医院诊疗人次数予以补助，改革平稳有序，达到预期效果。

2014 年 1 月 24 日，针对改革后出现的问题开展"回头看"活动，《安徽省人民政府办公厅关于巩固完善县级公立医院综合改革的意见》（皖政办〔2014〕6 号），提出落实政府办医责任、保障县级医院平稳运行；健全激励约束机制，增强县级医院发展活力；加强服务能力建设，提高县域医疗服务水平等 3 个方面 16 条政策。

2015 年，安徽省整体推进完善县域医药卫生体制改革，在全国率先提出并开展县域医共体改革，首批在包括天长在内的 15 个县开展试点，打造整合型农村卫生服务新体系，到 2018 年底，全省实现县域医共体全覆盖。全省涌现出天长、阜南等一批在全国有影响的典型示范县，县域医共体模式作为全国分级诊疗的四种模式之一，在全国推广。

县级公立医院综合改革作为深化医药卫生体制综合改革的重中之重，是安徽医改推进的"重头戏"，探索出如天长医共体、定远家庭医生签约、阜南综合医改等一批走在全国前列的新经验，安徽省有 7 篇改革经验入选国家典型案例，其中，安徽省县级公立医院改革的管理体制被《国务院办公厅关于全面推开县级公立医院综合改革的实施意见》（国办发〔2015〕33 号）文件向全国推广。2017 年 3 月 25—26 日，中共中央政治局委员、国务院副总理刘延东赴安徽调研，深入天长的县、乡、村三级医疗机构调研并主持召开医联体建设座谈会，充分肯定了安徽省在分级诊疗、基层医改等方面取得的成效，要求继续大胆创新，发挥好综合医改试点省带动作用。2017 年 8 月 22—29 日，国务院医改办、国家卫生计生委在天长市举办全国县级公立医院综合改革示范工作现场会暨培训班，安徽再一次为全国医改提供现场经验。2019年，安徽省紧密型县域医共体"两包三单六贯通"，即打包城乡居民基本医疗保险基金和基本公共卫生服务经费，建立政府办医责任、医共体内部运行管理、外部治理综合监管3个清单，实现群众看病就医专家资源、医疗技术、药品保障、医保补偿、双向转诊、公共卫生等6个关键环节上下贯通，统领县域综合医改荣获全国医改年度十大新举措。

（三）综合医改试点省率先启动暨城市公立医院综合改革全面推开

2010年2月，安徽省芜湖、马鞍山两市入选首批公立医院改革国家联系试点城市。芜湖市以医药分开为突破口的试点，着力破除"以药补医"、建立补偿机制、推进人事薪酬制度改革；马鞍山市政事分开，通过整合资源、组建医疗集团开展试点。

2014年初，根据国务院医改领导小组组长批示，安徽省在前期全面实施基层医改、县级公立医院综合改革的基础上，承担首批综合医改试点省的任务。在安徽省委、省政府主要负责同志的高度重视下，省政府常务负责同志谋划研究部署，省政府分管副秘书长带领省医改领导小组成员单位及处室负责人一同对安徽省综合医改试点方案逐项讨论修改，确保方案能够得到医务人员的理解和执行，安徽试点省方案紧紧把握改革方向，坚持问题导向和目标导向，聚焦改革需要突破的重点领域和关键环节，为全国医改积极探索路径。

2014年7月11日，安徽省政府领导专程就安徽综合医改试点方案向国家卫生计生委汇报，得到国家卫生计生委充分肯定，并将安徽方案转呈国务院领导，有关领导对安徽综合医改试点方案作出长篇批示，认为充分体现了安徽省良好的医改基础。2014年12月18日，国务院医改领导小组召开会议，审议通过安徽等四个首批综合医改试点省方案。

2015年1月15日，国务院医改领导小组正式批复安徽省试点方案，安徽省被国务院医改领导小组列入首批国家综合医改试点省。2015年2月6日，《安徽省人民政府印发安徽省深化医药卫生体制综合改革试点方案的通知》（皖政〔2015〕16号）下发。2月10日，安徽省召开综合医改试点启动会。按照改革试点方案的推进要求，2015年4月1日，在全省所有100所城市公立医院（17 所省级医院，83 所市级医院）全面推开城市公立医院综合改革，通过启动城市公立医院改革为主线推进综合医改试点工作，统筹推进医疗、医药、医保联动改革。

安徽省城市公立医院坚持"12345"的改革思路。即一个核心，取消药品加成，转换公立医院运行补偿机制；两项原则，患者就医负担不增加，医务人员收入不减少；三个同步，实行取消药品加成、调整医疗服务等技术劳务价格、医疗机构联合带量采购药品与耗材；四项措施，落实控制城市公立医院药品占比、耗材占比、提高人员支出占比、控制城市大医院门诊服务时间和数量；五项制度，建立以医疗联合体、预约诊疗为切入点的分级诊疗制度，建立以规范技术使用、合理控制费用为特征的临床路径管理与支付制度，建立以信息化、科学化为支撑的现代医院内部管理制度，建立以引导患者合理就医和促进社会监督为出发点的医疗服务信息社会公开制度，建立以构建和谐医患关系、共同减轻疾病痛苦为目标的医院人文关怀制度。

2017 年，安徽省创新公立医院编制周转池制度，通过聚合分散闲置的存量编制资源，形成全省一体、余缺调剂的公立医院编制周转池，积极推进公立医院编制周转池制度落地生根。2018 年，铜陵市"分区包段"紧密型城市医联体建设试点取得新突破。到 2020 年，安徽省紧密型城市医联体试点已扩大到 12 个市。

公立医院是我国医疗服务体系的主体，也是矛盾和问题相对集中的深水区，公立医院改革的效果，直接关乎医改的成败。为此，国务院办公厅对公立医院综合改革真抓实干成效明显地区进行表彰。安徽省于 2016—2021 年连续多年获得奖励，蚌埠、天长、宣城、铜陵、池州获得相关殊荣。2019 年，安徽省编制周转池制度建设实践与探索，入选中央组织部《贯彻落实习近平新时代中国特色社会主义思想　在改革发展稳定中攻坚克难案例》"政治建设"专题。

（四）立足新起点，整装再出发

2018 年 12 月 28 日，安徽省委主要领导在省卫生健康委报送的《关于天长市医改进展情况的报告》上作出重要批示，提出"立足新起点，整装再出发"的动员令和集结号。2019年，安徽省认真贯彻省委主要领导批示精神，制订设计出紧密型县域医共体"两包三单六贯通"路径，在37个县（市、区）开展紧密型县域医共体试点。到2020年，紧密型县域医共体实现全覆盖。

2019年9月10日，安徽省委深化改革委员会第五次会议研究综合医改工作。为进一步深化综合医改，推进医药卫生治理体系和治理能力现代化，会议决定成立由省领导牵头的专题调研组，围绕卫生健康行业党的建设、综合医改、人才队伍建设、医疗卫生资源、信息化和健康产业开展调研，查找问题。2020年8月，安徽省委、省政府印发《关于着力加强卫生健康行业党的建设　推进医药卫生治理体系和治理能力现代化的若干意见》，在构建强大的公共卫生体系、加强卫生健康行业党的建设、深化医药卫生体制改革等方面作出全面系统地部署。

三、改革亮点

（一）加快建立分级诊疗制度

安徽省医疗卫生资源总量在全国居中，人均落后，优质资源不足，资源配置不均衡，皖北地区低于皖中、皖南地区，优质资源主要集中在城区。基于这一现状，安徽省探路分级诊疗，打造合理就医格局。以医共体和医联体建设为抓手，引导资源分布重心下移，发挥大医院"龙头"作用，精准帮扶基层，通过"以大带小"的医共体和医联体，构建共同"利益链"，整体提升基层医疗卫生机构的服务能力。截至2020年，全省建立各种形式的医疗联合体512个，其中城市（城乡）医联体107个、城市医疗集团17个、专科联盟118个、远程医疗协作网104个、县域医共体166个，实现全省网格化布局。

1. 创新探索县域医共体模式

2015年，安徽省在全国首次提出并开展县域医共体试点。《国务院办公厅关于推进医疗联合体建设和发展的指导意见》（国办发〔2017〕32号）将县域医共体列为4种医联体模式之一，向全国推广。全省已实现县域医共体全覆盖，县域内由县级医院牵头，联合乡镇卫生院、村卫生室，组建2～3

个紧密型县域医共体，负责向辖区内居民提供预防—治疗—康复一体化医疗卫生服务，实现全面健康管理。基本医疗保险基金按人头总额预付，交由医共体包干使用，超支原则不补，结余留用。基本公共卫生服务经费按医共体人头总额预算，及时足额拨付医共体，交由医共体统筹用于医防融合工作。强化疾病防控，购买服务，考核结算，量质并重，医防融合，做实健康管理，促使医保基金支出减少。医共体打破现有农村医疗卫生结构和利益格局，形成服务共同体、责任共同体、利益共同体、管理共同体，建立了整合型农村卫生服务新体系，初步实现县域内分级诊疗。天长、太和等县县域内就诊率90%以上。2019年，按照"两包三单六贯通"的建设路径，创新紧密型县域医共体。2020年，全省59个县（市、区）共组建了124个紧密型县域医共体，服务人口4 500万。经过7年的探索试点，2021年安徽省县域医共体模式已逐步成熟定型，县域内就诊率逐年提高。天长的改革经验成为全国深化县域医改的示范样本。

2. 创新紧密型城市医联体建设

2018年，安徽省在铜陵市探索紧密型城市医联体建设试点，以落实机构功能定位、提升基层服务能力、推进分级诊疗为重点，以服务协同、防治结合为导向，以医保支付方式改革为杠杆，以服务体系升级、服务能力升级、管理水平升级为目标，通过"签约确定总量、医保包干预付、结余自主分配、合理超支补助"，打造"一体化、全方位、全周期"的紧密型城市医疗服务联合体。2020年紧密型城市医联体试点已扩大到12个市。2021年，形成"五包十统一"的改革路径，规划上分区包段，管理体制上实行医保基金和公共卫生服务资金预算包干、财政补助和编制总额包干、家庭医生服务包干，运行机制上实行行政和业务（行政人、财、物与医疗药品医保信息化绩效考核慢性病防控）统一管理，紧密型城市医联体模式逐步完善。安徽省紧密型城市医联体建设实践经验，尤其是在整合区域卫生资源、创新一体化管理模式、创新医保支付与基本公共卫生服务经费管理、构建医防融合管理机制和创新服务方式等方面，为其他地区提供了一条可选择的路径，改革的成效让群众切实地享受到医改带来的实惠。2019年，国务院医改领导小组秘书处、国家卫生健康委在铜陵市召开新闻发布会，介绍铜陵市城市医联体经验。

3. 推进专科医联体建设

儿科医联体是安徽省医联体建设的又一亮点。2019年，安徽省儿童医院牵头，上联首都医科大学附属北京儿童医院和南京医科大学附属儿童医院等机构，下联全省各地妇幼保健院和市、县综合医院儿科。安徽省儿童医院下派专家帮扶基层建立儿科门诊与住院服务，补齐基层儿科医疗资源的短板；基层儿科疑难和危急重症病例，持转诊卡到安徽省儿童医院住院治疗，享受"绿色通道"。疑难病例还可接受北京、南京等地专家会诊。

4. 推进家庭医生签约服务

2015年，安徽省创新服务模式，开展家庭医生签约服务试点，实行1名县级医院专科医生、1名乡镇卫生院全科医生和1名村卫生室村医"1＋1＋1"结对子，帮扶签约服务。明确基本医疗保险对有偿签约服务费用予以补助、提高逐级转诊报销比例、降低门槛费、家庭医生有偿签约服务收入不纳入绩效工资总额等政策。创新绩效评价方式，全面推进基本公共卫生服务"两卡制"建设，一卡确定身份，一卡核定绩效，向签约服务管理延伸，实现签约、履约实时管理，服务质量明显提升。自2015年开展试点，已在全省所有基层医疗卫生机构全面推开。国务院深化医药卫生体制改革领导小组简报（第218期）以安徽省定远县推行"12345"家庭医生签约服务模式，当好群众健康"守门人"进行专门报道。2020年，安徽省家庭医生重点签约人群覆盖率达70%。

5. 率先试点高年资护士下沉社区

2017年，安徽省率先在合肥市庐阳区、芜湖市、蚌埠市启动大医院高年资护士（通常是指40岁以上的、护龄20～35年、中级职称以上、专业能力强、临床经验丰富、具有一定科室管理能力和较强法律意识的临床护士）下沉社区试点工作，将医院的优质医疗资源直接精准下沉到社区卫生服务中心。在改革试点中，以城市医联体为载体，充分地发挥高年资护士的纽带、管理和技术指导作用，以"三类人群"（老年人、孕产妇、婴幼儿）和"四类疾病"（高血压、糖尿病、脑卒中、精神病）的"健康—诊疗—康复"连续性个性化服务为重点，深化家庭医生签约、社区首诊、预约转诊、双向转诊的连续性服务，打造管理、责任、服务、利益四个"共同体"，发挥医联体"1＋1＞2"的效应，快速地提升社区卫生服务能力。

（二）创新编制周转池制度

为解决编制控制与事业发展的矛盾，2017 年，安徽省着眼加强公立医院人才队伍建设，积极推进公立医院编制周转池制度的实践探索，确立了 1 个功能定位、构建 3 个池子保障、打通 5 个用人渠道、实现 1 个管理目标的编制周转池"1351"制度构架。"1 个功能定位"，是指坚持公益性兼顾社会化。"3 个池子保障"，是指统筹存量资源的周转池、单位自有编制的自建池、社会化用人的控制员额池。通过人员从员额池到周转池、再到自建池的单向流动，发挥编制的正向激励作用，并借助用编审核、进人标准控制等方式，实现对公立医院周转池编制规模的控制，做到编制能放能收。"5 个用人渠道"，是指绿色通道、公开招聘、预聘培养、自主聘用和服务外包。绿色通道、公开招聘新进的医药卫生专业技术人员，在自建池编制不足的前提下，使用周转池编制给予保障；预聘培养、自主聘用和服务外包，赋予公立医院更大的用人自主权，特别是对于预聘培养和自主聘用的人员，经过努力，在满足周转池编制使用标准后，可以使用周转池编制，为医院培养、留住和使用人才提供了渠道。"1 个管理目标"，为实现公立医院管理规范和用人自主的目标。目前，公立医院编制周转池制度已覆盖省、市、县三级 200 家公立医院，核定周转池编制 6 万名，核定社会化用人员额 6.6 万名。

（三）稳步推开现代医院管理制度建设试点

现代医院管理制度是中国特色基本医疗卫生制度的重要组成部分。2018年，为贯彻《国务院办公厅关于建立现代医院管理制度的指导意见》（国办发〔2017〕67 号）文件精神，国家卫生健康委等 6 部门联合印发《关于开展建立健全现代医院管理制度试点的通知》（国卫体改发〔2018〕50 号），进一步完善医院管理制度，建立健全医院治理体系，加强医院党的建设，加快构建权责清晰、管理科学、治理完善、运行高效、监督有力的现代医院管理制度。国家卫生健康委、国家中医药局会同有关部门遴选确定北京医院等148 家医院，作为建立健全现代医院管理制度的试点医院。其中，安徽省芜湖市第二人民医院等 5 家医院列入国家试点医院。2019 年，安徽省遴选确定安徽医科大学第一附属医院等 40 家医院作为省级试点医院，启动现代医院管理制度建设。2020 年，安徽省成立省卫生健康行业党建工作指导委员会，设在省卫生健康委。公立医院实行党委领导下的院长负责制，二级以上公立医院党组织书记院长分设达到 85%。实行政事分开和管办分开，推动医院管理模式和运行方式转变，最大限度释放医院活力，解决群众看病贵、看病难的痛点堵点问题，不断提升医院治理体系和治理能力水平，切实把增强人民群众获得感、幸福感、安全感作为评判改革的最重要的标准，让改革发展成果更多更公平惠及全体人民。2018 年三级公立医院绩效考核，安徽省 5 家医院进入全国百强；在 2019 年考核中，中国科学技术大学附属第一医院位列全国第 24 名。

（四）扎实推进全民医保工作

安徽省委、省政府对医保管理体制改革高度重视，在充分调研的基础上，2017 年，成立了省医疗保障管理委员会及其办公室，省医疗保障管理委员会主任由常务副省长兼任，相关副省长兼任第一副主任，成员单位由省直相关部门组成。省医疗保障管理委员会办公室（简称"省医保办"）设在省政府办公厅，相对独立运行。在省政府办公厅成立医保综合协调处，核定行政编制 9 名，具体承担省医保办工作。在合肥、蚌埠、滁州三市开展医保管理体制改革试点，做法与中央关于医保机构改革方案的精神高度契合。在城镇居民与新农合并轨运行的统筹地区，开展商业保险机构经办城乡居民基本医疗保险试点。积极推进医保支付方式改革，在合肥、滁州 2 市探索开展按疾病诊断相关分组（DRG）付费国家试点改革；在芜湖等 7 市推进按病种分值（DIP）付费试点；在金寨县、泗县等 11 个县开展基层医疗机构日间病床、中医适宜病种医保结算试点，并向全省范围推广；多地开展"同病同保障"和紧密型城市医联体按人头总额预算付费试点；医保基金对县域医共体实行按人头总额预付，由牵头医院统筹管理。

1. 城乡居民基本医疗保障水平不断提高

通过加大政府投入和群众筹资，城乡居民参保比例逐年提高，实现应保尽保。从 2009 年建立城镇职工基本医疗保险起，到 2019 年整合城乡居民基本医疗保险，清理重复参保，到 2020 年底，全省基本医疗保险参保人数 6 704.59 万人，参保率始终稳定在 95% 以上。在提高基本医疗保险参保率的基础上，城乡居民基本医疗保险政府补助标准从 2011 年的 200 元 / 人提高到 580 元 / 人，十年间，政府补助标准翻了一番多。稳步提高基本医疗保障水平，基本医疗保险报销比例逐年提高，2020 年，全省职工基本医疗保险住院实际报销比例为 76.29%；政策范围内报销比例为 84.81%。城乡居民基本医疗保险住院实际报销比例为 65.32%，政策范围内报销比例为 74.50%。

2. 大病保险制度全面实施

2013 年起，安徽省在 6 个市和 11 个县启动了城镇居民医保与新农合大病保险试点，对经基本医疗保险报销后，个人自付合规医疗费用超过起付线的部分进行二次补报，缓解群众因病致贫、因病返贫的问题。全省所有市、县实现大病保险制度全覆盖，对建档立卡贫困人口在"351"基础上实行"180"补偿政策，大病患者就医负担明显减轻。

3. 商业机构经办医保事务试点启动实施

自 2015 年起，安徽省开展了城乡居民基本医疗保险业务委托商业保险机构经办工作，在 28 个城乡居民基本医疗保险已并轨的统筹地区，引入商业保险机构经办城乡居民基本医疗保险事务。截至 2021 年 8 月，共有 6 家商业保险机构接受委托。

4. 医保支付方式改革不断完善

积极推进按病种付费、总额预付、按床日付费等多种付费方式改革。新农合按病种付费范围逐年扩大，在县医院启动"临床路径 + 病种付费"，制订 20 个专业 171 个病种临床路径表单，按病种付费患者占出院患者比例位居全国前列，实际报销比例平均达 69%，比普通住院提高 10%；5 所省级医院开展试点，将 51 组疾病列入按病种付费范围；实行差别化医保政策，合理拉开不同等级医疗机构住院起付标准和医保支付比例，引导常见病在县域内就诊，促进分级诊疗、双向转诊。

（五）不断深化药品耗材流通采购体制改革

取消药品加成和实施药品集中招标采购是新一轮医改的重要工作，是转换医疗卫生机构运行机制和降低药品耗材价格虚高的现实课题。安徽省紧紧把握住这一关键环节，在药品耗材带量采购上因地制宜地开展了一系列具有创新性的探索与尝试。

1. 开展公立医疗机构药品耗材集中招标采购

2010年8月，安徽省制订《基层医疗卫生机构基本药物集中招标采购实施方案（2010年版）》，坚持质量优先、价格合理的原则，采用技术标、商务标的"双信封"方法公开招标采购，实行量价挂钩，在技术标合格的前提下，商务标价格低者中标。在2010、2012、2014年分别开展了三轮药品集中招标，实现从村卫生室到省级医院5级公立医疗机构药品集中采购"全覆盖"。2015年，安徽省印发《安徽省公立医疗机构药品耗材带量采购指导意见》，全省16市和省属公立医院组建"16+1"药品采购联合体，采购联合体作为药品带量采购的主体，负责药品目录遴选、价格谈判等工作。县域医共体作为一个采购单位，整体纳入采购联合体，实行药品集中统一采购，通过建立县域医共体中心药房和完善短缺药品监测预警清单管理两项制度，解决短缺药品供应保障问题。2016年，组成皖北、皖中、皖南3个片区，公立医疗机构高值医用耗材分片实施带量采购。2017年，在全国率先启动中药饮片和检验试剂集中采购。2018年，整合县乡药招平台，开展新一轮药品带量采购。2018年底，在全面落实17种国家医保谈判的抗癌药政策的基础上，针对安徽省患者使用量大的抗癌药实施带量专项采购，成功完成了13种抗癌药谈判议价，价格平均降幅达39.52%。同时，创新建立"五确保、两考核"机制，推动"17+13+X"抗癌药政策落实落地，每年为参保患者和医保基金节省约4400万元，患者获得感显著增强。2019年7月，开展高值医用耗材集中带量采购谈判议价试点，采取"组套分组法"破解耗材无标准、无编码的难题；强化带量采购约束，破解招标采购分离难题；健全分配激励机制，破解利益冲突难题。成功完成骨科脊柱类、人工晶体类耗材谈判议价，平均分别降价53.4%、20.5%。2019年12月，安徽省探索开展未过一致性评价的常用药品集中带量采购，选取相同药理功效的整类药品实行"整类谈判"，科学设定药品质量层次，建立医疗机构合理激励补偿机制，29种头孢菌素类和6种抗肿瘤药品平均降幅35.16%，冲破未过一致性评价药品价格虚高的"堤坝"。

2. 同步调整药品医保支付参考价和医疗服务价格

在实行医疗机构带量采购降低药品价格的基础上，通过调整医疗服务价格实现"腾笼换鸟"。自2017年12月1日起，对安徽省2015年发布的《安徽省基本医疗保险药品限价（医保支付参考价）目录》4 874 个药品中的 3 780 个药品价格进行调整，整体降价幅度为 5.46%。同时，按照体现医务人员技术劳务价值、体现国家鼓励政策（如中医药科室和儿科等）、兼顾医院集中反映急需理顺的突出问题，共调整 8 大类、1 271 项医疗服务价格，调整后的医疗服务价格，按规定纳入医保支付范围。

3. 推行"两票制"，使用全流程管理加强药品耗材生产流通

2016 年，安徽省率先在公立医疗机构药品耗材采购中推行"两票制"，加强药品耗材生产流通采购监管，压缩中间环节，降低虚高价格；通过建立医药生产经营企业及其代理人和医疗卫生机构及其工作人员两个"黑名单"制度，禁止医药购销领域的商业贿赂，规范药品耗材的合理使用。以推行"两票制"为抓手，不断深化药品耗材流通领域改革，严厉打击药品购销中的违法违规行为，保障人民群众用药安全。安徽省推行"两票制"的试点经验，为 2017 年全国进一步扩大"两票制"实施范围、2018 年在全国推开，提供了良好的经验。

（六）不断完善综合监管体系建设

2018 年 11 月 27 日，《安徽省人民政府办公厅关于改革完善医疗卫生行业综合监管制度的实施意见》（皖政办〔2018〕51 号）印发，从明确监管主体和责任、加强全行业全过程监管、创新监管机制等方面，提出 26 条具体的改革完善措施，同时细化 79 项具体任务，全面落实监管主体责任制、监管力量协同制、监管内容清单制、不良执业记分制、诉求回应平台制、监管结果应用联动制等六项综合监管制度，从重点监管公立医疗卫生机构转向全行业监管，从注重事前审批转向注重事中、事后全流程监管，从单项监管转向综合协同监管，从主要运用行政手段转向统筹运用行政、法律、经济和信息等多种手段，提高监管能力和水平。全面推行"双随机、一公开"抽查机制，联动开展医疗、医药、医保监管。一是加强医疗行业监管，对医疗机构及医务人员不良执业行为进行记分，监管结果以分值体现，与医保定点、等级评审、职称晋升、评优等挂钩。开展临床路径管理，成立了 28 个临床专业质量控制中心，定期抽查各级医疗机构医疗质量。制订 20 个专业 171 个病种的临床路径表单，在全省所有公立医院全面推开，每季度组织督查。落实医疗服务正、负面清单，在全国率先提出 53 种疾病不输液"负面清单"、15 种剖宫产手术"正面清单"。在全省二级以上医疗机构推行向社会公开包括医疗费用、医疗质量、运行效率等 6 大类 24 项医疗服务信息制度，每季度公布一次，"倒逼"医院提升管理水平，提高医疗质量。二是加强医保监管。通过政府购买服务的方式，开展医保基金使用大数据筛查制度，提高医保基金监管效能。2019 年，全省 16 个市陆续上线医保智能监控系统，根据医保政策设计监控规则，实现医保基金监管从事后审核向事前预警延伸，自 2018 年开始，对全省 3 万多家医保定点医药机构开展多轮次全覆盖的现场检查。3 年来，安徽省累计处理违法违规定点医药机构 23 350 家次，35 家定点医药机构有关负责人和 100 余名参保人员被移交司法或纪检机关处理，追回医保基金 25 亿余元。医保基金"跑冒滴漏"现象得到有效遏制。三是加强医药监管。成立由省长挂帅的省药品安全委员会，建立职业化、专业化检查员队伍；制订并实施《安徽省药品质量安全风险排查化解工作方案》，形成分级分类组织开展风险排查、研判、预警及防控化解的立体化工作格局，开展"网剑"系列行动。分别在 2017、2019 年，在全省范围内两次组织医疗服务价格专项检查和治理工作。通过"双随机"的方式对全省近 400 家医疗机构开展检查。截至目前，立案查处医疗服务价格案件近 150 件，实施经济制裁共计 2 600 万余元。

（七）运用信息化手段提升基层医疗机构服务能力

安徽在改革之初就把信息化作为推动医改向纵深发展的重要手段，先后建设"智医助理"、影像云、基本公共卫生服务"两卡制"、远程心电诊断、远程检验等系统，利用大数据、云计算、人工智能等新兴技术，提升基层医疗卫生健康服务的能力，创新基层医疗卫生健康服务的模式，满足人民群众日益增长的医疗卫生健康需求，推动"互联网＋医疗健康"深度融合。

1. 成立全国首家"智慧医院"

2017 年，安徽省成立了全国首家"智慧医院"——安徽省立智慧医院（人工智能辅助诊疗中心）。目前，"智慧医院"建成了全功能自助服务系统，网络预约挂号、自助发药等系统实现线上线下服务体系无缝对接，"云医声"、超声语音助手、语音电子病历、智能医学影像辅助诊断、智能病理和心电辅助诊断等系统不断完善。预约挂号人次占比超 70%，自助支付占比超 50%，80% 以上的患者通过非窗口服务完成了挂号、缴费等流程，患者就医便利感不断增强。

2. 全面推广"智医助理"

"智医助理"是基于电子病历自动分析技术、医学知识推理技术，对接人民卫生出版社的医学知识平台，打造的具备基层医生应用端和卫生健康委监管端的综合型解决方案。2018 年 3 月，《安徽省人民政府办公厅关于促进"互联网 + 医疗健康"发展的实施意见》（皖政办〔2018〕39 号）明确提出，不断创新基层医疗卫生健康服务模式，提升基层医疗卫生健康服务能力。开展"智医助理"项目建设，并在天长市、合肥市庐阳区、凤阳县、金寨县、阜南县等 5 县（市、区）开展"智医助理"工程试点。2018 年 12 月，"智医助理"试点工程通过验收，人工智能辅助问诊、辅助诊断、智能预警、智能质量监测、智能随访、远程会诊等功能得到较好的应用，总体使用状况良好。安徽省人民政府办公厅《2019 年政府工作报告》中明确将"智医助理"项目作为加强和提升基层医疗能力的基础性工程，增加 50 个县（市、区）项目应用试点。安徽省人民政府办公厅《2020 年政府工作报告》中再次提出，推进"互联网 + 医疗健康"示范省建设，明确"智医助理"覆盖所有基层医疗卫生机构。截至 2020 年底，安徽省实现了"智医助理"在全省基层医疗卫生机构的全覆盖。通过"智医助理"建设，进一步发挥"互联网 + 医疗健康"的作用，实现了区域医疗卫生服务"线上"融合，贯通了维护居民健康的全程服务链，也全面地提升了县域医共体的运行效率，更有利于全方位、全周期地维护和保障人民健康。

3. 加快安徽省影像云建设

2014 年，国家卫生计生委商财政部同意，在安徽、福建两省开展县域医学影像检查中心建设试点工作。2015 年 4 月，安徽省确定 30 个县医院建设县域医学影像检查中心，同时确定中国科学技术大学附属第一医院（安徽省立医院）、安徽医科大学第一附属医院、蚌埠医学院第一附属医院、皖南医学院弋矶山医院等 4 家省级医院作为省级技术支持中心。2016 年以来，建设基于云存储架构将影像数据存储在云端，实现跨机构和区域远程诊断、远程会诊和影像共享的全国首家省级影像云，为群众在省内就医提供远程医学影

像诊断服务，并推动电子胶片等应用。目前，安徽省影像云联网各级医院
1 399家，占安徽省影像云可联网医疗机构的77.98%，组建会诊团队257
个，在线会诊专家1 651人，累计开展影像远程诊断（会诊）272.9万例，周
业务量20 000例以上，数据存储3 490万例。目前，已成为全国接入医疗机
构数量最多、影像数据存储总量最大、覆盖及服务人口最多的省级影像云。
安徽省影像云成功入选2017年度（第二十二届）安徽省信息化十件大事和
2019年健康长三角医疗卫生治理最佳实践案例卓越奖。

（八）同步推进中医药振兴发展

安徽省在深化医改中重视发挥中医药的作用，将中医药列入深化医改重
点任务，形成了独具特色的"5 + 1"医改模式，即在推进医药卫生体制改
革5项重点任务（加快推进基本医疗保障制度建设、全面执行国家基本药物
制度、健全基层医疗卫生服务体系、促进基本公共卫生服务均等化、推进公
立医院改革试点）的同时，同步推进中医药改革，积极推进公立中医医院改
革和中医药医保支付方式改革，积极探索中医药慢性病健康管理模式和中西
医结合综合服务模式。安徽省委、省政府高度重视中医药管理体系建设，
2020年3月27日，安徽省第十三届人民代表大会常务委员会第十七次会议
通过了《安徽省中医药条例》，省政府建立了中医药工作厅际联席会议制
度，在卫生健康机构改革中加强了中医药管理机构建设，同时加强了干部队
伍建设。省政府及有关部门在深化综合医改试点工作中出台了一系列的鼓励
中医药服务和利用的政策措施，先后印发了《安徽省人民政府办公厅关于印
发安徽省中医药健康服务发展规划（2015—2020年）的通知》（皖政办
〔2015〕46号）、《安徽省人民政府办公厅关于贯彻中医药发展战略规划纲要
（2016—2030年）的实施意见》（皖政办〔2016〕83号）等规范性文件。在
提升中医药服务能力方面，加大财政投入，实施中医药服务能力建设项目、
重点中医专科专病建设工程，特别是中医药"三名"（名院、名科、名医）、
"四名"（名院、名科、名医、名药）、中医药传承创新等工程，中医药特色
优势充分发挥，中医药服务实现"两升两降"的目标，即县域中医药服务能
力与医疗卫生机构提供中医药服务积极性双提升，患者费用负担与经县级中
医医院住院外转率双下降。2015年以来，连续开展了3批省级中医药健康旅

游基地创建工作，认定了 33 家省级中医药健康旅游基地、5 个国家中医药健康旅游示范区（示范基地）。太和、东至、蒙城等中医院积极发挥中医药优势，探索医养结合的服务模式。主动服务国家"一带一路"倡议，组织中医药专家赴多个国家和地区进行考察、交流，多次接待外国政府机构、友好团体来安徽省参观访问和体验中医药，使世界各国更加了解中医药和中国的传统文化，进一步扩大了安徽省的影响力。

（九）扎实推进健康脱贫

健康扶贫是国家脱贫攻坚方略的重要内容，是打赢脱贫攻坚战的关键。2016 年 4 月，习近平总书记考察安徽省金寨县时指出："因病、因残致贫问题时有发生，扶贫机制要进一步完善兜底措施。"为深入贯彻习近平总书记考察安徽金寨重要讲话精神，坚决打赢脱贫攻坚战，省委主要领导谋划部署、推动落实。安徽省委、省政府把健康脱贫确定为脱贫攻坚十大工程的重中之重，大力实施健康脱贫工程。2016 年 7 月，《安徽省人民政府关于健康脱贫工程的实施意见》出台，2017 年 3 月，安徽省人民政府办公厅印发《安徽省健康脱贫综合医疗保障实施细则》，在全国率先破题，确定安徽省健康脱贫工程总体政策框架，向因病致贫、因病返贫"宣战"。安徽省卫生健康委会同省有关部门制订健康脱贫"1 + N"政策措施体系，从提升服务能力、提高保障水平、开展精准救治、加强疾病防控等方面实施倾斜政策"组合拳"。确保每个贫困县对照基本医疗有保障标准，建好 1～2 所县级公立医院（含中医院），每个乡镇建有 1 所乡镇卫生院、每个行政村有 1 个村卫生室、每个村卫生室至少配备 1 名合格的乡村医生，贫困地区县、乡、村三级医疗卫生服务能力明显提升，县域内就诊率达到全省平均水平。精准施策分类管理到人到病，实现大病专项救治"应治尽治"，实现家庭医生签约服务"应签尽签"，加强贫困地区贫困人口重点疾病综合防控和公共卫生工作。

构建并推动落实"三保障一兜底一补充"五重综合医疗保障体系，基本医疗保险、大病保险、医疗救助、"351"政府兜底和"180"补充医保之间无缝衔接、协同保障。贫困人口看病，一方面提高基本医疗保险、大病保险、医疗救助三重保障待遇水平，实行"两免两降四提高"特惠政策，即免缴个人参保费用由财政全额代缴，免交住院预付金实行先诊疗后付费，降低新农合补偿起付线，降低大病保险起付线，实现免缴费、降门槛、提标准；另一方面提高新农合补偿比例，提高重大疾病及慢性病保障水平，提高大病保险分段补偿比例，提高医疗救助标准。在医保"特惠"的基础上，设定"351"政府兜底保障线，并实行慢性病门诊"180"补充医疗保障，进一步强化大病住院和慢性病门诊医疗保障。贫困人口在县域内、市级、省级医疗机构就诊，个人年度累计自付费用分别不超过0.3万元、0.5万元和1.0万元，剩余合规医药费用全部由政府兜底；贫困慢性病患者1个年度内门诊医药费用，经基本医疗保险等补偿后，剩余合规费用由补充医保再报销80%。自2016年1月至2020年10月，安徽省贫困人口共计440.66万人次享受基本医疗保险、大病保险、医疗救助、"351"政府兜底等综合医保报销待遇，累计报销住院费用272.75亿元；共计1866.39万人次享受综合医保、"180"补充医疗保障报销待遇，累计报销慢性病门诊费用68.19亿元。通过"三保障"，贫困人口基本医疗保障水平显著提高；通过"一兜底"，贫困人口年度自付医药费用有了封顶线和明确预期，大病有了兜底保障；通过"一补充"，贫困人口慢性病门诊医药费用负担大幅减轻。

"百医驻村"专项行动是安徽省健康脱贫的创新举措。结合"不忘初心、牢记使命"主题教育，本着既着眼当下解决乡村医生空白村的紧迫问题，又为从根本上解决乡村医生不足的问题，从注重培养省市医院优秀人才、促进优质医疗资源下沉一线的角度出发，从省、市、县三级医院选派113名骨干医生驻村帮扶工作2年，于2019年8月底前进驻到位。113名驻村医生牢记初心使命，立足乡村医生岗位，发挥专业特长，扎根脱贫攻坚一线，全身心地参与驻地新型冠状病毒肺炎（简称"新冠肺炎"）疫情防控，全面落实健康脱贫政策举措，提供精湛的诊疗服务，普及健康知识，开展"师带徒"，打造乡村医疗卫生服务示范，带动提升基层服务能力。截至2020年底，驻村医生累计开展诊疗21.78万人次，入户走访14.13万人次，带教培训2988次，培训乡村医生4.93万人次。

2018年，国务院扶贫办将安徽省健康脱贫政策列入全国省部级和市厅级脱贫攻坚培训班教学案例。2017、2019和2020年，安徽省均获得全国贫困人口健康扶贫满意度调查排名第一。截至2020年4月，安徽省31个贫困县

（区）已全部摘帽，其中国家级贫困县 20 个，省级贫困县 11 个。贫困地区村卫生室和乡村医生的"空白点"已全面消除，基层医疗卫生机构基础设施显著改善，贫困地区县、乡、村三级医疗卫生服务能力明显提升，县域内就诊率达到全省平均水平。

（十）利用世界银行项目推动医改协同发展

2015 年 7 月，世界银行行长金墉访华时表示，利用世界银行贷款支持中国医疗卫生改革。2016 年 2 月，国家发展改革委、财政部将医疗卫生改革促进项目列入我国利用国际金融组织贷款 2016—2018 年备选项目规划。2016 年 7 月，世界银行行长金墉考察天长医疗卫生改革情况，对天长在分级诊疗方面的成效给予充分肯定。世界银行在安徽、福建两省实施医改项目：一是推广"三明经验"，深化公立医院改革；二是推广"天长模式"，推进分级诊疗，建立整合型服务体系；三是加强医疗服务能力支撑体系的建设。2017 年 9 月 22 日，世界银行贷款中国医疗卫生改革促进项目启动会在北京召开。

医改项目于 2017 年正式开始实施，执行期为 5 年，2021 年结束。项目实施与医改同步，重点支持公立医院综合改革、分级诊疗体系和医改政策推动支撑体系建设 3 大领域。根据世界银行贷款医改促进项目工作计划安排，安徽省卫生健康委按照"强基层、补短板、保重点"的原则，制订 3 类 10 项重点建设项目，10 项重点建设项目分别为：①乡镇卫生院创建二级综合医院；②村卫生室；③助理全科医生培训基地；④全民健康信息平台；⑤远程诊疗心电中心；⑥远程诊疗检验中心；⑦远程诊疗医学影像诊断中心；⑧县级医院精神专科；⑨县级医院肿瘤专科；⑩高血压防控管理。整合县、乡、村三级医疗卫生资源，提升基层医疗卫生服务能力，为县域群众提供预防—治疗—康复，覆盖全生命周期、连续、协同的新型医疗卫生服务新模式。

项目实施以来，安徽省依托世界银行贷款 2.85 亿美元，推动公立医院综合改革、分级诊疗体系和医改政策推动支撑体系等 3 大领域、13 个方面、46 项医疗卫生改革工作。截至 2020 年底，助理全科医生培训基地、乡镇卫生院创建二级综合医院、远程诊疗心电中心、县级医院精神专科、县级医院肿瘤专科和高血压防控管理等 6 个项目印发了具体建设方案，重点建设了 44 个县级医院精神专科、23 个县级医院肿瘤专科、109 个中心卫生院创建二级综合医院，10 个县新建、改扩建的村卫生室 211 个，10 个县高血压防控管理等项目进展顺利、成效明显，受到世界银行的充分肯定。

四、医改取得的成效、经验和启示

安徽省医改方向正确，路径清晰，措施得力，成效显著，改革逐步由打好基础转向提升质量，由形成框架转向制度建设，由单项突破转向综合推进，取得了重大成效。

（一）改革成效

1. 人民群众得实惠

（1）通过不断"扩面提标"和全面实施大病保险等政策，全民医保的保障范围持续扩大，保障水平大幅提高。（2）通过省级集中招标采购和零差率销售，医疗卫生机构药品采购的无序状态得到根本性的扭转，药品质量得到保证，群众用药安全性得到极大提升。（3）药品价格大幅下降，群众看病就医负担明显减轻，医疗卫生机构改革后，次均门、急诊药品费、次均住院药品费有较大幅度的下降。（4）通过破除"以药补医"机制，切断医疗卫生机构与药品的利益链，用药趋于合理，开大处方、开贵重药和药物滥用等现象逐步消除，各级医疗卫生机构抗生素的使用比例、门诊输液率均有不同程度的下降。（5）通过推行药品采购"两票制"，减少了流通环节，药品流通采购秩序得到规范。（6）人民群众健康水平大幅提升，2020 年，安徽省人均期望寿命为 77 岁以上，孕产妇死亡率为 8/10 万，婴儿死亡率为 3.47‰，5 岁以下儿童死亡率为 4.85‰，均优于全国平均水平。

2. 医务人员受鼓舞

（1）通过调整医疗服务价格，将医务人员从"以药补医"的体制性约束中解脱出来，使其把主要精力放在提高技术水平和服务质量上，医务人员形象得到提升，医患关系明显好转。（2）通过人事制度改革，医务人员的社会地位明显提高，社会责任感、职业荣誉感明显增强，更加珍惜工作。（3）通过推进分配制度和保障制度改革，医务人员收入得到保障，2019 年基层医务人员收入比 2015 年提高 62.9%，公立医院医务人员收入增长近一倍，医务人员自身价值得到体现，有效地调动了医院和医务人员的积极性。（4）通过健全激励约束机制，临床一线、业务骨干与其他人员收入差距合理拉开，工作积极性得到保护和调动。（5）乡村医生收入得到合理保障，养老保障政策得到落实，稳定了乡村医生队伍。（6）通过建立县域医共体，医疗卫生服务模式从"看病挣钱"逐步向防治融合、全面健康管理转变，医务人员得到广大居民的肯定和认可。

3. 卫生事业得发展

（1）通过中央和各级财政加大投入，医疗卫生服务体系进一步健全，软硬件条件得到较为明显的改善，全省医疗卫生机构每千人口床位数、执业（助理）医师数和注册护士数，与改革之前相比均有大幅增加。（2）通过人事制度改革，基层医疗卫生机构人才队伍得到优化，服务能力明显增强。全省卫生人才总量明显增长，存量结构明显优化，卫生人才供需矛盾得到一定程度的缓解。（3）医疗卫生机构长期债务纳入同级政府性债务统一管理，逐步化解，使医疗卫生机构甩掉包袱、轻装前进。（4）社会办医格局加快形成，全省医院数量达 1 241 所，其中民营医院 882 所，非公立医疗机构数占比达 71.1%，多元办医的卫生事业发展格局已经形成。

4. 党和政府得民心

（1）医改维护了社会公平正义，人民群众对医疗卫生的满意度不断提升。（2）医患矛盾有效缓解，促进社会和谐稳定。（3）人民群众从改革中得到实惠，因病致贫、因病返贫的问题得到大幅改善，凝聚了民心，鼓舞了士气，为社会经济和生产力的发展增添了活力和动力。

（二）改革基本经验

从先行先试创立基层医改"安徽模式"，到全面铺开县级公立医院改革，再到率先启动省级深化综合医改试点……安徽医改从 2009 年启动以来，已整整走过 12 年的历程。敢涉险急滩，敢啃"硬骨头"，12 年来，安徽省各地以"摸石头过河"的勇气和探索创新的魄力，承担起为全国提供医改示范样本和可复制模式的使命，不断挺进医改深水区，努力让百姓享受更多改革红利，为全省经济和社会发展提供了坚实的健康保障，为全国医改探索了宝贵的经验。主要表现在以下几个方面。一是高位推动医改，建立健全组织领导体系。安徽省委、省政府主要负责同志高度重视医改，坚持实行"一把手"医改负责制；各市、县成立了由党委或政府主要领导任组长的医改领导小组，自上而下强有力的组织领导体系为深化医改提供了坚实的组织保障。二是重视医改整体设计，统筹各领域与城乡协同发展。一方面，按照深化医改之初的"四梁八柱"制度设计，推进医疗、医保、医药和公共卫生体系联动改革。另一方面，安徽从实际情况出发，针对城乡差异及不平衡，因地制宜制订改革举措，如在卫生资源配置较薄弱的基层配备"智医助理"，引导高年资护士下社区等，统筹推进城乡医疗卫生发展。三是善于抓改革的重点，推进综合改革。安徽医改一直走在全国的前列，在改革的各个阶段都善于抓重点。从天长的县域医共体改革，到铜陵的城市紧密型医共体建设，以及探索创新"两包三单六贯通"的路径，都着力提升基层医疗卫生服务能力，为推进分级诊疗奠定基础。四是敢于触碰难点，探索改革经验。安徽在公立医院和基层医疗卫生机构人事薪酬方面做了积极的探索。创新公立医院编制周转池制度，建立编制保障与社会化保障相结合的"双保障"机制，打通公立医院人才培养和使用的堵点。全面推动公立医院薪酬制度改革，推行院长年薪制，合理确定公立医院薪酬水平，在基层医疗卫生机构实施"公益一类保障、二类绩效管理"，充分调动基层的积极性。五是强化医改督查和指导，建立奖惩机制。安徽省从 2011 年起，将医改任务纳入全面深化改革考核和政府目标管理的范围，逐级签订目标责任书，建立考核奖励和定期通报制度，切实兑现考核与奖惩，确保各项改革政策落地生根，取得实效。六是卫生健康部门充分发挥主力军、主阵地作用，推动形成强大的合力。卫生健康部门具有情况清、业务熟的优势，积极当好党委政府的医改参谋助手。在贯彻落实省委、省政府的决策部署上，各级卫生健康部门不打折扣、不搞变通，主动地融入大局、服务大局，做到有为有位。加强与相关部门的沟通协调，实现政策衔接、连续和协同，推动形成强大的工作合力。

（三）改革的启示

我国医改的"安徽处方"成为撬动"世界难题"的"中国经验"，具有多重启示意义。

1. 以群众满意为"试金石"

始终坚持以人民为中心的发展思想，牢牢把握让人民群众得实惠的核心理念，找出人民群众的痛点，用群众需求引领医改。各级决策者立足省情，契合社会需求，坚持从群众反映突出的问题出发，设计和实施方案，改革的标准是群众满意不满意。

2. 以基层为重点

广大农村和社区成为投入和建设最多、面貌改变最大的地区。农村县、乡、村三级医疗卫生服务网络更加完善，城市以社区卫生服务中心为主的服务网底逐步夯实。

3. 坚持公益性的改革方向

以公平公益为"指南针"，坚持政府主导，强化政府职责，坚持广覆盖、保基本、多层次、可持续。通过制度设计，使最贫穷、最困难的人群优先得到改革实惠。

4. 统筹兼顾各方利益

医改涉及面广，利益主体多，必须从人民的利益出发，找到改革的最大公约数和最佳平衡点，形成深化医改的强大合力。正确处理好公平和效率的关系，发挥市场机制力量，发动社会各界参与，多样发展、多种补充。

5. 坚持循序渐进

安徽无论是基层医改还是公立医院改革，在改革推进的过程中，都要进行先行试点，在总结试点经验的基础上全面推开，同时不断进行"回头看"活动。改一段要"回头看"一段，不断巩固，不断完善。

五、形势与展望

2021年是中国共产党成立100周年，是向第二个百年奋斗目标进军的开局之年。习近平总书记关于健康和健康中国的重要论述为我们深化医改，开局"十四五"指明了方向。"十四五"时期是安徽省医疗卫生事业发展的关键期。打造"健康安徽"的任务、目标更加明确，全面推进卫生健康事业高质量发展，既面临难得的机遇，也充满未知的挑战。

（一）发展机遇

1. 健康中国战略为卫生健康事业高质量发展提供良好的政策依据

党的十九大报告提出"实施健康中国战略"。2016年，中共中央、国务院印发《"健康中国2030"规划纲要》，为卫生健康事业发展描绘了宏伟的蓝图，"十四五"时期健康中国战略将全面推进，相应配套的政策措施将会相继出台，对卫生健康事业高质量发展将起到有力的促进和保障作用。

2. 长江三角洲区域一体化为卫生健康事业高质量发展注入新的动力

《长江三角洲区域一体化发展规划纲要》明确提出"打造健康长三角"，其中包括优化配置长江三角洲（简称"长三角"）地区医疗卫生资源、推动大中城市高端优质医疗卫生资源统筹布局、扩大优质医疗资源覆盖范围、建立统一的急救医疗网络体系等重要内容。"十四五"期间这些政策措施将得到进一步的落实，长三角地区发达城市的优质卫生资源将为安徽省医疗卫生事业发展带来新动能。

3. 新兴科技为卫生健康事业高质量发展提供了加速引擎

以信息技术为代表的新一轮科技革命正在兴起，第五代移动通信（简称"5G"）技术、大数据、云计算等在卫生健康领域得到广泛的应用，信息系统覆盖面逐步扩大，信息传输速度更加快速，传输质量明显提高。"互联网+"为医疗卫生创造了广阔的发展空间，远程医疗、智慧医疗等医疗模式将由"十三五"的探索阶段上升为"十四五"的快速发展阶段。

4. 新冠肺炎疫情使卫生健康事业高质量发展上升到新的高度

2020年暴发的全球性新冠肺炎疫情，对中国乃至全球经济社会发展造成巨大的冲击和影响。只有构建起强大的公共卫生体系，健全预警响应机制，全面提升防控和救治能力，织密防护网、筑牢筑实隔离墙，才能切实为维护人民健康提供有力保障。党中央、国务院把卫生事业发展摆在经济社会发展全局的重要位置，"十四五"时期对加快医疗卫生事业发展提出新的目标和更高的要求。

（二）面临的挑战

"十四五"时期，人民日益增长的健康需求与医疗服务供给水平有待提升的矛盾、人口多与医疗资源不足的矛盾、重大流行疾病多发与公共卫生体系不完善的矛盾等，都给"十四五"医疗卫生事业高质量发展带来新的挑战。

1. 重大流行疾病严重威胁人民生命健康

2020 年新型冠状病毒的大流行，暴露了公共卫生服务体系建设上的短板。当前，重大流行性传染疾病暴发风险呈不断加剧趋势，严重威胁人民群众生命健康，也扰乱了经济社会发展进程。2020 年 9 月 8 日，习近平总书记在抗击新型冠状病毒肺炎疫情表彰大会上强调，要加快补齐治理体系的短板弱项，为保障人民生命安全和身体健康夯实制度保障。"十四五"时期，安徽省公共卫生服务的短板亟待补齐，改革任务任重而道远。

2. 人口老龄化和生育政策调整增加了医疗卫生服务需求

安徽省医疗卫生资源短缺，主要指标与全国平均水平相比长期居于后位，且区域内布局不平衡，医疗资源总量不足与地区结构不均衡并存。安徽省又是人口大省，是全国较早进入老龄化社会的省份，老年人又是医疗卫生服务的主要群体。加上生育政策调整，人口数量增加，将加大安徽省医疗卫生服务需求的压力。

3. 医药卫生体制改革的攻坚任务依然艰巨

"十四五"时期，安徽省医药卫生体制改革进入深水区，基层医疗服务能力薄弱使分级诊疗任务短期难以实现，公立医院的人事薪酬制度、现代管理制度、补偿机制和运行机制有待进一步完善，医疗保障水平有待进一步提高，药品供应保障制度有待进一步健全，综合监管的能力方式有待进一步提升，这些问题都为改革向更深层次推进提出重大挑战。安徽省作为全国首批综合医改试点省，医改攻坚克难的任务将更加繁重。

4. 加入长三角后，医疗卫生面临新的问题需要解决

长三角覆盖"三省一市"四个省级行政区，不同行政区在标准、政策和规范等方面尚未统一，地区差异明显。行政区经济本身也存在排他性特征，各种市场准入"门槛"依然存在，市场分割未能完全根除，增加了资源流动和配置的难度。

综合研判，"十四五"时期，安徽省医疗卫生事业高质量发展挑战之中蕴含良机，不利之中充满有利，需要正确把握有利条件和积极因素，主动抓住机遇、积极应对变局、突破瓶颈制约、补齐短板弱项，为保护人民群众的生命健康作出贡献。

（三）面向"十四五"的医改战略构想与推进建议

"十四五"期间要坚持人民至上、生命至上，增加医疗资源供给，优化区域城乡布局，做到大病重病在省里解决，一般病在市县解决，"头疼脑热"日常疾病在乡镇村里解决，为人民健康提供可靠保障。下一步医改的重点是以习近平新时代中国特色社会主义思想为指导，贯彻落实党中央、国务院关于实施健康中国战略和深化医药卫生体制改革决策部署，围绕全面建立中国特色基本医疗卫生制度和优质高效的医疗卫生服务体系，推进医药卫生治理体系和治理能力现代化，继续聚焦缓解群众看病贵、看病难问题，全面推进各项改革任务落地见效，切实增强人民群众的获得感、幸福感，加快推进"健康安徽"建设。

1. 推进医药卫生治理体系和治理能力现代化

加强卫生健康行业党的建设，以党建引领改革与发展。强化提高人民健康水平的制度保障。构建强大的公共卫生体系，加快补齐医疗卫生服务的短板，持续推进重要领域和关键环节改革，让广大人民群众享有公平可及、系统连续的健康服务，全方位全周期维护和保障人民健康。

2. 全面提升医疗卫生服务能力和水平

坚持基本医疗卫生事业公益属性，加强"健康安徽"建设。建设成熟完善的分级诊疗体系，推动优质医疗资源向下扩容和区域均衡布局，让老百姓在家门口就能享受优质的医疗卫生服务，推动实现基本医疗卫生服务均等化。加强医学"高峰""高原""高地"建设，全面建设整合型医疗卫生服务体系，基本解决跨省就医难题，实现在省域内人人享有均质化的危急重症、疑难病症诊疗和专科医疗服务，为人民健康提供可靠保障。

3. 抓好整合型医疗卫生服务体系建设

整合型医疗卫生服务体系应具备三大要素：医疗卫生机构间的无缝衔接、服务的连续性和"以健康为中心"。要通过构建高效的医疗卫生服务体系，向人民群众提供优质的服务。围绕生命全周期、健康全过程，促进医防融合，把"以治病为中心"转变为"以健康为中心"，打造健康联合体、整合型医疗卫生服务体系，推动预防、疾病诊断、治疗、医养、长期护理等实现衔接融合，打造持续性健康服务管理新模式，助推"健康安徽"建设目标的实现。

4. 抓好分级诊疗制度建设

分级诊疗制度是五项基本医疗制度之首。要健全完善制度设计，从"供需双方"共同发力，尤其是推动医保支付制度改革，推动实现"基层首诊、双向转诊、急慢分治、上下联动"的就医格局，促进我国医疗秩序从无序到有序，实现"小病不出乡、大病不出县、重病不出省"，提高群众对医改和医疗服务的满意度。

5. 推进公立医院高质量发展

公立医院是我国医疗服务体系的主体，是彰显中国特色社会主义制度优势、保障和改善民生、增进人民健康福祉的重要载体。对接长三角一体化高质量发展，着力加强高水平公立医院建设，引进培育一流人才，建设临床重点专科集群，扩容优质医疗资源。公立医院要实现"三个转变"：即发展方式从规模扩张转向提质增效，运行模式从粗放管理转向精细化管理，资源配置从注重物质要素转向更加注重人才技术要素。要全面执行和落实党委领导下的院长负责制，充分发挥党委把方向、管大局、作决策、促改革、保落实的领导作用。加强公立医院领导班子和干部人才队伍建设，全面提升公立医院党组织和党员队伍建设质量，落实公立医院党建工作责任。要激活公立医院高质量发展新动力，在人事管理、薪酬待遇、培养评价等方面，激发医务人员的工作动力。

第二部分

安徽医改重点案例

摸石头过河　走出新路径

——基层医药卫生体制综合改革"安徽模式"的实践与创新

摘要：2009 年启动的新一轮医改，国家要求在 30% 的基层医疗卫生机构先行实施基本药物制度，实行基本药物零差率销售。由于各地药品加成率差异较大，取消药品加成进行财政补偿，很难确定合理的补偿标准，如果仅仅在取消药品加成进行补偿上做文章，即使财政拿了钱，由于没有切断医疗机构、医务人员与药品销售之间的利益关系，没有建立起新的体制机制，改革难以持久见效。为此，安徽在全国率先提出并开展基层医药卫生体制综合改革，彻底破除了长期以来形成的"以药补医"机制，2010 年全面推开，基层医改"安徽模式"被推向全国，为全国贡献了"安徽医改经验"。2011 年，安徽对基层医改进行"回头看"，随后，安徽在县级公立医院改革、综合医改试点省及县域医共体建设方面对基层医疗卫生机构的运行、人员管理、体系建设等方面进一步巩固完善。

一、改革背景

长期以来，政府对基层医疗卫生机构的投入不足，基层医疗卫生机构存在"以药补医"机制，即医疗卫生机构在药品进价的基础上加价销售，以获取药品加成收入，维持正常运行。以药补医既是一种补偿机制，又是一种利益驱动机制，导致不合理用药现象明显，分配机制日益扭曲。实行药品零差率销售，由于切断了基层医疗卫生机构"以药补医"机制的链条，必然会引起一场涉及管理体制和运行机制的根本性变革，需要多管齐下、综合施策，统筹推进基层医疗卫生机构的管理、人事、分配、药物、保障等制度改革。

（一）落实国家医改政策的必然要求

国务院医改实施方案明确要求："从 2009 年起，政府举办的基层医疗卫生机构全部配备和使用基本药物，其他各类医疗机构也都必须按规定使用基本药物"；"政府举办的基层医疗卫生机构按购进价格实行零差率销售"。到2011年初步建立国家基本药物制度，保证群众基本用药的可及性、安全性和有效性，减轻群众基本用药费用负担。其主要内容包括统一基本药物目录、统一公开招标、统一采购价格、统一招标配送、统一零差率销售、统一提高报销比例、统一监督管理。其重点和难点是实行基本药物零差率销售。

（二）基层医疗卫生机构回归公益性的必由之路

改革开放后，安徽省卫生事业取得长足发展，尤其是自2007年起，安徽省将乡镇卫生院、村卫生室纳入民生工程建设后，乡镇卫生院、村卫生室的基础设施、医疗设备得到明显改善，就医环境大为改变，基层医疗卫生机构的服务能力显著提高，但一些问题也日渐突出，主要表现在以下方面。

一是偏离公益轨道，追求赢利。竞相追求收入，追求赢利的最大化，由此导致农村居民医疗费用负担日渐加重，合作医疗制度不堪重负。2005年，全省乡镇卫生院出院患者平均医药费用为412.75元，2009年增长至1 034.63元，4年费用变为原来的251%。二是偏离社会职能，盲目扩张。公共卫生服务和基本医疗服务是基层医疗卫生机构的社会职能，但一些基层医疗卫生机构盲目拓展医疗规模，社会职能的偏离导致了公共卫生服务被削弱，基层医疗卫生机构债台高筑，医疗纠纷以及由此引起的医疗赔偿日趋严重。三是不合理用药成为普遍现象。滥用药品的问题日益突出，特别是抗生素、激素的滥用已经直接危害到人民群众的身体健康。不仅加重了群众的费用负担，也严重威胁了用药安全。四是卫生机构内部管理混乱。一部分管理者因为失去约束机制，权力失控，违规违纪行为日趋严重，少数管理者走上了犯罪的道路。五是卫生技术队伍力量薄弱。2008年全省乡镇卫生院超编人员中，无执业资格、大专学历以下的有3 000多人。

上述问题虽然表现在基层医疗卫生机构，但导致这些问题的根本原因是体制和机制的缺陷。如果绕过体制和机制的缺陷，孤立地去一个个地处理这些问题，只能是"按下葫芦浮起瓢"。要"为群众提供安全、有效、方便、价廉的医疗卫生服务"，就必须直面基层医疗卫生机构中存在的这些共性的问题，通过体制和机制的改革，从根本上解决问题。

（三）确定科学补偿方式的现实需要

改革之初，讨论认为只要取消 15% 的药品加成，并予以补偿，就可完成改革任务。但通过调查发现，基层医疗卫生机构的药品加成比例较高，乡镇卫生院和村卫生室均超过 15%。如果仅按国家规定的 15% 药品加成率给予补偿，与药品实际加成差距较大，基层医疗卫生机构难以维持正常运转。如果按实际取消的药品加成给予等额补偿，由于各地差异较大，补偿标准很难确定，且不具备可操作性。同时，如果直接给予补偿，老百姓感觉不到明显的实惠，也难以从根本上切断利益驱动。鉴于此，安徽省对如何落实财政补偿、保障基层医疗卫生机构的正常运行进行深入研究分析，探求改革思路。

二、改革举措

2009 年，安徽省在全国率先开展了基层医药卫生体制综合改革。群众看病难、看病贵的问题得到有效缓解，为全国综合医改贡献了"安徽经验"。

（一）改革历程

1. 深入调查研究

安徽省医改领导小组 5 个主要成员单位分别组成调研组，由负责同志带队，深入乡镇卫生院"解剖麻雀"，历时一个多月，医改领导小组多次召开会议研究讨论，统一了思想，达成了共识，认为"以药补医"机制危害极大，非改不可；破除"以药补医"机制，必须进行综合改革。

2. 确定改革思路

必须把人民群众的利益放在首位，坚持"破、避、立"相结合，实行综合改革，实现"三个回归"。即通过对基层医疗卫生机构管理体制和运行机制进行全面彻底的改革，破除"以药补医"机制，避免回到"大锅饭"机制，建立"坚持公益性、调动积极性、保障可持续"的新机制，使政府举办的基层医疗卫生机构回归公益性，使药品回归到治病的功能，医务人员回归到看病、防病的角色。

3. 制订改革方案

2009 年 11 月，《安徽省人民政府关于基层医药卫生体制综合改革试点的实施意见》（皖政〔2009〕122 号）及配套文件出台，制订了"一主三辅五配套"的试点方案，形成了较为完整的基层医疗卫生机构改革试点政策体系。

4. 开展改革试点

2009 年 11 月，安徽省在 16 个市的 32 个县（市、区）开展基层医改试点。32 个县（市、区）政府举办的社区卫生服务机构、乡镇卫生院及一体化管理的村卫生室全部实行药品零差率销售，并对基层医疗卫生机构同步开展管理体制、人事制度、分配制度、基本药物制度、保障制度的改革。为保证改革顺利推进，确保新的机制平稳运行，在改革过程中，安徽省政府要求"六个不能"，即药品供应不能断档、药品价格不能反弹、经费拨付不能影响基层医疗卫生机构的正常运转、竞争上岗不能影响基层医疗卫生机构的正常工作秩序、分流人员安置不能影响社会稳定、部门下发的文件与安徽省政府出台的方案不能矛盾。

5. 全面推开改革

在全面总结试点经验、开展政策评估的基础上，安徽省医改领导小组成员单位提出了完善改革政策的建议，并对试点文件进行了修订完善。按照安徽省医改领导小组的要求，增补了规范工作程序、加强组织和纪律保障两个意见，形成了《安徽省人民政府关于基层医药卫生体制综合改革的实施意见》（皖政〔2010〕66 号）（简称"《实施意见》"），包括《实施意见》正文和 10 个附件，即"一主三辅五配套两意见"。《实施意见》是一个全面、完整、系统的政策体系，文件相互关联、相互支撑、相互补充。《实施意见》正文是指导改革实施的总纲；涉及乡镇卫生院、社区卫生服务机构和行政村卫生室的 3 个方案是改革的核心内容；《安徽省乡镇卫生院机构编制标准》《安徽省乡镇卫生院（社区卫生服务中心）分流人员安置办法》《安徽省基层医疗卫生机构绩效考核办法》《安徽省基层医疗卫生机构运行补偿办法》《安徽省基层医疗卫生机构基本药物和补充药品使用与采购配送试行办法》等 5 个配套文件是政策依据；《关于规范基层医药卫生体制综合改革工作程序的指导意见》《关于加强基层医药卫生体制综合改革组织和纪律保障的意见》2

个文件是保证改革顺利实施的重要保障。2010年9月1日起，全省所有政府举办的社区卫生服务机构、乡镇卫生院及一体化管理的村卫生室全部实行药品零差率销售，并同步开展综合改革，年底全部完成改革任务。

6. 不断巩固完善

2011年以后，安徽的基层医改确立了基层医疗卫生机构的公益属性，在保障公平的同时，需要进一步提升基层医疗卫生机构的效率。针对基层医改后乡镇卫生院活力不足、效率低下、人才流失等现象，安徽不断调整改革政策，巩固完善医改成效。2011年8月，《安徽省人民政府办公厅关于巩固完善基层医药卫生体制综合改革的意见》（皖政办〔2011〕61号）出台，从健全基层医疗卫生机构运行补偿机制、完善基层医疗卫生机构激励约束机制、加强基层医疗卫生机构人才队伍建设、强化中心卫生院服务功能、提升社区卫生服务机构服务能力、加强村卫生室建设、设立一般诊疗费项目、规范药品采购和回款程序、清理化解基层医疗卫生机构债务、切实做好组织实施工作等10个方面打了30条政策"补丁"。2012年9月、2015年2月，在县级公立医院改革文件和城市公立医院改革文件中，进一步巩固完善基层医改政策。基层医疗卫生机构取消收支两条线管理，实行"一类保障，二类管理"。2018年，督促各地继续落实相关人才政策，积极推动"县管乡用"和"乡聘村用"机制健全完善，解决基层人才缺失问题。2019年，推动乡镇卫生院实施"公益一类保障、二类绩效管理"政策，调动医务人员积极性，盘活医疗卫生服务资源。

通过不断探索创新，安徽省建立了"坚持公益性、调动积极性、保障可持续"的体制机制，探索出了一条通过全面系统改革、建立基本药物制度的路子，为全国基层医改提供了经验，得到了充分肯定。

（二）改革内容

1. 推进管理体制改革，建立政府举办的基层医疗卫生机构公益性管理体制

管理体制改革的重点是"明确基层医疗卫生机构的公益性事业单位性质"。一是政府主导。明确政府在每个乡镇、街道办事处及行政村分别建设1所政府举办的乡镇卫生院、社区卫生服务中心和标准化村卫生室。二是机构定性。政府举办的乡镇卫生院、社区卫生服务机构是公益性事业单位，由县级卫生行政部门统一管理。三是功能定位。基层医疗卫生机构主要向辖区居民提供免费的基本公共卫生服务和价格低廉的基本医疗服务。四是落实保障。对政府举办的乡镇卫生院、社区卫生服务机构，在严格界定功能和任务、核定人员编制、核定收支范围和标准、转变运行机制的同时，政府保障按国家规定核定的基本建设、设备购置、人员经费和其承担的公共卫生服务的业务经费，使其正常运转。

2. 推进人事制度改革，建立竞争上岗、全员聘用、能上能下、能进能出的用人机制

人事制度改革的重点是"核定编制、因事设岗、竞争上岗、全员聘用"。一是核定编制、因事设岗。乡镇卫生院编制按农村户籍人口的1‰实行总量控制，并按山区、丘陵、平原分类核定，由编制部门实行总量控制、集中管理、统筹使用。新的管理体制实施定编定岗不定人，编制不跟人走，只是作为聘用人员和核定收支确定补助的重要依据。二是竞争上岗、全员聘用。打破身份界限，建立能进能出、能上能下的灵活用人机制。凡是符合竞聘条件的，均可参加岗位竞争，按岗聘用，合同管理，聘期3年；卫生院院长、社区卫生服务中心主任公开选拔、择优聘任。如岳西县采取卫生院、卫生部门、人事部门的"三关审核"，卫生院、卫生部门网站、人事部门网站的"三榜公示"，职工、组织、社会的"三级监督"。颍上县通过对档案、照片、工龄、职称、学历、身份证、行政介绍信等"七对照"，严格核查人员信息。天长市成立核查组，逐院逐人核实，经本人、院长、核查组长签字并公示；通过竞聘演讲、民主推荐和考评组考评确定院长人选，对人员竞岗考试及院长公开选拔全程监控并录像备查，确保人员竞聘工作的公正公平。三是妥善安置分流人员。分流人员在竞聘上岗工作完成后3个月内安置到位。对在编分流人员采取系统内调剂、提前退休、3年过渡、鼓励自谋职业以及支持学习深造；对非在编分流人员采取给予经济补偿，落实相关保险，视情推荐聘用等办法妥善安置。如固镇县对自愿分流且解除劳动关系的在编在岗人员，一次性给予2万元的创业奖励，对在岗无编和在编离岗人员，一次性给予1万元的创业奖励。濉溪县根据个人意愿优先推荐有执业（从业）资格的在编分流人员到村卫生室工作，县财政每人每月补贴不少于600元。天长市如本人在竞聘前书面选择提前退休、因病退休，由相关部门直接办理退休手续，其在法定退休年龄前应由个人缴纳的养老保险金和医疗保险金由单位代缴；提前退休人员（不含因病退休人员）如本人愿意，单位予以返聘至法定退休年龄。

乡镇卫生院、社区卫生服务中心在核定的编制范围内，按照管理岗位、专业技术岗位、工勤技能岗位3种类别，科学合理设置岗位，医药卫生类专业技术岗位不低于总岗位数的80%。实行卫生专业技术人员资格准入制度，不具备执业（从业）资格的人员不得进入卫生专业技术岗位。

3. 推进分配制度改革，建立科学公平、体现绩效的考核分配机制

分配制度改革的重点是"核定任务、绩效考核"。一是科学核定任务。基层医疗卫生机构承担的公共卫生服务任务，按照服务的人口数量、服务质量和服务半径核定；其承担的基本医疗服务任务，根据前3年的医疗服务平均人次数、收入情况，并综合考虑影响医疗服务任务的特殊因素核定。二是实行"两级考核"。建立以服务数量、质量、效果和居民满意度为核心，公开透明、动态更新、便于操作的，县级卫生行政部门对乡镇卫生院、社区卫生服务中心，基层医疗卫生机构对其职工的两级绩效考核机制。三是实行"两个挂钩"。基层医疗卫生机构的绩效考核结果与财政补助水平挂钩；建立按岗定酬、按工作业绩取酬的内部分配激励机制，对职工的考核结果与个人收入挂钩，体现"多劳多得、优劳优得"，充分地调动基层医疗卫生机构职工的积极性。如芜湖市湾沚区（原芜湖县）按岗位技术含量、责任风险、工作量等确定考核系数，与绩效工资挂钩，向一线、任务重、风险性较大的岗位倾斜。对超额完成收入任务的，按纯收入的70%返还费用，用于人员奖励和事业发展。同时，在单位奖励性绩效工资总量中提取5%，建立院长奖励基金，奖励成绩突出的人员。扣除不合格单位的奖励性绩效工资，按1.0∶0.8∶0.6的比例，奖励绩效考核前3名的单位。政府每年拿出30万元，奖励年度考核优秀的单位，充分调动机构及人员积极性。

4. 推进基本药物制度改革，取消药品加成，实行零差率销售

基本药物制度改革的重点是"省级统一招标采购配送"。建立国家基本药物制度，目的是保障人民群众用药安全有效和价格低廉，最直接、最有效的途径是实行"省级统一招标采购配送"。此项改革，安徽省采取的是"两步走"的办法，最终实现基本药物和补充药品由省统一网上招标采购、统一配送到基层医疗卫生机构。试点过渡期间，利用新农合及社区卫生信息系统，对试点的基层医疗卫生机构统一药品目录、统一采购平台、统一采购限价、统一确定生产企业及配送企业条件，以市或县为单位组织统一招标配送，取消药品加成，全部实行零差率销售。一体化管理的行政村卫生室、城市社区卫生服务站全部配备使用基本药物。乡镇卫生院和社区卫生服务中心使用省补充药物不得超过药品总品种和总销售额的 20%，中心卫生院不得超过 30%。

5. 推进保障制度改革，建立科学合理的补偿机制

保障制度改革的重点是"财政补偿到位、保障机构运转"。一是合理补偿。政府举办的基层医疗卫生机构人员经费和业务经费等运行成本通过服务收费和政府补助补偿，政府补助按照"核定任务、核定收支、绩效考核补助"的办法。基层医疗卫生机构收支由县级财政、卫生部门负责核定，县级国库支付中心按月预拨经费，保障其正常运转。省级财政进一步调整支出结构，多方筹措资金，实行省级统筹、县级保障。政府办基层医疗卫生机构的正常运转经费，由同级国库支付中心按月预拨资金保障。对核定的经常性收入不足以弥补核定的经常性支出的基层医疗卫生机构，其差额部分由政府在预算中予以足额安排。如颍上县预算编制医疗补助 3 000 万元，宣州区财政预算较改革前增加了 285%。二是保障待遇。基层医疗卫生人员工资水平与当地事业单位平均工资水平相衔接。在操作过程中，将义务教育教师工资水平作为参照，医务人员工资水平逐步向教师靠拢，努力保证其合理收入不低于改革前的水平。在事业单位养老保险制度改革前，离退休人员离退休费用由财政按规定核定补助。部分县在省补助的基础上，加大对乡村医生的补助。如铜陵县每年增补 8 000 元，霍山县每年增补 4 000 元，湾沚区每年补助村卫生室信息系统建设和维护费用 3 000 元，努力保障乡村医生待遇。三是乡村联动。2007 年以来，安徽省每个行政村建设 1 所标准化卫生室，并推行了一体化管理。村卫生室为农村提供基本医疗及基本公共卫生服务发挥着极其重要的作用。如果仅在乡镇卫生院实施零差率销售，不仅改革的受益面窄，而且村卫生室也将难以维持生存，甚至网底有可能破裂。因此，安徽省将一体化管理的行政村卫生室纳入改革试点范围。

6. 推进一体化管理的村卫生室改革，建立持续健康发展的长效机制

全面推进乡镇卫生院对所属行政村卫生室实行人员、业务、药械、财务、资产等一体化管理，逐步建立严格的乡村医生服务准入制度，优化队伍结构，加强业务培训，提高服务水平。政府对一体化管理的行政村卫生室实行药品零差率销售给予补助。按行政村农业户籍人口数核定补助标准，即行政村卫生室按照每1 200个农业户籍人口每年补助8 000元，补助资金由省财政统一安排到县，再由县落实到村卫生室。各市、县根据实际情况，在此基础上可以适当增加补助。

7. 巩固完善改革政策

为巩固完善改革成果，不断建立完善"坚持公益性、调动积极性、保障可持续"的政策体系。一是健全基层医疗卫生机构运行补偿机制。县级财政、卫生部门负责核定每个基层医疗卫生机构的基本公共卫生支出和基本支出，纳入年度预算，足额予以保障。基层医疗卫生机构的医疗收入（含药品收入）全部上缴县级财政，县级财政在"基层医疗卫生财政专户"中对药品收支进行分账核算、专款专用。基层医疗卫生机构所有竞聘上岗人员，建立基本保险，统一纳入社保。自2015年1月1日起，政府办基层医疗卫生机构不再纳入县级国库中心集中支付管理，全面推行财政经费定项补助。政府办基层医疗卫生机构的收入来源，包括：县（市、区）财政部门按编制内实有人数全额核拨的人员经费（含"五险一金"）；医疗服务收入扣除运行成本并按规定提取各项基金后，主要用于人员奖励；政府购买服务的基本公共卫生专项经费，实行项目管理，经考核后拨付，政府职能部门加强收支监管。二是完善基层医疗卫生机构激励约束机制。2014年起，建立县级卫生、财政、人力资源和社会保障等部门联合考核机制，考核结果与基层医疗卫生机构绩效工资总额挂钩，建立边远乡镇卫生院岗位激励制度。合理拉开收入差距，体现多劳多得。引导分级诊疗，规范医疗行为。三是加强基层医疗卫生机构人才队伍建设。深入贯彻落实《国务院关于建立全科医生制度的指导意见》（国发〔2011〕23号），采取多种措施加强全科医生培养，逐步缓解基层医疗卫生人才短缺的矛盾。2013年12月31日前进入县级公立医院、具有医药卫生类大专以上学历和执业医师资格的在岗不在编人员，经卫生、人力资源

和社会保障部门审核确认，统一考核，考核合格者可安排到相应岗位空缺的乡镇卫生院工作，纳入乡镇卫生院编制和岗位管理。四是强化中心卫生院服务功能。根据中心卫生院业务发展需要，各县（市、区）可在省核定的编制总额内，进一步调剂增加中心卫生院人员编制，增加的编制专项用于医护等专业技术岗位。支持特色专科发展。合理扩大用药范围。五是提升社区卫生服务机构服务能力。加快建立以政府举办的社区卫生服务中心为主体、覆盖所有城市居民、布局合理、设施完善的社区卫生服务网络。增强服务能力。引导社区首诊，推行双向转诊。六是加强村卫生室建设。深入贯彻《国务院办公厅关于进一步加强乡村医生队伍建设的指导意见》（国办发〔2011〕31号），将一体化管理的村卫生室纳入基本药物制度和新型农村合作医疗门诊统筹实施范围，逐步建立乡村医生准入、退出机制，完善乡村医生补偿、养老政策。完善村卫生室经费保障机制。全面落实村卫生室药品零差率补偿、一般诊疗费、基本公共卫生服务经费、运行经费等补偿政策，提高乡村医生收入，将财政对农村地区新增的基本公共卫生服务补助资金，以政府购买服务的方式，全部用于乡村医生。财政根据核定任务量和乡镇卫生院对乡村医生的考核结果等给予补助。七是设立一般诊疗费项目。根据《国务院办公厅关于建立健全基层医疗卫生机构补偿机制的意见》（国办发〔2010〕62号），调整基层医疗卫生机构和一体化管理的村卫生室、社区卫生服务站的收费项目。八是规范药品采购和回款程序。深入贯彻《国务院办公厅关于印发建立和规范政府办基层医疗卫生机构基本药物采购机制指导意见的通知》（国办发〔2010〕56号），完善相关措施，确保基层医疗卫生机构所需药品及时配送到位，确保药款及时支付。九是清理化解基层医疗卫生机构债务。认真执行《国务院办公厅转发发展改革委财政部卫生部关于清理化解基层医疗卫生机构债务意见的通知》（国办发〔2011〕32号），按照"制止新债、锁定旧债、明确责任、分类处理、逐步化解"的总体要求，用2年左右时间全面完成基层医疗卫生机构长期债务的清理化解工作。十是切实做好组织实施工作。巩固完善基层医药卫生体制综合改革工作关系医药卫生体制改革全局，关系社会和谐稳定大局。各级各有关部门必须从讲政治的高度，从大局出发，周密部署，统筹安排，扎扎实实将各项巩固完善政策贯彻落实到位。

（三）主要做法

试点工作启动以后，安徽省委、省政府高度重视，省医改领导小组精心组织、周密部署，相关成员单位分工合作、密切配合，32个试点县（市、区）认真落实、全力推进，采取了一系列行之有效的措施，保证了改革试点的顺利实施。试点工作一条重要的经验就是，党委、政府主要负责同志高度重视是保障改革顺利推进的关键。

1. 建立强有力的组织领导体系

安徽省委、省政府高度重视，将医改纳入重大民生工程内容，成立了以省委常委、常务副省长为组长，发展改革、卫生、财政、编制、人力资源和社会保障、药监等17个部门组成的领导小组，每月召开一次医改领导小组会议，及时研究解决改革中出现的新情况。安徽省相关部门各负其责，密切协作，加强指导。各市及试点县（市、区）也成立了领导小组，其中肥西县、固镇县由县委主要负责人任组长，庐江、芜湖等21个试点县（市、区）由政府主要负责人任组长，加强组织领导，有序有力有效推进综合改革。

2. 强化试点县（市、区）政府的责任

试点县（市、区）是改革主体、责任主体，政府主要领导是第一责任人，常务副县（市、区）长负总责。明确医改办及领导小组各成员单位的职责，分工协作，形成合力。试点县（市、区）在乡镇卫生院全部落实1名县里副科级以上干部驻点，实行政策宣传、改革推进、社会稳定的"包保责任制"。天长市政府与相关部门、卫生部门与院长层层签订责任状；田家庵区坚持"一天一调度，三天一通报，一周一小结"，进一步明确职责、任务，确保按省政府时间节点有序有力有效地推进。

3. 加强综合改革政策的培训

安徽省级卫生、财政、人力资源和社会保障等部门，及时组织对各市及试点县（市、区）有关部门及具体经办人员的机构改革、人事管理、财政保障、药品招标采购等改革政策的培训。试点县（市、区）通过广播、电视、报纸，以及标语、横幅、宣传栏等，向社会广泛宣传药品零差率销售政策；通过集中培训、驻点指导、分别动员等多种方式，向干部职工讲清改革政策。砀山县为乡镇卫生院制作了"医改政策解答"宣传图板，天长市向职工编发了《天长市基层医药卫生体制综合改革试点政策问答》，蚌埠市禹会区

印发《给居民群众的一封信》等，多途径多形式大力宣传，营造良好的社会氛围。

4. 开展本底资料的调查摸底

试点县（市、区）对乡镇卫生院人、财、物等进行全面的调查摸底登记，掌握本底资料。逐人核查所有人员在编在岗、聘用情况，以及工龄、年龄、执业资格、学历证明等情况，及时封存人事档案。逐项清查乡镇卫生院财务、资产及债权债务情况，并全部核销其账户，实行国库支付中心集中管理，其中濉溪、金安、宣州等12个县（市、区）卫生局设立了会计核算中心。同时，统计核实改革前3年乡镇卫生院收支情况，盘点清查基层医疗卫生机构全部库存药品及其采购价格，为人员竞聘、核定收支等打下了坚实的基础。

5. 及时公布药品价格并保证供应

改革过程中为确保药品供应不断档，试点地区开展了基本药物知识的全员培训，张榜公布了改革前后的药品价格，加强药品配送使用的监督，确保零差率销售改革顺利实施。凤台、居巢、黄山、相山等县（市、区）及时召开药品配送协调会，霍山县确定专人负责镇村卫生机构药品网上采购工作，铜陵县实行药品划区AB模式集中配送等，保障了药品供应。岳西县对配送药品的品名、剂型、包装、生产厂家、采购价格，实行"五统一"验收，并对药品的用法、适应证等进行全员培训；庐阳区对药品采购使用违规行为，给予单位领导和责任人违规额度10倍罚款、"黄牌"警告及同额扣减单位年度补助等，进一步规范药品使用。

6. 建立超收返还的激励机制

试点县（市、区）按改革前3年平均收支核定，其中27个试点县（市、区）适当考虑影响收支的增减因素，如湾沚区总体按前3年收支平均数核减15%。天长、当涂、郎溪、岳西、凤台、弋江、琅琊、谯城、埇桥等9个试点县（市、区）实行收支包干。歙县、肥西、湾沚、濉溪、黄山、宣州、居巢等12个试点县（市、区）实行超收返还，用于绩效奖励和事业发展。金安区按业务收支结余50%的比例返还；天长市对超收结余的30%用于基层医疗机构的发展，40%用于奖励业务骨干，30%用于集体福利支出，充分调动基层医疗卫生机构提供服务的积极性。

7. 加强综合改革工作的督导检查

安徽省医改领导小组成立了由卫生、财政、发展改革、编办、人力资源和社会保障、药监等部门组成的 6 个督导组，确定对口联系的试点县（市、区），分别由 6 个部门负责人带队，每个月开展一次督查指导；及时召开改革推进会和现场交流会，对少数县（市、区）机构编制不足的情况进行调整；对竞聘人员资质条件及竞聘上岗程序进一步明确；对核定收支、集中支付、绩效考核，以及实行药品零差率销售等，统一政策口径。试点县（市、区）也均成立了督导组，加强督促检查。郎溪县建立县政府、职能部门、乡镇、卫生部门的"四级联动"机制，确保改革政策的落实。

8. 严明纪律确保社会稳定

试点县（市、区）严肃改革纪律，切实保障改革平稳有序。琅琊区纪委明确要求，坚决做到"四个不允许"，即不允许优亲厚友；不允许私自变更和修改个人材料；不允许突击花钱、私分财物；不允许做影响稳定的事、说不利于团结的话。固镇县纪委印发了《固镇县基层医药卫生体制改革违反人事和财务纪律行为处分办法》，建立 24 小时值班制度，实行信息零报告制度和院长负责制，及时了解人员的工作状态及思想动态，定期排查并落实维稳措施。濉溪县成立 5 个来信来访调查组，及时调查处理群众反映的问题，确保改革政策落实到位，不变形、不走样。

三、改革亮点

（一）从基层卫生入手，回归公益性

安徽省是农业大省，农村卫生是卫生工作重点。解决广大农民看病就医问题是医改要回答的课题。医改前，新农合 70% 的门诊患者在乡镇卫生院和村卫生室就诊，近 50% 的住院患者发生在乡镇卫生院。因此，在农村基层医疗卫生机构实施改革能让最广大的农民群众享受到医改带来的实惠，能最大范围地缓解广大农民看病难、看病贵的问题。政府的责任主要是保基本、保民生、保公平，而城乡居民的基本医疗卫生服务是民生的重要内容，它的公平性靠市场是无法自发实现合理选择的，这是政府应该承担起责任的重要领域，政府对医疗卫生的投入责任应更多地体现在基层医疗卫生机构。

医改前，乡镇卫生院的人员工资福利待遇以及乡村医生的收入处于相对不高的状态，2008年底，乡镇卫生院人均工资为1.7万元/年，乡村医生的收入略低于卫生院人员。安徽省决定从乡镇卫生院、村卫生室以及社区卫生服务机构等基层医疗卫生机构入手，开展新一轮医药卫生改革，发挥政府重要作用，让基层医疗卫生机构回归公益性，提高基层卫生人员待遇。

（二）以基本药物零差率为突破，坚持问题导向

长期以来实行的"以药补医"政策，准许医疗机构在进购销售药品时享有一定的加成收益，以弥补财政补偿的不足，维持自身运行和发展。改革开放后，特别是药品价格实行"双轨制"，"以药补医"机制的负面效应逐步显现。

在国家确定的五项重点医改任务中，建立国家基本药物制度是难点，要求基层医疗卫生机构取消药品加成。药品耗材虚高的价格不仅浪费了医保基金，也侵蚀人民健康。为了解相关情况，安徽省组织调查组，进行深入细致的调查研究。调查组选择了皖南的东至县、皖中的庐江县和皖北的阜南县作为被调查县，每县随机选择2所卫生院进行调查研究，核算每一张原始进药凭证的费用，累计全部销售费用，摸清具体药品加成情况。在一些地方，财政补助不到位，卫生院收入来源单一靠自身创收，要维持正常运转，要生存和发展，不得不依赖药品加成率。取消药品加成，需要进行一系列的体制机制改革，从而解决卫生机构的效率问题。

（三）循序渐进，创新改革路径

1. 从下到上

安徽省贯彻落实医改政策，明确先下后上的改革路径，从改革基层医疗卫生机构入手，逐步向上推至县级公立医院、市级公立医院。

2. 从点到面

坚持发挥"领头羊"效应，在全省培育改革试点县（市、区），强化示范带动作用，把成熟的经验和做法变成"工具包"，供其他地方复制借鉴，逐年扩大改革试点范围，直至全覆盖。

3. 从内到外

坚持医改的系统性、整体性和协同性，从卫生系统内部改起，循序渐

进，深化医疗、医保、医药"三医"联动改革。先抓卫生机构体制改革，让医疗服务更规范，再推动外部体制机制创新，实现了卫生部门"单打独斗"到各部门"联合作战"。

4. 从医到防

坚持以人民为中心的发展思想，用群众需求引领医改，从"以治病为中心"到"以健康为中心"，成立村（居）公共卫生委员会，积极探索医防融合新模式，在大健康的理念指引下，医改的思路不断深化拓展。

四、改革的成效及意义

（一）改革的成效

安徽基层医改的实施，使长期以来形成的"以药补医"机制被破除，一个体现公益性、调动积极性、充满活力的新的基层医疗卫生机构体制逐步建立。

1. 建立了公益性管理体制，功能定位更加明确

截至 2010 年底，基层医疗卫生机构由改革前的 1 731 个，整合为 1 580 个，由县级卫生行政部门统一管理。1 263 个乡镇卫生院共核定编制 57 330 名，较改革前增加近 3 万名；政府举办的乡镇卫生院、社区卫生服务中心全部纳入政府编制管理和财政保障，成为公益性事业单位。基层医疗卫生机构按照功能定位，向辖区居民提供质优、价廉、便捷的基本医疗服务和免费的基本公共卫生服务，基层医疗卫生机构超范围执业、超服务能力接诊的现象得到消除，开大处方、乱检查现象从源头上得到遏制。

2. 建立了全员聘用的用人制度，人员结构得到优化

通过公平竞争、择优聘用，医改后公开选拔院长（主任）1 638 名；竞聘上岗 48 769 人，卫生专业技术人员占上岗总数的 85.7%，比改革前提高 10 个百分点；卫生专业技术人员中，公共卫生服务人员占 21.2%；竞聘上岗人员中，具有中专以上学历人员占 91.4%，比改革前提高了 10 个百分点；具有初级以上职称的人员 35 600 人，占专业人员总数的 84.3%；分流安置 21 060 人，其中在编分流 14 284 人（提前退休 6 658 人，3 年过渡安置 6 498 人，自谋职业 811 人，学习深造 46 人，其他 271 人），非在编分流

6 776 人（给予经济补偿 5 440 人，落实相关保险 3 397 人，视情推荐聘用 287 人，部分人员重复享受）。基层医疗卫生机构人员学历、职称结构得到明显优化，基层医疗卫生队伍素质得到有效提升。

3. 建立了绩效考核分配制度，保证卫生任务落实

基层医疗卫生机构按照安徽省关于绩效考核办法和基层医疗机构及其人员评价细则的要求，建立了"两级考核、两个挂钩"绩效考核制度，开展了绩效考核工作，考核中做到"四个"坚持：一是坚持绩效考核与社会效益挂钩，突出基层医疗卫生机构的公益性；二是坚持公平、公正、公开的考核方式和综合评价、合理量化的考核办法，以基本公共卫生服务和基本医疗服务为考核重点，促进基层医疗卫生机构全面履行职责；三是坚持定期考核与不定期督查相结合，建立对基层医疗卫生机构及其工作人员的两级考核体系；四是坚持考核结果与基层医疗卫生机构的财政补助、工作人员的收入待遇相结合。许多县（市、区）结合本地实际，积极探索，大胆实践，开展了大量开拓创新、富有特色、卓有成效的工作，逐步建立了符合本地实际的绩效考核制度。

4. 建立了基本药物制度，惠及全省城乡居民

从 2010 年 9 月 1 日起，全省 17 个市、108 个县（市、区）政府举办的 1 263 个建制乡镇卫生院、605 个社区卫生服务机构及 10 750 个一体化管理的村卫生室全部配备和使用基本药物，所有药品按进价实行零差率销售。2010 年 9 月和 12 月，分别完成国家基本药物和补充药品省级集中招标采购与配送，基层医疗卫生机构和一体化管理的村卫生室全部配备使用 307 种国家基本药物和 276 种省补充药品，省级招标采购价格比国家零售指导价平均下降 50%，大大减轻城乡居民的用药负担，截至 2010 年 12 月底，药品让利达 5 亿元。改革后，基层医疗卫生机构次均门诊药品费、次均住院药品费、次均门诊费、次均住院费，分别比改革前同期下降 36.61%、21.20%、20.52%、10.37%。

5. 建立了财政集中支付制度，保障经费补助到位

全省基层医疗卫生机构账户全部取消，收支全部纳入县级国库集中支付中心统一管理，省级财政加大财政转移支付力度，确保改革所需要的资金，各地调整支出结构，加大了改革投入，保障基层医疗卫生机构正常运转。

（二）改革的意义

实践证明，安徽省基层医改符合国家医改的基本方向和总体思路，实施路径是正确的，方案是科学的，成效是明显的，人民群众满意，医务人员支持，社会反响良好，国务院医改办和相关部门都给予了充分的肯定，改革的成功探索具有十分重要的意义。

1. 初步实现将基本医疗卫生制度作为公共产品向人民群众提供的目标

安徽省基层医改确立了基层医疗卫生机构的公益性，强化了基本公共卫生服务和基本医疗服务的主要功能，降低了药品价格，优化了医务人员的结构，提升了服务质量，保障了基层群众的基本医疗卫生权益，对于逐步实现人人享有基本医疗卫生服务的目标具有重要意义。

2. 为全国新一轮医改贡献了"安徽经验"

2009 年 11 月，安徽省率先开展了基层医药卫生体制综合改革，此次改革从基层入手，以实施基本药物制度为切入点，破除"以药补医"机制，基本建立了"坚持公益性、调动积极性、保障可持续"的基层医药卫生体制机制，达到了预期效果，初步实现了"建机制"的目标，形成了特色鲜明的"安徽经验"，实现"回归公益""惠及百姓"的预期目标。

3. 对推动公立医院改革具有重要的借鉴作用

2009 年 3 月，国家新一轮医药卫生体制综合改革正式启动，安徽省于同年 11 月在 32 个县（市、区）开展基层医改试点，2010 年底顺利完成改革任务。安徽省基层医药卫生体制综合改革在总体目标和建立用人机制、分配激励机制、补偿机制等方面，与公立医院的改革方向和要求是一致的，改革的成功不仅能够为公立医院改革提供借鉴，而且有利于基层医疗卫生机构与公立医院形成上下联动、分工协作的机制。

五、改革的启示

安徽省推进的基层医药卫生体制综合改革是基层医疗卫生机构体制机制的重大变革，在这场历史变革中，还必须处理好以下几个关系。

（一）整体设计与重点突破的关系

"坚持统筹兼顾，把解决当前突出问题与完善制度体系结合起来。"这是安徽医改的基本原则之一，也是在实践中的体会。在医改政策设计初期，聚焦于基层医疗卫生机构实行药品的零差率制度，当时并没有考虑到综合改革。后来在调研过程中逐渐发现，如果不对基层医疗卫生机构的补偿制度、运行机制、管理体制进行全面的改革，药品零差率制度就不可能得到真正的实施。即使勉强推行，也很难使人民群众真正得到实惠。于是一场由药品零差率制度引发的基层医疗卫生机构的综合改革在省内波澜壮阔地展开。

安徽省基层医改实践证明：围绕卫生管理体制机制的改革已经到了再也不能回避的时刻，尽管这场改革不可避免地要触及很多长期积压的矛盾，甚至在短期内有可能会引发某些冲突，但如果真的想要为农村居民"提供安全、有效、方便、价廉的医疗卫生服务"，就必须迎难而上，坚定不移地在卫生改革的深水区打一场攻坚战。

（二）改革、发展与稳定的关系

医药卫生事业高质量发展是改革的目标，改革创新是动力之源，推动理顺卫生事业发展中的体制机制问题，稳定是改革与发展的前提。深化改革，必须理顺改革、发展与稳定之间的关系。在定编定岗的基础上实行全员聘用制，是基层医疗卫生机构人事制度改革的必由之路，但是长期以来，基层医疗卫生机构存在超编现象、不具备执业资格的人员占岗现象、长期在岗不在编和在编不在岗现象。人员分流问题不妥善解决，就谈不上在定编定岗的基础上实行全员聘用制。如何在保持稳定的前提下，推进人员分流，是检验改革能否攻坚克难、跨越障碍的关键。改革必须深化，稳定必须保持，为此，安徽省制订了《安徽省乡镇卫生院分流人员安置办法》，既坚持了定编定岗，实行全员聘用制，又充分地考虑了各方面的利益，体现了以人为本的精神。经过周密的政策设计和过细的基础工作，全省分流了2万多人，在确保稳定的前提下，一揽子解决了长年积压在基层医疗卫生机构中的"顽症"。

（三）公平与效率的关系

根据经济社会发展水平，为城乡居民提供均等的基本医疗卫生服务，体现医疗卫生事业的公益性，保障医疗卫生服务的公平。在人口众多、优质医疗资源相对不足的省情下，促进医疗卫生事业的高质量发展，提升医疗卫生服务的效率，要坚持量力而行、尽力而为的原则。所以，强调卫生服务的公益性，就必须弱化基层医疗卫生机构与市场收入的利益链接，但如果在现阶段完全切断服务收入与卫生机构的利益关系，又势必影响卫生机构提供服务的积极性，进而影响服务效率。如何使卫生机构与市场收入的关系保持在一个适度的状态中，既实现公益，又保持效率，是这次改革必须面对的矛盾。为此，安徽建立了所有权与使用权适度分离的制度，规定了基层医疗卫生机构的收入仍归基层医疗卫生机构所有，但由政府的管理部门按照公益性的制度和原则，对资金的使用实行严格的审核监管，基层医疗卫生机构即使账户有钱，也不能擅自使用，必需报政府的管理部门，经过规范的审批程序，才能使用。从源头上消除了滥收的冲动，从制度上控制了乱支的行为。同时保留了利用正常服务收入补偿服务成本的通道，从运行机制上理顺了公益与效率的关系。

（四）编制管理与岗位管理的关系

传统的编制管理是把编制固化到"人头"，其基础是身份管理。而全员聘用制的基础是岗位管理。身份管理很容易衍化为"铁饭碗""大锅饭"。早在 2000 年，中共中央组织部、人事部、卫生部印发的《关于深化卫生事业单位人事制度改革的实施意见》中就明确提出"实行由身份管理向岗位管理的转变"。如何处理好编制管理与岗位管理的关系，是政策设计的一项基础工作。为此安徽采取"编制跟着岗位走，人员跟着编制走，有岗即有编，有编才有人"的管理模式。这样就把"编制管理"与"岗位管理"有机地统一起来，从而在现行事业单位人事管理制度的基本框架内，为推行全员聘用制提供了政策保证。

（五）统一步调与基层创新的关系

全省范围的基层医药卫生体制综合改革是一项规模浩大的系统工程，需要有周密的政策设计，严格的督导制度，强调统一步调。《安徽省人民政府关于基层医药卫生体制综合改革试点的实施意见》附有相互支撑与配套的政策文件，这些政策文件在统一目标、原则和基本政策的前提下，也给各县（市、区）在具体操作方式上，保留了较大的空间。这样各县（市、区）可以结合本地区的具体情况，积极探索最适宜的形式，创造性地工作，全省涌现了很多行之有效的实施办法，从而扩大了政策效果，也为试点政策的进一步完善，提供了丰富的实践经验。

大棋局　开启医改新里程
——安徽省县级公立医院综合改革综述

摘要：县级公立医院是农村医疗卫生三级网络（县、乡、村）的龙头，是联系基层医疗卫生机构和城市大医院之间的桥梁和纽带。县级公立医院数量多，遍布范围广，是群众看病就医的主要场所，推进县级公立医院改革的意义十分重大。按照国家关于县级公立医院改革要求，安徽立足省情，结合实际，在充分调研的基础上，制订出台了《安徽省人民政府关于县级公立医院综合改革的意见》（皖政〔2012〕98号）。2012年12月，安徽在全省148家县级公立医院启动县级公立医院综合改革并顺利完成，比国家要求完成改革的时间提前了3年。

一、引言

县级医院是农村三级医疗卫生服务网络的龙头，是连接城乡医疗服务体系的纽带。推进县级医院综合改革，并以改革促发展，提升县级医院服务能力，是贯彻落实"保基本、强基层"的必然要求，是缓解农村群众看病难、看病贵问题的关键环节，也是统筹城乡卫生发展的重大举措。

安徽省在基层医药卫生体制综合改革的基础上，高度重视县级公立医院综合改革，2011年4月，启动县级公立医院的前期调研，通过对全省所有县级医院开展基线调查，部分县（市、区）的实地调研等方法，摸清了县级医院的基本情况，同时对取消药品加成后的不同补偿方式进行测算。2012年9月22日，在前期调研基础上，《安徽省人民政府关于县级公立医院综合改革的意见》（皖政〔2012〕98号）在巩固完善基层医改的同时，确定了安徽省县级公立医院改革采取先试点、再全面推开"两步走"的办法，于2012年11月1日起先行在21个试点县（市、区）推进县级公立医院改革，并于2012年12月15日起在全省74个县（市、区）148所县级公立医院全面推开。

二、主要做法

为深入推进县级公立医院综合改革，安徽省委、省政府在充分调研、反复论证的基础上，制订出台了《安徽省人民政府关于县级公立医院综合改革的意见》（皖政〔2012〕98号），设计了一套较为科学的方案和体制机制，特别是在改革县级医院管理体制、运行补偿机制和药品招标采购机制等方面，建立权责明确、管理科学、激励约束有效的现代医院管理制度。改革以取消药品加成为抓手，规定县级医院使用的所有药品实行零差率销售，由此减少的合理收入，通过增加政府投入和收取诊察费（含挂号费）予以补偿，合理调整医疗服务价格。

（一）建立完善县级公立医院管理体制

县级医院体制中，政府办医职能由卫生、编制、财政、发展改革、人力资源和社会保障、物价等多个部门来实现，管理层次多，效率低下，医院自主经营管理权较小，制约医院的发展。按照国务院办公厅提出的县级公立医院要围绕"四个分开"进行探索。其中，管办分开就是要通过改革优化政府的管理资源，履行对县级医院功能定位、发展规划、重大投资等办医主体职能；政事分开就是要建立健全法人治理结构。通过管办分开、政事分开，厘清政府、职能部门和县级医院各自的职能和权利边界，形成决策、执行、监督相互制约又相互协调的权力结构和运行机制。

改革初期，国家层面尚未出台具体的指导意见，各地在管办分开、政事分开的实现形式上存在多种模式的探索，安徽省在借鉴外省做法的基础上，充分吸取了芜湖市"管办分开"探索的经验教训，从省级层面探索建立县级医院的管办分开、政事分开模式。

在管办分开方面，探索建立决策层、监督层、执行层相互协调相互制约的机制。县级成立县级公立医院管理委员会（简称"医管会"），作为县级医院管理的决策机构，负责推进县级医院管理体制、运行机制改革和现代医院管理制度建设，主要任务是决定县级医院发展规划、章程拟订和修订、财务预算和决算、重大业务、院长选聘与薪酬制度等重大事项，审定县级医院绩效考核、资产运营和年度工作报告，医管会主任由县人民政府主要负责同志担任，成员由组织、编制、发展改革、卫生、财政、人力资源和社会保障、价格、药监等部门和县级医院负责人，以及部分人大代表、政协委员等组成。监督层包括两个方面，一是县级医院管理委员会办公室（简称"医管办"），在县级卫生行政部门相对独立设立，承担医管会的日常工作，负责监督县级医院的日常运行情况；二是县级财政部门，负责县级医院的资产管理、财务监管，落实财政补助政策。县级医院院长的任命由医管会讨论决定，院长要向医管会作年度工作报告，医管办和财政部门分别作医院运行和财务运行情况报告。执行层就是县级医院，具体执行医管会的决策。同时，县级卫生行政部门履行县域医疗卫生机构的统一规划、统一准入和统一监管等行业管理职能，管理整个社会的卫生事业。

在政事分开方面，健全法人治理结构，落实医院自主经营管理权，县级医院执行医管会的决策，具有独立法人地位和人事管理权、内部机构设置权、副职推荐权、中层干部聘任权、收入分配权、年度预算执行权等自主经营管理权。实行院长负责制，强化经营管理责任，重大决策须经医院领导班子集体研究；县级医院副院长由院长推荐提名，医管会聘任，建立院长收入分配激励机制和任期目标责任制，院长年收入原则上不超过医院职工年平均收入的4倍，建立以公益性质和运行效率为核心的县级医院绩效考核体系，由医管会与县级医院院长签署绩效管理合同，把医疗质量和服务效率、医疗费用控制、社会满意度和资产运营效果等作为主要量化考核指标，考核结果与医院财政补助、院长收入、奖惩和医院总体工资水平等挂钩。优化内部运行管理，探索建立医疗、行政分工协作的运行管理机制，建立健全以成本和质量控制为中心的管理模式，严格执行医院财务会计制度，探索实行总会计师制，建立健全内部控制制度，实施内部和外部审计。

安徽管办分开、政事分开的实现形式，明确了决策层是医管会，监督层包括医管办、县级财政部门、卫生部门等，执行层是县级医院。每年医院院长要向医管会作年度工作报告，接受考核。医管会在听取院长报告后，还要听取医管办和财政部门对医院运行情况和财务运行情况的报告。

（二）改革县级公立医院运行补偿机制

县级公立医院综合改革要实现"群众负担能降低，医院收入不减少，医保基金可承受、社会稳定有保证"的目标，县级公立医院取消药品加成，实行药品零差率销售，保证医院收入不减少，医院正常运转不受影响。

安徽省采取了通过收取诊察费（含挂号费）和增加政府投入的方式予以补偿。其中，收取的诊察费约占补偿额的75%（诊察费按一定比例纳入医保支付政策范围），政府增加的投入约占补偿额的25%，由省级财政按县级医院诊疗人次予以补助。诊察费项目设立将挂号费并入，分为普通门诊和专家（包括主任医师、副主任医师）门诊诊察费。其中，西医普通门诊每人次35元，专家门诊每人次55元；中医普通门诊每人次40元，专家门诊每人次60元。急诊诊察费上浮20%。西医门诊诊察费医保支付33元，中医门诊诊察费医保支付38元，其余由个人支付。

由于县级医院具有门诊诊疗人次数量庞大、门诊医疗行为监管难度较大、医保基金可能存在透支风险等特点，对门诊诊察费新农合、城镇医保基金支付办法进行规范尤为必要。县级医院门诊诊察费以参加新农合、城镇医保出院人次数为基准，与住院药品及材料费控制情况挂钩，实行"总额控制、质量考核、按季结算"。基金支付门诊诊察费，依照患者出院人次数的 N 倍实行总人次数控制及总额控制，N= 县级医院季度参合出院患者的人均药费和材料费与上年度同期该院数据相比下降的百分点 ÷2（如未下降甚至出现上涨的，N 值 =0）。县级医院西医诊疗住院诊察费按照每人次 70 元列入住院患者可收费项目，中医诊疗住院诊察费按照每人次 80 元列入参合住院患者可收费项目，纳入基金政策支付范围，初步建立与药品费用下降"挂钩"的既激励又约束的新机制。城镇职工医疗保险按县级医院城镇职工门（急）诊人次乘以医保支付标准计算。

通过上述改革措施，引导患者分级就医，促进合理用药，规范诊疗行为，提高医疗服务水平，形成"以技养医"的长效机制，建立医疗保险对县级医院激励与惩戒并重的约束机制，推动医疗卫生事业持续健康发展。

（三）合理确定县级公立医院财政补助

按照"日常运行靠服务、发展建设靠政府"的原则，合理确定各级政府对医院的补助政策。政府补助以定项补助为主，包括基本支出补助和项目支出补助。县级公立医院作为公益性事业单位，按照国家确定的公益目标和相关标准开展医疗服务活动，不以营利为目的。政府对医院实行"核定收支、定项补助、超支不补、结余按规定使用"的预算管理办法。

医院实行全面预算管理制度，财政部门建立健全医院预算管理制度，包括预算编制、审批、执行、调整、决算、分析和考核等制度。实行零差率销售的目录药品的收支纳入医院医疗收支中统一核算，并根据药品采购价格和合理用药数量等额核定。

政府补助以定项补助为主，包括基本支出补助和项目支出补助。基本支出补助包括符合国家规定的离退休人员经费、政策性亏损补贴等经常性补助，主要由县级财政部门在年度部门预算中予以安排。符合国家规定的离退休费用，由县级财政按规定核定并列入年度部门预算。推进医院医务人员养老等社会保障服务社会化。医院医务人员养老保险制度建立后，离退休人员费用按相关规定执行。

医院取消药品加成等导致的政策性亏损，由县级财政部门会同有关部门充分增设诊察费、调整技术服务价格等因素，在统筹算账的基础上，研究确定相关补助政策。同时，按照相关文件精神，落实好鼓励使用中医药服务的相关政策。

县级医院项目支出补助，包括：医院基本建设、设备购置、公共卫生任务、重点学科建设等，具体由财政、发展改革等部门会同主管部门根据政府卫生投入政策的有关规定确定。其中，医院基本建设，主要由县级发展改革部门根据轻重缓急和承受能力，逐年从"预算内基本建设投资"中安排。国家和省财政部门对困难地区医院设备购置给予适当补助，已贷款或集资购买的大型医用设备，原则上由政府回购。医院承担的公共卫生任务，由中央、省及县级财政给予专项补助，保障政府指定的紧急救治、救灾、援外、支农、支边和支援社区等公共服务经费；医院重点学科建设项目，主要由中央和省级财政安排专项资金予以支持。县级财政部门按照国家有关要求，根据县级确定的医院重点学科建设项目安排资金。

医院取消药品加成减少的25%合理收入部分，由省级财政结合全省县级医院诊疗人次（每个门、急诊人次视为1个诊疗人次，每个出院人次折算为3个诊疗人次）确定补助基数，并纳入一般性转移支付，按年度给予补助。此项资金由县级财政部门按月或季拨付至医院。以后年度，县级财政按全省平均每诊疗人次补助标准，根据医院诊疗人次净增加（减少）数量，并结合前3年诊疗人次变动情况、医院实际服务能力、费用违规率、患者满意率等因素，按月核拨补助资金。此项资金由县级财政负责安排落实，省级财政纳入省对下均衡性转移支付予以统筹考虑。

医院收支结余包括业务收支结余、财政项目补助收支结余、科教项目收支结余。医院收支结余资金纳入单位年度预算，按照财政部门规定安排使用。医院业务收支结余包括医疗收支结余和其他收支结余。业务收支结余为正数的，可按规定提取专用基金，其中，事业发展基金30%、职工福利基金40%、职工奖励基金30%。业务收支结余为负数的，应由事业基金弥补，不得进行其他分配；事业基金不足以弥补的，转入未弥补亏损。各项基金应按规定用途使用，不得相互调剂使用。医院动用上述各项基金，应按基金规定用途提出具体使用计划，报主管部门和财政部门审核审批后使用，未经批准不得动用。财政项目补助和科教项目收支结余，应按规定结转下年继续使用。医院应在保证正常运转和事业发展的前提下严格控制对外投资，投资必须经过可行性论证，并报主管部门和财政部门审批。严格控制医院建设规模、标准和贷款行为，原则上县级医院不得举债建设，严格禁止医院贷款或集资购买大型医用设备。财政部门要加强对医院财务活动及相关经济活动的监督，主要包括预算管理、收支管理、资产管理和负债管理等全方位的监督；财政部门要会同有关部门加强对医院资产运营效果进行考核，并按规定程序报医管会。

（四）县级公立医院医药价格改革

根据"总量控制、结构调整"的原则，以2011年药品差价收入为参考基数，根据财政、医疗保障情况，对药品实行零差率减少的收入，通过收取诊察费（含挂号费）和增加政府投入予以补偿。

降低大型医用设备检查、治疗价格减少的收入，通过合理调整护理费、手术费、床位费等项目价格予以补偿。采取医药价格联动，县级公立医院医疗服务价格的调整，必须在所有药品（中药饮片除外）实行零差率销售的前提下实施，与综合改革配套政策同步实施，合理调整的医疗服务价格按规定纳入医保支付范围。同时，有效控制县级公立医院门诊和出院患者次均医疗费用，使患者医药费用有所降低，体现县级公立医院综合改革惠民利民的目的。

调整部分医疗服务价格，按照"总量控制，降低与提高数额基本平衡"的原则，降低大型医用设备检查、治疗价格，降价幅度为20%；适当提高偏低的护理类服务价格、部分手术类价格和床位费价格。

试点期间，对21个试点县的医疗服务价格进行调整。经过详细测算，2012年11月29日，安徽省物价局、卫生厅、人力资源和社会保障厅、财政厅联合出台全省县级公立医院综合改革医疗服务价格的通知，对护理费、手术费、计算机体层摄影（简称"CT"）检查和磁共振成像（简称"MRI"）检查价格进行统一调整，其中护理费提高50%，手术费提高20%，CT、磁共振成像检查降低20%。床位费价格管理权下放，授权市县根据财政、医保、群众承受能力结合医院补偿情况，适当提高床位费价格，坚持"总量控制、结构调整"的原则，使护理费、手术费、床位费等价格调整增加的收入与检查治疗价格下调减少的收入基本持衡，有效避免增加群众负担。

2012年12月15日，全省全面实施县级医院药品零差率时执行了新修订的医疗服务价格。

（五）规范药品招标采购供应机制

为规范全省县级公立医院药品使用，从国家基本药物及省补充药品目录、新农合药品目录、城镇基本医疗保险目录范围内，遴选1 048种药品及剂型，制订《安徽省县级医院基本用药目录》（简称"《基本用药目录》"），要求县级医院使用药品以《基本用药目录》为主，优先配备使用国家基本药物，使用《基本用药目录》内药品采购金额占每月总采购金额比例不得少于70%。

在借鉴国家基层医疗卫生机构基本药物招标采购和县级医院的实际基础上，以省医保目录（包括新农合和城镇医保目录）为依据，确定《安徽省县级医院药品集中采购目录》。按照"质量优先、价格合理、量价挂钩、招采合一、保障供应"的要求，制订安徽省县级公立医院药品集中招标采购实施方案。坚持规范科学、公开透明、阳光操作、规范运行、全程监管、严格处罚的基本原则，在《安徽省县级医院药品集中采购目录》范围内，根据投标药品质量相关因素、市场信誉、不良记录等指标和投标报价进行综合评审，实行分质量层次的单一货源承诺，综合评审得分最高者中标，得分次高者为备用中标品种。所有县级公立医院采购药品必须通过省医药集中采购平台进行网上采购，在中标目录范围内遴选本医院使用的药品。

县级医院通过网上自主采购药品，生产企业是药品供应配送第一责任人，生产企业可直接配送，也可委托符合法定资质条件的药品经营企业配送。生产企业委托配送的，必须综合考虑经营企业的保障配送能力和在安徽省基层医疗卫生机构基本药物及补充药品的配送业绩，优先选择注重诚信、业绩优良、覆盖面广、综合实力强的经营企业；生产企业、经营企业、县级医院建立配送关系后，签署委托或配送合同，明确各自的权利和义务，遵守国家及省药品集中采购的规定，并在省医药集中采购平台确定配送关系，生产企业、配送企业严格投标承诺和购销合同，积极组织货源，按时、保质、保量送货，并提供相关伴随服务。

（六）推进人事分配制度改革

要建立起"坚持公益性、调动积极性、保障可持续"的县级公立医院运行机制，离不开广大医务人员的积极配合。医疗卫生工作者的培养周期长、劳动强度大、职业风险高，但长期以来收入明显偏低。因此，如何调动县级公立医院和医务人员的积极性十分重要。

县级公立医院的功能定位、编制、岗位管理与基层医疗卫生机构有所不同。在县级医院人事制度改革中原则上不采取人员分流措施，特别是近年来很多县级医院在国家投入的带动下，自筹资金新盖了病房大楼，床位数大幅度增加，服务能力显著增强，医院职工人数远远超过以前核定的编制标准。因此，必须结合县级医院实际，通过建立符合医务人员劳动特点和规律的薪酬制度和绩效考核与激励分配机制，解决好医务人员的福利待遇、职业发展、执业环境等切身利益问题。

创新编制和岗位管理，根据县级医院功能、工作量和现有编制使用等情况，科学合理地确定县级医院床位和人员编制。县级公立医院实际开放床位300张以下的，其床位与编制比例为 1：1.3；实际开放床位 301～500 张的，床位与编制比例为 1：1.4；实际开放床位 501 张及以上的，床位与编制比例为 1 : 1.6。建立动态调整机制，县级医院按国家确定的事业单位通用岗位类别、等级和结构比例，在编制规模内按照有关规定自主确定岗位，实现身份管理向岗位管理的转变，实行卫生专业技术人员资格准入制度，确保专业技术岗位不低于单位岗位总量的 80%。

深化用人机制改革，坚持"德才兼备、群众公认"的原则，突出专业管理能力，选聘县级公立医院院长。县级公立医院配备院长 1 名，副院长不超过 4 名。落实县级公立医院用人自主权，全面实行聘用制度，坚持"民主、公开、竞争、择优"的原则，实行按需设岗、竞聘上岗、按岗聘用、合同管理，建立能进能出、能上能下的灵活用人机制。新进人员实行公开招聘，择优聘用。完善县级医院卫生人才职称评定标准，突出临床技能考核，鼓励县级医院工作人员养老等社会保障服务社会化。

完善收入分配激励机制，建立健全符合医疗行业特点、体现岗位绩效和医务人员技术服务价值的收入分配制度。完善工资收入水平正常增长调整机制，提高人员经费支出占业务支出的比例，逐步提高医务人员待遇。加强绩效考核，健全以服务质量、数量和患者满意度为核心的内部分配机制，多劳多得、优绩优酬，体现医务人员技术服务价值。收入分配向临床一线、关键岗位、业务骨干、作出突出贡献等人员倾斜，适当拉开差距。严禁将医务人员个人收入与医院的药品、检查收入挂钩。

改善执业环境，加强县级医院医务人员执业保险制度和风险防范机制建设，利用保险机制化解医疗风险，运用医疗风险基金积极发展完善医疗意外伤害保险、执业医师责任保险、医疗机构责任保险等多种医疗执业保险，提高县级医院风险防范化解能力。县级医院累计提取医疗风险基金不超过当年业务收入的 2‰。完善医患纠纷第三方调解机制和患者投诉机制，加强医患沟通，构建和谐的医患关系，维护正常的医疗服务秩序，保护患者和医务人员的合法权益。加强正面宣传引导，在全社会形成尊重医学科学、尊重医务人员的社会氛围。

三、取得的成效

安徽省启动县级公立医院改革以来，取得了一些成效，各项医改指标逐步优化，基本实现了"患者负担不增逐减，医务人员收入不减逐增，医院总收入合理有限增加"的医改目标。

（一）新的体制机制基本建立

通过改革，县级医院公益性管理体制、运行补偿机制基本建立，医管会决策，院长及管理层执行，卫生、财政部门监督的法人治理结构初步形成，县级医院的独立法人地位和自主经营管理权逐步得到落实，现代医院管理制度正在逐步建立。全省 74 个县（市、区）均成立了以政府主要负责同志为主任的医管会，在县级卫生部门单独设立了医管办，部分县域还协调编制部门增加了医管办人员编制。148 所县级医院均完成了选聘院长、制订医院章程、签署绩效管理合同等工作。

（二）政府办医责任进一步强化

县级医院药品实行零差率销售，减少的 25% 的收入由省级财政补助，每年安排补助资金 2.51 亿元。县级政府加大对县级医院的基本建设、大型设备购置等投入。离退休人员经费纳入财政预算，长期债务纳入政府性债务统一管理。

（三）医院用人自主权得以落实

根据县级医院实际开放床位，重新核定县级医院床位和人员编制，全省共核定编制 94 594 名，县级医院床位与编制比达到 1 : 1.37。全面实施岗位管理制度，在编制规模内完成了县级医院岗位设置工作，其中专业技术岗位占岗位总数的 80% 以上，初步建立起按需设岗、竞聘上岗、按岗聘用、以岗定薪、合同管理的灵活用人机制。

（四）绩效工资制度同步实施

强化对县级医院绩效考核，考核结果与医保支付、财政补助、工资总额挂钩，收入差距合理拉开，奖励性绩效工资占绩效工资总额的比重 60% 以上。改革后，县级医院人员支出占业务支出比重稳步提高，2013 年平均达到 29.9%，比 2011 年上升 1.7 个百分点；在职职工年人均工资性收入为改革前的 1.4 倍。

（五）医疗服务质量得以提升

进一步提升医疗服务能力，提高医疗质量，2014 年开始在 6 个县的 9 个县级医院开展基于临床路径的按病种付费制度改革，平均入径率 61.5%。2014 年 8 月，已在全省所有的县级医院推开，并成立了县级医院临床路径管理指导中心，负责临床路径工作实施情况的评估与督导工作。

通过改革，形成了政府、部门、医院，相互协调、相互制约、权责明确的管理体制，医院内部管理趋于科学化、规范化和精细化，运行成本得到有效控制，服务效率显著提高，医务人员的积极性得到充分调动。据统计，2014 年全省县级公立医院门、急诊人次数和出院患者人次数同比分别增长 10.49%、7.73%，总收入同比增长 16%，药占比同比降低 3.6%；与此同时，县级公立医院着力推进合理诊断、合理用药、合理治疗，规范医疗服务行为并保障质量，医药费用的不合理增长得以有效控制。

四、经验与启示

（一）遵循政府主导思想，保证人民群众需求

安徽省县级公立医院改革是一次由政府主导、去"市场化"和回归"公益性"，以广大群众利益为导向的制度变革，"一把手"挂帅负总责，在组织上保证医疗改革工作的顺利展开。其借鉴之处在于三点。一是坚持医疗服务的公共产品性质。二是坚持政府主导的改革思路。政府应主导有限医疗卫生资源的均衡化配置，不能完全依赖市场调节来配置医疗服务资源，以实现"人人享有基本医疗卫生服务"的目标。三是必须建立强有力的领导机制。医疗改革工作的推动需要建立一个完善的组织领导机构，同时还要建立高效严密的督查工作制度，两方面协同推进，形成合力，共同推进医疗改革进程，确保医疗改革各项工作的落实。

（二）坚持制度创新，建立运行新机制

医药卫生体制改革之初就提出"保基本、强基层、建机制"，公立医院改革需要将更多的精力放在"建机制"上，使医院更好地运转。要发挥好医管会的职能作用，要落实公立医院经营管理自主权，利用好绩效管理考评这

个机制，对县级医院分级分类考核评价，进一步加强信息公开机制，使社会监督医院运行。要加强现代医院管理制度，坚持以患者为中心的理念，加强医院运行管理，规范医疗服务行为，优化诊疗流程，改善就医环境，让群众实实在在地感受到改革带来的新变化、新气象。按照原国家卫生计生委、国家中医药管理局发布的《加强医疗卫生行风建设"九不准"》的要求，抓好贯彻落实。

（三）加强上下联动，探索构建分级诊疗格局

进一步完善县级医疗卫生服务体系，做到"县要强、乡要活、村要稳"。要做好城乡对口支援、完善联合体形式，引导大医院帮助基层提升服务能力，通过政策杠杆的综合调控，引导患者在基层首诊，推动建立"基层首诊、双向转诊、急慢分治、上下联动"的诊疗格局。

（四）加强服务能力建设，提高县域医疗服务水平

切实加强重点专科和人才队伍建设，加快推进信息化建设，大力推广便民惠民措施，落实多元化办医政策。

聚焦经验推广　发挥示范引领作用
——安徽省城市公立医院改革实践与创新

摘要：公立医院是我国医疗服务体系的主体，是彰显中国特色社会主义制度优势、保障和改善民生、增进人民健康福祉的重要载体。公立医院在基本医疗服务提供、危急疑难重症诊疗、突发事件医疗处置和紧急救援等方面都发挥着骨干作用。由于公立医院改革涉及管理体制、运行机制、补偿机制、人事分配制度等诸多方面，新一轮医改提出开展公立医院改革试点。安徽作为中国医改的"排头兵"，在公立医院改革方面承担着为全国改革探路的使命。2010 年，芜湖市、马鞍山市被确定为首批公立医院改革国家联系试点城市，安徽省是全国唯独有 2 个试点城市的省份；2015 年，安徽省率先以城市公立医院改革为突破口，启动综合医改试点，年底完成改革任务，比国家要求完成改革的时间提前了 2 年。2017 年，蚌埠市被确定为 15 个公立医院综合改革首批国家级示范城市之一，继续为全国公立医院改革提供示范。

一、改革背景

公立医院是我国医疗服务体系的主体，要不断提高服务能力和运行效率。新冠肺炎疫情发生以来，公立医院承担了最紧急、最危险、最艰苦的医疗救治工作，发挥了主力军作用。2009 年，新一轮医改提出开展公立医院改革试点。2010 年，卫生部、中央编办、国家发展改革委、财政部、人力资源和社会保障部联合发布了《关于公立医院改革试点的指导意见》，提出国家在各地试点城市范围内，选出 16 个有代表性的城市，作为国家联系指导的公立医院改革试点城市，积极稳妥推进公立医院改革试点工作。安徽省芜湖和马鞍山两市被确立为我国首批公立医院改革国家联系试点城市。试点要坚持公立医院的公益性质，把维护人民健康权益放在第一位，实行政事分开、管办分开、医药分开、营利性和非营利性分开，推进体制机制创新，调动医务人员积极性，提高公立医院运行效率，努力让群众看好病。要按照"适度规模、优化结构、合理布局、提高质量、持续发展"的要求，坚持中西医并重方针，统筹配置城乡之间和区域之间医疗资源，促进公立医院健康发展，满足人民群众基本医疗服务需求，切实缓解群众看病贵、看病难问题。

安徽省 2009 年启动基层医药卫生体制综合改革，2012 年启动县级公立医院改革，2015 年，以启动城市公立医院改革为切入点，开展综合医改试点省工作。在城市公立医院改革中，安徽提出了转换机制、加强管理、优化服务的"12345"改革思路，比国家要求完成公立医院改革的时间提前了 2 年，安徽省城市公立医院改革的做法被写入《国务院办公厅关于城市公立医院综合改革试点的指导意见》（国办发〔2015〕38 号）。

2017 年，国务院医改办、国家卫生计生委、财政部、国家中医药管理局联合发布通知，将蚌埠在内的 15 个城市确立为公立医院综合改革首批国家级示范城市，要求深入推进体制机制改革，巩固完善破除"以药补医"机制的成果，统筹推进医疗价格、药品采购、人事薪酬、医保支付、绩效考核等改革，发挥政策叠加效应。通过集中采购、规范诊疗行为等，降低药品耗材、检查化验费用，为调整医疗服务价格腾出空间。按照"总量控制、结构调整、有升有降、逐步到位"的原则，理顺医疗服务价格，体现医务人员的技术劳务价值，建立服务收费和政府补助两个渠道的公立医院补偿新机制。创新公立医院编制管理方式，实行编制备案制。以增加知识价值为导向进行分配，优化公立医院薪酬结构，合理确定公立医院薪酬水平，探索院长年薪制，落实公立医院分配自主权，健全以公益性为导向的考核评价机制。全面推行以按病种付费为主，按人头付费、按床日付费、总额预付等多种付费方式相结合的复合型付费方式，鼓励实行按 DRG 付费，探索符合中医药服务特点的支付方式，逐步将医保支付方式改革覆盖所有医疗机构和医疗服务。建立健全绩效考核评价体系，突出功能定位、职责履行、社会满意度、费用控制、运行绩效、财务管理等指标。考核结果与医院财政补助、绩效工资总量以及院长薪酬、任免、奖惩等挂钩，建立激励约束机制。

二、改革措施

在城市公立医院改革中，坚持公益方向，落实政府责任，按照政事分开、管办分开、医药分开、营利性与非营利性分开的要求，强化政府基本医疗卫生服务责任；坚持整体联动，统筹协调推进。围绕公立医院改革的重点领域和关键环节，积极探索创新。

（一）芜湖、马鞍山两市公立医院改革主要做法

一是强化党建引领公立医院改革。芜湖市成立卫生健康系统党的建设工作指导小组，加强系统内党的建设，取消公立医院领导人员行政级别，落实党委领导下的院长负责制，明确党委书记和院长的职责界限，实行党委书记和院长分设。马鞍山市组建卫生健康行业党建指导委员会，市、县两级卫生健康部门成立党的建设工作领导小组和公立医院党建指导委员会；坚持把"支部建在科室上"，加强党支部标准化建设，引导党支部创新工作开展方式，充分发挥战斗堡垒作用。

二是深入推进公立医院管理改革。芜湖市探索建立政事分开、管办分开的公立医院管理体制，将原"芜湖市医疗集团管理委员会"调整为"芜湖市公立医院管理委员会"，成立医管局承担芜湖市医管委办公室职能，明确芜湖市医管委为市委市政府领导下的负责公立医院投资、管理、运营的议事决策机构。马鞍山成立市公立医院管理委员会，主要负责公立医院编制和人员规模管理、资产管理、财务监管、法定代表人聘任等重大事项，将公立医院综合改革列入市委深改委工作要点和市政府对部门、县区考核目标，并注重考核结果应用。

三是积极探索公立医药价格改革。芜湖市成立医疗机构药事专家委员会，行使药品采购、配送执行权，将医用耗材纳入药管中心统一采购、统一管理；对公立医院减少的合理收入，采取适当提升医疗技术服务收费标准、降低部分大型设备检查费用、增设药事服务费、由药品配送企业提供药品配送增值服务费、加大政府投入等补偿政策。马鞍山市取消所有公立医院和参加改革医院的药品加成，不同等级的医院，按照药品、耗材收入占医院总收入的比重设置了不同的量化目标，列出了具体的时间路径。将门诊诊察费、住院诊察费、护理费、重症监护费等21项医疗服务价格与省级医院对接，积极申报193项新开展医疗服务项目，保障马鞍山市公立医疗机构合理成本收益。

四是全面深化人事薪酬制度改革。芜湖市对公立医院人员重新进行定编定岗，岗位实行动态管理，实行全员聘用，退休人员全部纳入社保系统；实行公立医院工资总额管理和院长年薪制，院长年薪在财政预算中安排，医务人员的收入由各公立医院根据内部绩效考核管理办法进行分配，重点向学科带头人、有突出贡献的专家、临床一线倾斜，逐步提高人员经费在医院支出中的占比。马鞍山创新推进编制周转池制度试点工作，加大公立医院自主权，编外人员通过公开招聘后，在薪酬绩效、职称评聘等方面与编内同岗位、同条件人员享受同等待遇；对贡献大、技术要求高、风险高、社会效益好的岗位适当予以倾斜，激励优秀人才脱颖而出；在三级公立医院设置总会计师制度，发挥其在医院经济管理中的主导作用；实行医院工资总额与服务质量、数量挂钩，与医疗服务收入占医院总收入的比重挂钩，与控制基本医疗保险费用增长挂钩，与控制医院资产负债率挂钩。

五是加快推进分级诊疗制度建设。芜湖市探索建立医疗集团化改革向区级医疗机构延伸新机制，在全市二级以上医疗机构全面开展临床路径管理试点工作，积极建立分级诊疗制度，加强不同层级医疗机构之间分工协作；出台城市医联体分级诊疗指导意见，积极实施代教帮教、教学查房，提升基层医疗服务水平，努力实现资源共享、优质医疗资源上下贯通机制。马鞍山建立紧密型城市医联体，优化双向转诊通道，安排专家、高年资护士下沉，建立远程会诊系统，与公共卫生、疾控等部门建立紧密联系，促进医防融合；实现紧密型县域医共体全覆盖，按照"两包三单六贯通"建设路径，促进医疗资源共享、基层医疗机构服务能力提升，落实分级诊疗制度。

（二）安徽省对公立医院改革进行全面部署

2015年初，安徽省被国务院医改领导小组确定为首批国家综合医改试点省之一。安徽省政府在总结芜湖市、马鞍山市城市公立医院综合改革经验的基础上，结合实际，确定了安徽省城市公立医院"12345"的综合改革思路，主要做法有以下几点。

一是建立完善公立医院管理体制。在管理体制方面，各级政府成立公立医院管理委员会，由政府负责同志担任主任，各有关部门参加，主要负责公立医院编制管理、资产管理、财务监管、法定代表人聘任等重大事项。医管会办公室设在卫生健康部门，负责医院运行监管等具体事务。省级成立省属医院监督管理委员会，由省政府分管负责同志担任主任，监管委员会下设监管中心，列入安徽省卫生健康委员会直属事业单位，负责省属公立医院的运行监管。完善公立医院法人治理结构和治理机制，落实公立医院人事管理、内部分配、运营管理等自主权。2019年起，安徽省公立医院实行党委领导下的院长负责制。党委发挥把方向、管大局、作决策、促改革、保落实的领导作用。实行集体领导和个人分工负责相结合的制度，凡属重大问题都要按照集体领导、民主集中、个别酝酿、会议决定的原则，由党委集体讨论，作出决定，并按照分工抓好组织实施，支持院长依法依规独立负责地行使职权。院长在医院党委的领导下，全面负责医院的医疗、教学、科研、行政管理等工作。

二是建立公立医院运行新机制。2015年4月1日，全省100所城市公立医院取消药品加成，实行零差率销售。因实施药品零差率销售而减少的收入由增设诊察费和提高手术、护理、床位和中医服务等项目的价格予以补偿，纳入医保基金支付范围，确保患者费用不增加。按照"总量控制、结构调整、有升有降、逐步到位"的原则，及时动态调整劳务性医疗服务价格，实行总量控制，调整医药费用结构，体现医务人员劳动价值；实行药品耗材和设备带量采购。将省级药品集中招标的中标价作为药品医保支付的参考价，省属医院和16个市组成药品采购联合体，确定药品实际成交价格，签订规范购销合同。全省分为皖北、皖中、皖南3个片区，实行高值医用耗材集中带量采购，挤压耗材虚高价格。集中招标中标价格与政府定价相比，平均降幅达42.21%，药品带量采购在此基础上又降低约15%，2015年全省共节约药品采购费用33亿元。安徽省率先推行"两票制"，深化药品流通领域改革，压缩中间环节，降低虚高价格，严厉打击"挂靠走票"等药品购销中的违法违规行为，保障人民群众用药安全。

三是建立科学合理的人事薪酬制度。坚持以健全人员聘用、岗位设置管理和收入分配制度为重点，建立符合公立医院特点和人才成长规律、体现岗位绩效和医务人员技术服务价值的人事薪酬制度，充分调动医务人员的积极性。2016年以来，安徽省积极贯彻落实统筹使用各类编制资源，探索建立"省级统筹，重点保障，动态调整，周转使用"的编制周转池制度，周转活化编制资源，起到明显效果。在全省二级以上公立医院实施专项绩效奖励，把医务人员的收入与规范用药用材、规范诊疗行为、优质服务和提高服务质量等挂钩，实现优绩优酬，规范医务人员的诊疗行为，促进医院运行机制转换。落实医院用人自主权。除国家政策性安置、按照人事管理权限由上级任命和国家规定的涉密岗位等人员外，由医院根据学科发展、岗位需要和核定的人员总量，按照方案公开、过程公开、结果公开的原则组织公开招聘，招聘结果报相关部门备案。坚持"以收定支"，在保障医院正常运行和合理发展需要基础上，公立医院合理编制工资总额预算。公立医院工资总额要与服务质量、数量，与医疗服务收入（不包括药品、耗材收入和大型设备检查收入）占医院总收入比重挂钩，与控制基本医疗保险费用增长挂钩，与控制医院资产负债率挂钩。

四是深化基本医疗保险支付方式改革。实行多元复合式医保支付方式。对住院医疗服务，主要按病种、按疾病诊断相关分组付费，长期、慢性病住院医疗服务可按床日付费；对不宜打包付费的复杂病例和门诊费用，可按项目付费。探索符合中医药服务特点的支付方式，逐步将中医药适宜技术门诊病种和中医住院优势病种纳入按病种付费范围，鼓励提供和使用适宜的中医药服务。坚持临床路径合理化前提下的按病种收付费改革，原则上对诊疗方案和出入院标准比较明确、诊疗技术比较成熟且质量可控、费用水平可考量的疾病实行按病种付费。按疾病病情严重程度、治疗方法复杂程度和实际资源消耗水平等进行病种分组，坚持分组公开、分组逻辑公开、基础费率公开，结合实际确定和调整完善各组之间的相对比价关系的按疾病诊断相关分组付费体系。对于精神病、安宁疗护、医疗康复等需要长期住院治疗且日均费用较稳定的疾病，可采取按床日付费的方式，合理确定不同病种的平均住院日和床日付费标准，同时加强对平均住院天数、日均费用以及治疗效果的考核评估。完善医保服务协议管理，将监管重点从医疗费用控制转向医疗费用和医疗质量双控制。

五是强化公立医院精细化管理。加强医院财务会计管理，强化成本核算与控制，落实三级公立医院总会计师制度。推进公立医院后勤服务社会化。加强医疗质量管理与控制，规范临床检查、诊断、治疗、使用药物和植（介）入类医疗器械行为。全面开展便民惠民服务，加强预约和分诊管理，不断优化医疗服务流程，改善患者就医环境和就医体验。深入开展优质护理服务。优化执业环境，尊重医务人员劳动，维护医务人员合法权益。健全调解机制，鼓励医疗机构和医师个人购买医疗责任保险等医疗执业保险，构建和谐医患关系。

六是构建分级诊疗服务模式。推动医疗卫生工作重心下移，医疗卫生资源下沉。构建"基层首诊、双向转诊、急慢分治、上下联动"的分级诊疗模式。逐步增加城市公立医院通过基层医疗卫生机构和全科医生预约挂号和转诊服务号源，上级医院对经基层和全科医生预约或转诊的患者提供优先接诊、优先检查、优先住院等服务。完善双向转诊程序，制订常见病种出入院标准和双向转诊标准，实现不同级别和类别医疗机构之间有序转诊，推进急慢分治格局的形成，在医院、基层医疗卫生机构和慢性病长期照护机构之间建立起科学合理的分工协作机制，对下转慢性病和康复期患者进行管理和指导。推进和规范医师多点执业，促进优质医疗资源下沉到基层。

（三）蚌埠市公立医院改革做法

2017年，蚌埠被确立为公立医院综合改革首批国家级示范城市之一，2016和2018年度分别获得国务院办公厅（2016年）和安徽省政府（2018年）真抓实干成效明显表彰激励。蚌埠市的主要做法如下。

一是不断加强公立医院党的建设。全市二级以上设党委的公立医院全部配齐配强医院党委书记、纪委书记，明确党组织在医院决策、执行、监督等各环节的权责和工作路径，充分发挥党组织把方向、管大局、作决策、促改革、保落实的领导核心作用。完善医院章程、修订相关制度、实施绩效考核，围绕14项重点任务，对标对表，确保任务按期完成。坚持改革与管理并重，积极推进权责清晰、管理科学、治理完善、运行高效、监督有力的现代医院管理制度建设。

二是推进公立医院薪酬制度改革。充分落实"两个允许"政策。连续4年完成市属公立医院院长绩效考核，2019年兑现公立医院院长年薪平均38.57万元，并根据考核结果每年按8%递增绩效工资总额。2020年，市属公立医疗机构人员支出占总支出的比例为42.1%，同比增长3.6%。

三是改革完善医保支付方式。合理确定不同级别医疗机构起付标准与报销比例，促进分级诊疗。在总额预付、按床日付费、按人头付费、按项目付费等多元化支付方式的基础上，重点推行按病种付费，并将日间手术纳入按病种付费范围，稳步扩大按病种付费病种的数量，推进医保信息系统、智能监控系统和 DRG 付费系统融合，完善相应版块和功能，加强医疗全过程管理和医疗服务质量监管。

四是建立医疗服务价格动态调整机制。蚌埠市公立医疗机构先后主动调整了 3 780 种医保药品、340 项医学检查检验价格，将 40% 的空间让利患者。制订《蚌埠市公立医疗机构药品带量采购工作实施方案》，起草《蚌埠市公立医疗机构高值医用耗材集中带量采购谈判议价工作的实施方案》，明确工作流程，并积极推进实施。制订《蚌埠市公立医疗机构药品价格合理形成暂行办法》，促进各公立医疗机构药品价格合理形成，药占比为 26.6%，耗材占比为 17.1%。

五是建设医疗联合体。市属公立医院牵头领办或托管 16 家社区卫生服务中心，实行人财物、医教研一体化管理，将公共卫生资金和医保资金交给医联体管理，承担公共卫生服务的职责和任务，促进慢性病管理下沉社区，平衡优质资源的供需关系。选派高年资护理人员下沉社区，承担"三类人群""四种疾病"的一体化服务。

六是开展药品耗材集中采购。通过集中公开竞价，保证群众的基本用药需求，有效降低患者的就医负担。组织全市二级以上公立医疗机构集中采购省级首次议价谈判成功的高值医用耗材产品，第一批 94 个、第二批 313 个，共计 407 个，预计两批高值医用耗材集中采购可年节约资金 4 000 余万元，市属公立医院耗材占比降至 17.1%。建立约谈制度，对配送率达不到 90% 的企业，进行约谈提醒，进一步规范药品供销行为。

三、经验启示

实践证明，安徽省公立医院综合改革方向正确、路径清晰、措施得力、成效显著，人民群众得实惠、医务人员受鼓舞、医疗机构得发展、党和政府得民心的改革目标得到初步实现。全省各地市积极探索城市公立医院改革新路径，涌现出了芜湖、马鞍山、蚌埠等"医改明星"城市，为全国城市公立医院综合改革提供可复制、可推广的医改经验。

从改革实践来看，城市公立医院改革必须坚持科学指导，加强协同联动，聚焦关键环节，强化责任意识，坚持符合规律的探索创新，循序渐进，力求突破。

（一）科学指导是重要的前提

城市公立医院改革是深化医改中的攻坚战，国家层面的决策和指导至关重要。在安徽省改革进程中，从改革思路的明确，到试点方案论证通过并组织实施，国家层面均给予悉心地指导。特别是国务院医改领导小组在国家综合医改试点省批复之初，明确了"进一步聚焦改革重点，集中力量攻坚突破，努力探索符合实际、可复制、可推广的改革路子"的要求，在安徽省改革实践中发挥了重要的指导作用。

（二）协同联动是有力的保障

城市公立医院改革是一项复杂的系统工程，涉及重大利益调整，协同联动非常必要。安徽省把城市公立医院改革放在综合医改全局来考量，围绕改革攻坚完善医保、医药、基层医改政策，发挥政策叠加效应；各有关部门在体制资源方面予以密切协同，特别是由省医改领导小组建立重大政策集中研究制度，重要改革决策必经部门联席讨论，增强了决策的科学性和可操作性；同时，加强与各市的协同联系，指导各市出台试点方案，完善配套政策，为改革的整体推进提供了强有力的保障。

（三）机制转换是关键的环节

城市公立医院是医疗卫生行业矛盾的焦点，需要改革的内容很多，复杂问题客观存在：一方面，改革不从体制机制着手难以触及根本；另一方面，抽丝剥茧的改革是一个渐进的过程，涉及根本的改革需要条件。改革以来，我们坚持问题导向，汲取县级公立医院改革经验，以运行机制转换作为改革的切入点和阶段目标，推动医药分开，促进药品和医疗服务价格回归合理，建立城市公立医院新的良性运行机制。围绕这一主线，纲举目张，细化实化分级诊疗、医保、基层医改等配套改革政策，同时也为下一阶段加快推进现代医院管理制度、人事薪酬制度等体制机制改革积蓄力量，创造条件。

（四）责任担当是强大的动力

安徽省始终铭记综合医改试点攻坚突破、探索路子的重要使命。自启动之日起，始终把试点作为安徽省深化改革的标志性工程来抓，临渊履薄，不敢有丝毫的懈怠。安徽省将继续以高度的责任感和只争朝夕的精神继续攻坚克难，力求突破。

四、改革展望

《国务院办公厅关于推动公立医院高质量发展的意见》（国办发〔2021〕18号）是公立医院改革发展进入新阶段的纲领性和战略性文件，进入新发展阶段，要推动公立医院高质量发展，更好满足人民日益增长的医疗卫生服务需求。

（一）突出优质资源扩容，构建公立医院高质量发展新体系

依托现有资源规划设置国家医学中心、临床医学研究中心、区域医疗中心和中医药传承创新中心，形成临床重点专科群，集中力量开展疑难危重症诊断治疗技术攻关，开展前沿医学科技创新研究和成果转化，实施高层次医学人才培养，带动全国医疗水平迈上新的大台阶。以省域死亡率高、外转率高的疾病为重点，强化国家级高水平医院对省级医院的技术和人才支持，加快补齐专业专科短板，提升省域诊疗能力，减少跨省就医。安徽省通过对接国家医学中心、对接长三角的优质医疗资源，不断提升医疗质量和水平。

（二）加强临床专科建设，引领公立医院高质量发展新趋势

以满足重大疾病临床需求为导向，建设临床专科，重点发展重症、肿瘤、心脑血管、呼吸、消化、感染、儿科、麻醉、影像、病理、检验等专科，以专科发展带动诊疗能力和水平提升。持续改进医疗质量管理体系和标准体系，提高不同地区、不同级别公立医院医疗服务同质化水平。加大对中医医院的支持力度。加强中医优势专科建设。在"双一流"建设中加强相关

学科建设。强化科研攻关对重大疫情和突发公共卫生事件应对的支撑作用。制订一批中医特色诊疗方案，转化形成一批中医药先进装备、中药新药。加快发展商业健康保险，促进医疗新技术进入临床使用。推动云计算、大数据、物联网、区块链、5G 等新一代信息技术与医疗服务深度融合。

（三）健全运营管理体系，提升公立医院高质量发展新效能

以医院战略发展规划和年度计划目标为依据，实行全口径、全过程、全员性、全方位预算管理，贯穿预算编制、审批、执行、监控、调整、决算、分析、考核等各环节，从数量、质量、实效、成本、效益等方面实施预算绩效管理，强化预算约束，促进资源有效分配和使用。定期公开医院相关财务信息，主动接受社会监督。以业务管理和经济管理的重大风险、重大事件、重要流程为重点，开展风险评估和内部控制评价，强化内部授权审批控制、预算控制、资产控制、会计控制、政府采购控制、信息公开控制等，防范财务风险、业务风险、法律风险和廉政风险。强化成本消耗关键环节的流程管理，降低万元收入能耗支出。推广医院后勤"一站式"服务。全面开展公立医院绩效考核，改革公立医院内部绩效考核办法，促进资源下沉，提高基层服务能力和居民健康水平。

（四）继续深化改革，激活公立医院高质量发展新动力

合理制定并落实公立医院人员编制标准，建立动态核增机制。落实公立医院用人自主权，落实"允许医疗卫生机构突破现行事业单位工资调控水平，允许医疗服务收入扣除成本并按规定提取各项基金后主要用于人员奖励"的要求，合理确定、动态调整公立医院薪酬水平。强化医学生早临床、多临床、反复临床，加快培养高层次复合型医学人才。建立健全适应经济社会发展、更好发挥政府作用、医疗机构充分参与、体现技术劳务价值的医疗服务价格形成机制。推行以按病种付费为主的多元复合式医保支付方式，开展按疾病诊断相关分组付费试点，开展区域点数法总额预算和按病种分值付费试点，探索按床日付费、门诊按人头付费。探索对紧密型医疗联合体实行总额付费，加强监督考核，结余留用、合理超支分担。

（五）强化患者需求导向，建设公立医院高质量发展新文化

坚守纯粹医者信念，尊重医学科学规律，遵守医学伦理道德，遵循临床诊疗技术规范，为人民群众提供安全、适宜、优质、高效的医疗卫生服务。大力弘扬伟大抗疫精神和崇高精神，激发医务人员对工作极端负责、对人民极端热忱、对技术精益求精的不竭动力，唱响大医精诚、医者仁心主旋律，以充满人文关怀的医疗服务赢得患者、社会的信任和尊重。改善医务人员的工作环境和条件，减轻工作负荷，建立医务人员职业荣誉制度。健全完善医疗纠纷预防和处理机制，依法严厉打击医闹、暴力伤医等涉医违法犯罪行为，坚决保护医务人员安全。

（六）坚持和加强党对公立医院的全面领导

全面执行和落实党委领导下的院长负责制。公立医院党委发挥把方向、管大局、作决策、促改革、保落实的领导作用，集体研究决定重大问题。选优配强医院领导班子成员，特别是党委书记和院长。坚持党管干部原则，医院党委要按照干部选拔任用有关规定，制订实施医院内部组织机构负责人选拔任用具体办法。坚持党管人才原则，完善人才培养、使用和引进管理办法，建立医院领导班子成员联系服务高层次人才制度，探索建立以医德、能力、业绩为重点的人才评价体系。全面提升公立医院党组织和党员队伍建设质量，推进党支部标准化规范化建设，落实公立医院党建工作责任。建立健全各级党委统一领导，组织部门牵头抓总，卫生健康部门具体负责，教育、国有资产监督管理等部门齐抓共管，一级抓一级、层层抓落实的责任体系和工作格局。

深化"三医"联动　打造示范标杆
——安徽省作为国家首批综合医改试点省改革综述

摘要：2015年初，国务院医改领导小组确定安徽为国家首批综合医改试点省之一。安徽省坚持问题导向和系统设计，坚持以患者为中心、以分级诊疗制度建设为抓手，以医保支付方式改革为重点，加强医疗、医保、医药"三医"联动，提高改革协同力，最大限度地释放改革红利，形成了党和政府得民心、人民群众得实惠、医务人员受鼓舞、卫生事业得发展的多赢局面，推动医改向纵深发展。

一、改革背景

2014年初，根据国务院医改领导小组组长的批示，安徽省在前期全面实施基层医改、县级公立医院综合改革的基础上，承担首批综合医改试点省任务。2014年6月8—10日，国务院医改领导小组副组长、国家卫生计生委主任李斌率有关司局领导来安徽调研指导综合医改试点省方案设计工作，听取了安徽省深化医改工作进展和开展综合改革工作初步想法，表示安徽申请国家医改综合改革试点工作有基础，要求安徽省加快试点方案设计。2015年1月15日，《国务院深化医药卫生体制改革领导小组关于在江苏等省开展综合医改试点的函》（国医改函〔2015〕1号）决定在江苏、安徽、福建、青海开展综合医改试点。2015年2月6日，《安徽省人民政府关于印发安徽省深化医药卫生体制综合改革试点方案的通知》（皖政〔2015〕16号）出台，围绕城市公立医院改革、分级诊疗和医保管理体制改革试点任务，确定了11个方面41项重点任务。2015年2月10日，安徽省召开综合医改试点启动会，标志着安徽省综合医改试点工作正式启动。

二、主要做法

（一）强化领导，统筹推进医改工作

安徽省委、省政府高度重视医改工作。全国卫生与健康大会召开后，省委常委会第一时间传达会议要求，学习贯彻会议精神，并召开全省卫生与健康大会，重点围绕建立分级诊疗、现代医院管理、全民医保、药品供应保障、综合监管等基本制度深化综合医改进行部署。调整成立由省长任组长，常务副省长任常务副组长，分管副省长任专职副组长的省医改领导小组，将医疗、医保、医药归口一位副省长分管，领导小组办公室由省发展改革委调整到省卫生计生委，并在全省推开，形成上下畅通、协同紧密、运转高效的医改领导体制。省政府与各市签订年度医改责任状，建立"周例会、月调度、季督查、年考核"的常态化推进机制，督促协调医改任务落实。全省各级党委、政府按照省委、省政府工作部署，层层分解任务，传导责任压力，精心组织实施，推进医改的工作合力进一步增强，改革的声势和实效不断扩大。

（二）着力构建分级诊疗体系

分级诊疗制度是合理配置医疗资源、促进基本医疗卫生服务均等化的重要举措，是保基本、全覆盖、可持续的关键所在。安徽省主动探索分级诊疗新模式，提升基层医疗服务能力。一是创新县域医共体模式。2015年开始，按照尊重意愿、双向选择的原则，由县级医院牵头联合乡镇、村医疗卫生机构，组建2~3个责任共担、利益共享的县域医共体，新农合资金按人头总额预算，超支不补，结余留用，为群众提供预防—治疗—康复，覆盖全生命周期、连续、协同的健康管理。在医共体内着力推动"三强化、一建立"：强化转诊服务与技术帮扶，强化医疗质量与患者安全管理，强化公共卫生与慢性病管理，建立医防同向激励机制，实行资金统筹、医保联动、结余留用、合理分配，激发医共体成员从源头上抓好预防保健和基本医疗服务的积极性，使有限的医疗卫生资源发挥最大效益。二是组建多种类型医联体。完善推进医联体建设相关政策，通过组建城市医联体、城乡医联体、专科专病医联体等联合体，搭建双向转诊平台，促进优质医疗资源延伸下沉。2018年，在铜陵市探索紧密型城市医联体建设试点，2020年紧密型城市医联体试

点已扩大到 12 个市。安徽省紧密型城市医联体建设实践经验，尤其是在整合区域卫生资源、创新一体化管理模式、创新医保支付与基本公共卫生服务经费管理、构建医防融合管理机制和创新服务方式等方面，为其他地区的综合医改提供了一条可选择的路径，改革成效让群众切实享受到医改带来的实惠。三是促进优质医疗资源下沉。通过设立专家工作室、高年资护士下沉社区、选派流动专家等方式，开展"点对点"医疗帮扶，提供"定制式"诊疗服务，推动社区卫生服务向医院延伸、医防专家服务向社区延伸。推深做实家庭医生签约服务，组建"1＋1＋N"服务团队，明确基本医疗保险对有偿签约服务费用予以补助、提高逐级转诊报销比例、降低门槛费、家庭医生有偿签约服务收入不纳入绩效工资总额等政策。创新绩效评价方式，全面推进基本公共卫生服务"两卡制"建设，一卡确定身份，一卡核定绩效，向签约服务管理延伸，实现签约、履约实时管理，服务质量明显提升。四是提升基层服务能力。全面取消基层医疗卫生机构收支两条线管理，实行"公益一类保障、二类绩效管理"，基层医疗卫生机构收支结余主要用于人员奖励，调动基层医务人员的积极性。建立乡镇卫生院编制周转池，实行县招乡用，医共体统一人员管理、统一业务培训、统一岗位调配，让基层留得住医生、接得住患者、守得住大门。同时，制订《安徽省农村贫困人口分级诊疗办法（试行）》，出台医师多点执业办法、实施特岗计划、开展预约转诊等，解决农村贫困人口就医问题。

（三）着力构建药品和耗材流通采购制度

药品耗材价格虚高已成为迫切需要改革的问题。安徽省在药品耗材带量采购上因地制宜地开展了一系列具有创新性的探索与尝试。一是取消公立医院药品、耗材加成。2015 年安徽省全部取消药品加成，2017 年全部取消耗材加成，告别"以药补医""以耗补医"的时代，降低药品耗材费用，遏制过度使用。二是实施药品、耗材带量采购。2015 年，安徽省以市为单位组建"16＋1"（16 个市、1 个省属公立医院）个采购联合体，实施药品医疗机构联合带量采购。2016 年，组成皖北、皖中、皖南 3 个片区，公立医疗机构高值医用耗材分片实施带量采购。2019 年开始，持续开展高值医用耗材集中带量采购，由省医疗保障局抽取专家，医药集中采购服务中心具体实施，实行网上采购，不进行第二次议价，将带量采购谈判议价节约资金的50%用于降低耗材结算价格，减轻患者负担，减少医保基金支出；50%用于激励省属公立医疗机构，提升医院采购动力，促进临床合理使用。骨科植入（脊柱）类、眼科（人工晶体）类、骨科关节类、心脏起搏器类耗材分别平均降价53.40%、20.50%、81.97%、46.75%。通过药品、耗材的带量采购有效压缩虚高价格，进一步规范流通环节，也为调整医疗服务价格腾出了空间。三是推行药品流通"两票制"。从2016年11月1日起，安徽省全面推行药品流通"两票制"，压缩中间环节，降低虚高价格，严厉打击"挂靠""走票"等药品购销中的违法违规行为，保障人民群众用药安全。同时，通过建立医药生产经营企业及其代理人和医疗卫生机构及其工作人员两个"黑名单"制度，严格控制医药购销领域的商业贿赂，规范药品耗材合理使用。

（四）着力构建现代医院管理运行机制

现代医院管理制度是中国特色基本医疗卫生制度的重要组成部分。安徽省从体制机制方面入手，提升医院管理精细化水平。一是深化医疗服务价格改革。安徽省采取"腾笼换鸟"的方式，先后4次调整医疗服务价格。通过取消药品耗材加成、实行药品耗材带量采购等措施，降低药品耗材价格，腾出空间同步调整医疗服务价格。重点调整体现医务人员技术劳务价值的医疗服务项目价格，理顺不同级别医疗机构间和医疗服务项目的比价关系。对涉及基本医疗保障新增医疗项目的基本医疗服务实行政府指导价管理；对非公立医院的医疗服务价格则全部放开，实行市场调节，由医院自主定价。二是健全财政投入保障机制。安徽省集中有限的财力支持医改，落实公立医院六项财政补助政策，将经同级政府确认的公立医院债务，纳入政府性债务统一管理，逐步化解、解除公立医院发展的后顾之忧，全力保障资金需求，有力地支撑了医改各项政策的落实。三是推进人事薪酬制度改革。创新公立医院编制周转池制度，解决公立医院卫生技术人员编制问题。深入推动落实院长年薪制，完善奖惩分明、激励约束的内部分配制度，医务人员收入与岗位工作量、医德医风、社会评价、考核结构等挂钩，实行优绩优酬，充分地发挥医院的主体作用，调动医务人员的积极性。四是加强公立医院党的建设。2020年，安徽省成立省卫生健康行业党建工作指导委员会，设在省卫生健康委。公立医院实行党委领导下的院长负责制，二级以上公立医院党组织书记、院长分设达到85%。五是改善患者的就医体验。畅通急诊急救绿色通道，开展"先住院后付费"试点，106家医疗机构开展远程医疗。开通移动支付等支付方式，通过微信等互联网医疗服务模式，设立门诊导诊、咨询等服务，门诊诊室执行"一室一医一患"，开展优质护理，体现人文关怀。

（五）着力构建医保管理制度

医疗保障是化解疾病风险、促进人民健康的基本制度安排。安徽省统筹推进城乡医疗保障体系建设，着力完善医疗保障制度，持续深化医保管理体制改革，有效破除了制约医疗保障制度建设发展的体制障碍，推动改革向纵深发展。一是开展医保管理体制试点。2017年，安徽探索医保管理体制改革，组建安徽省医疗保障管理委员会及其办公室，在合肥、滁州、蚌埠三市开展医保管理体制改革试点，整合城乡居民职工医保，形成"多保合一"的全民医保制度，促进"三医"联动，为国家机构改革提供了"安徽经验"。二是统一城乡居民基本医疗保险制度政策。2018年11月成立省医疗保障局，制订安徽省整合城乡居民医保方案和工作方案，整合制度政策，推进城镇居民医保和新农合覆盖范围、筹资政策、保障待遇、药品目录、定点管理和基金管理"六统一"。三是推进商业保险机构经办城乡居民医保试点。按照政府主导、市场运作、管办分开、适度竞争的原则，通过公开招标选出6家有资质的商业保险公司，在28个城乡居民基本医疗保险已并轨的统筹地区，引入商业保险机构经办城乡居民基本医疗保险事务。四是加快医保支付方式改革。全省二级以上医院，住院按病种付费已有200多组、近400个病种；在合肥、滁州2市探索开展DRG付费国家试点改革；在芜湖等7个市推进DIP付费试点；在肥西县等11个县开展基层医疗机构日间病床、中医适宜病种医保结算试点；多地开展"同病同保障"和紧密型城市医联体按人头总额预算付费试点；医保基金对县域医共体实行按人头总额预付，由牵头医院统筹管理。五是大力推进健康脱贫。对建档立卡脱贫对象实行"351""180"政府兜底等倾斜性支付政策，提升大病保险扶贫济困精准度，特别是对因病致贫、因病返贫的，实行大病报销、慢性病救助，进一步释放医改红利。

（六）打造综合监管制度

建立严格规范的医疗卫生行业综合监管制度，是全面建立中国特色基本医疗卫生制度、推进医疗卫生治理体系和治理能力现代化的重要内容。一是制定综合监管六项制度。安徽省制定监管主体责任制、监管力量协同制、监管内容清单制、不良执业记分制、诉求回应平台制和结果应用联动制等六项综合监管制度，从重点监管公立医疗卫生机构转向全行业监管，从注重事前审批转向注重事中、事后全流程监管，从单项监管转向综合协同监管。二是坚持把群众评价放在首位。把医院的运行和管理交给群众监督，让医院通过在群众面前"同台竞技"，"倒逼"其不断提升自身管理服务水平。持续采用短信问卷的方式，对全省 53 家三级医疗机构开展满意度调查，群众满意度稳定在 90% 以上。三是建立公立医院医疗服务信息公开制度。在全省二级以上医疗机构推行医疗服务信息向社会公开，包括医疗费用、医疗质量、运行效率等 6 大类 24 项医疗服务信息制度，每季度公布一次，引导患者到质量优、费用低、管理好的医院就诊，"倒逼"医院提升管理水平，提高医疗质量，降低医疗费用。四是加强医疗行为和质量管控。开展临床路径管理。全省成立了 28 个临床专业质量控制中心，定期抽查各级医疗机构医疗质量。制订 20 个专业 171 个病种的临床路径表单，在全省所有公立医院全面推开，每季度组织督查。落实医疗服务正、负面清单。在全国率先提出 53 种疾病不输液"负面清单"、15 种剖宫产手术"正面清单"。建立重点药品监控目录。将价格高、用量大、非治疗辅助性等重点药品纳入监控目录，加强公立医疗机构药品采购使用监管，落实管控措施，促进合理用药。

三、取得的成效

安徽省综合医改试点省启动以来，成效显著，初步实现了"患者就医费用不增逐减，医务人员收入不减逐增，医保基金可持续"的改革目标。

（一）人民群众得实惠

通过不断"扩面提标"和全面实施大病保险等政策，全民医保的保障范围持续扩大，保障水平大幅提高；通过省级集中招标采购和零差率销售，切断医疗卫生机构与药品的利益链，药品使用趋于合理；群众看病就医负担明显减轻，次均门、急诊药品费、次均住院药品费有较大幅度的下降；通过推行药品采购"两票制"，减少了流通环节，药品流通采购秩序得到规范；人民群众健康水平大幅提升。2020年，安徽省人均期望寿命超过77岁，孕产妇死亡率为8/10万，婴儿死亡率为3.47‰，5岁以下儿童死亡率为4.85‰，均优于全国平均水平。

（二）医务人员受鼓舞

通过取消药品耗材加成，医务人员能够把主要精力放在提高技术水平和服务质量上，使医务人员的形象得到提升；通过人事制度改革，对医务人员的身份进一步明确，医务人员社会地位明显提高，社会责任感、荣誉感增强，更加珍惜岗位和身份；通过推进薪酬制度改革，医务人员收入得到保障，医务人员自身价值得到体现，有效地调动了医院和医务人员的积极性；通过健全激励约束机制，临床一线、业务骨干与其他人员的收入差距合理拉开，工作积极性得到保护和调动。

（三）卫生事业得发展

通过中央和各级财政加大投入，医疗卫生服务体系进一步健全，软硬件条件得到较为明显改善，全省医疗卫生机构每千人口床位数、执业（助理）医师数和注册护士数，与改革之前相比均有大幅增加；通过人事制度改革，基层医疗卫生机构人才队伍得到优化，服务能力明显增强。全省卫生人才总量明显增长，存量结构明显优化，卫生人才供需矛盾得到一定程度缓解；通过公立医院债务化解，长期债务纳入同级政府性债务统一管理，逐步化解，公立医院甩掉包袱、轻装前进；通过实行县域医共体管理，医疗卫生服务模式逐步从防治分离向防治融合、全面健康管理转变。

四、经验与启示

（一）加强顶层设计是深化改革的前提

综合医改是一项系统工程，必须加强顶层设计和整体谋划，不能单一突破，要做到全局设计、总体设计、统筹设计，注重改革的系统性、整体性、协同性。安徽在综合医改试点省启动之初，系统设计了 11 个方面 41 项改革任务，在改革实施上做到整体规划、整体推进，在改革方案、改革落实、改革效果 3 方面做到协同配合，汇聚形成强大的改革合力。

（二）坚持公益性、调动积极性是深化改革的基础

健康公平是社会主义制度的本质要求，深化医改必须把健康公平摆在突出位置，把基本医疗卫生制度作为公共产品向全民提供，坚持公益性导向，将公平公益、惠及全民作为医改工作的出发点和立足点，做到公平公正、惠及人人。医务人员是深化医改的主力军，要维护他们的合法待遇和职业尊严，使其成为医改的受益者和推动者。

（三）转变机制是深化改革的关键

医改是世界性的难题，要啃下医改面临的"硬骨头"，关键是要靠转机制来改变利益关系，从而引导形成新的行为模式。随着改革的持续深入，医改各领域各环节的关联性、耦合性明显增强，不能畸轻畸重，也不能"单兵突进"。安徽在改革过程中，坚持医疗、医保、医药"三医"联动，统筹推进医疗保障、医疗服务、药品供应、公共卫生、监管体制综合改革，逐步构建符合省情、覆盖城乡的基本医疗卫生制度。

深度整合医疗卫生资源
改革完善县域医药卫生治理
——县域医共体在安徽的起源、发展与创新

摘要：县域医共体是县域医药卫生治理体系的重大变革，是促进县域医药卫生治理能力现代化的重要抓手。通过对县域医疗卫生服务资源的有效整合，对既有管理体制、服务体系、运行模式、就医流程等作出深刻调整和转型，有力地推动分级诊疗制度建设。2015年，安徽省在全国率先创新性地提出了县域医共体的制度设计，经过试点探索、全面推开，其经验向全国29个省（自治区、直辖市）推广；2019年，安徽省基于前期县域医疗服务共同体的经验总结，再次提出"两包三单六贯通"的紧密型县域医共体建设路径，为新时代中国特色整合型医疗卫生服务体系提供实践经验。本文回顾了安徽省县域医共体改革过程，主要介绍了安徽省县域医共体的改革背景、改革过程、主要做法、取得成效、特色亮点以及经验与启示。

一、改革背景

回顾过去，我国创造出被誉为乡村卫生工作的"三大法宝"：合作医疗制度、"赤脚医生"、县乡村三级卫生网络，被世界卫生组织作为初级卫生保健的成功经验向发展中国家推荐。20世纪80年代，中国经济体制改革从农村起步，旧有的农村合作医疗失去依托，并逐渐解体。1985年，国务院批转了卫生部1984年8月起草的《关于卫生工作改革若干政策问题的报告》，提出放权让利，扩大医院自主权，放开搞活，提高医院的效率和利益的改革思路。部分医院实行承包经营责任制；改革医院领导体制，实行院长负责制；医疗机构主要依靠提供服务获得收入维持运行与发展。这一运行机制的重大调整，解决了卫生投入不足背景下医疗机构生存与发展问题，但也导致了过度服务问题。原有的农村三级网络的合作关系变为相互竞争关系。县级医院技术较强人满为患，乡镇医院门可罗雀，村卫生室卖药盈利现象较为普遍。

2003 年开始重建新型农村合作医疗制度，与传统的农村合作医疗制度不同，政府在资金筹集上发挥了主要作用并强化了管理，这个举措取得了较大成功，到 2015 年人均筹资达到 500 元，其中政府补助 3/4。参合率保持在 95% 以上，农民看病实际报销约 60% 以上，新农合制度有效激发农民医药卫生服务需求快速释放，新农合资金已成为医疗机构的重要收入来源。与此同时，在基层医改、县级公立医院改革任务基本完成后，"以药补医"机制基本破除，但医疗机构重医疗、轻预防，医疗机构独立运行，相互之间竞争多于合作；县域医疗服务能力相对较弱，患者就医无序；慢性病管理不能适应农村老龄化、慢性病上升的新形势，防和治之间的结合，随意性较强，没有实现有效融合；村级薄弱问题更加突出，乡村医生年龄老化、知识老化。通过对新农合运行情况进行分析，31% 的县外就诊患者用了 55% 的县域医保资金，致使新农合基金运行压力较大。这些问题，迫切需要强化医保对医疗服务的激励约束作用，迫切需要强化预防、改变人们不健康的生活行为，迫切需要对有限医疗卫生资源进行有效整合，改进和推动医疗机构转变运行机制与服务模式，促进医疗机构和卫生事业可持续发展。

安徽是农村改革的发源地。从凤阳小岗村"大包干"开始，改革开放 40 多年来，安徽做出了一个又一个农村改革样板，改革创新成为安徽最为宝贵、最具优势的遗传基因。2009 年启动的基层医药卫生体制综合改革为新一轮医改破冰。2012 年县级公立医院改革中管理体制、补偿机制和药品招标采购供应机制为全国提供了安徽的经验。2015 年，安徽被确定为国家首批综合医改试点省后，县域医共体再次成为全国学习的榜样。

二、改革过程

改革试点。聚焦安徽实际，立足国际视野，特别是参照美国有关医疗集团的管理经验，提出县域医共体改革思路。经过 2 年的深度研究和广泛调研，2014 年，安徽省卫生计生委向省委深化改革领导小组提出了改革思路。2015 年 2 月，安徽省医改办等五部门印发《关于开展县域医疗服务共同体试点工作的指导意见》（皖医改办〔2015〕6 号），标志着县域医疗卫生服务共同体（简称"县域医共体"）的建设全面展开。安徽省县域医共体建设主要通过整合县、乡、村三级医疗卫生资源，建立以利益为纽带、以医保基金为杠杆、以规范诊疗服务为支撑，医防融合、协同联动的整合型医疗服务系统。系统内推行服务规范、资源调配、信息系统、药品采购、用药范围、后勤管理及绩效考核"七统一"要求，发挥县医院的城乡纽带作用和县域龙头作用。为县域群众提供预防—治疗—康复，覆盖全生命周期、连续、协同的新型医疗卫生服务模式，形成责任共担、利益共享的县、乡、村三级"服务共同体""责任共同体""利益共同体""管理共同体""发展共同体"。安徽省自2015年开始，经县级政府申请，首批试点遴选15个试点县，试点在4个方面呈现好的苗头。一是费用支出优化。试点县住院总费用减少，新农合资金支出减少，农民个人负担减轻。二是患者流向改变。县外住院患者同比下降，县内住院患者同比提升；乡镇卫生院住院人次同比增长。三是医疗质量提高，医患关系改善。不少县级医院医疗纠纷明显下降。四是管理理念转变。从重疾病治疗向重健康管理转变，从追求收入向控制成本转变，从无序就医向分级诊疗转变，从注重过程管理向注重结果转变。试点逐步扩面。2016年试点增至40个县（市、区）；2017年试点扩大到66个县（市、区）。2018年底，安徽省实现县域医共体全覆盖，全面推开县域医共体建设，覆盖全部75个县（市、区）和农业区。涌现出天长、阜南等一批在全国有影响的典型示范经验，县域医共体模式作为全国分级诊疗的四种模式之一，在全国予以推广。县外住院患者开始回流，县乡之间"双向转诊"机制开始形成，县级医院的常见病康复治疗开始下转基层。

县域医共体"天长模式"成为全国示范。天长市是第一批县域医共体试点县，2016年，被确定为全国4个县级公立医院综合改革示范县之一（也是6个省级示范县之一）。天长市特殊的就医地理环境压力，以及由此带来的基金风险，是天长县域医共体改革的迫切需要。天长市委、市政府的高度重视，是"天长模式"能够"闯"出来的重要保证。天长市在管理上"有收有放"，运行上"有破有立"，监管上"内规外控"，通过对资源的高效整合，城乡居民医保基金的打包预付，使得县、乡、村三级医疗卫生机构，成为一家人，上下一条心，走出一条具有中国特色、又符合天长市情的农村分级诊疗服务新模式。"天长模式"成效显著，在全国推广。

紧密型县域医共体建设新阶段。改革从来都不是一帆风顺的，安徽的医共体改革过程中，部分县犹疑徘徊，进展较慢；少数县面临各方阻力，出现"滑坡"。在对前期县域医疗服务共同体建设成效、问题和经验总结评估的基础上，根据国家相关文件精神，安徽省人民政府办公厅下发《关于推进紧密型县域医共体建设的意见》（皖政办〔2019〕15号），促进医共体建设内涵升级。在37个县（市、区）开展紧密型县域医共体建设，按照"两包三单六贯通"的改革路径，落实医保基金和基本公共卫生资金打包预付，建立政府办医、医共体内部管理和外部治理三个清单，实现乡镇居民看病就医六个关键环节（专家资源、医疗技术、药品保障、补偿政策、双向转诊、公卫服务）上下贯通。到2020年底，安徽省59个县（市、区）共组建124个紧密型县域医共体，服务人口约4 500万人，老百姓在家门口就能享受到优质医疗卫生服务。

三、主要做法

（一）医共体的探索及实施路径

1. 医保联动，建立利益共享机制

统筹医保基金、新农合资金实行统一打包付费（按人头总额预付），按不超过当年筹资总额提取风险基金后的95%作总预算给医共体包干，超支不补，结余留用。预算资金负责承担辖区城乡居民当年门诊和住院费用，家庭医生签约服务费用，县外住院的参合患者费用报销、大病保险等按规定的报销支出。医共体之间和医共体之外的县内其他定点医疗机构收治的医保患者，由医共体以"购买服务"方式互相结算。改革医疗卫生机构补偿机制，医共体内部推行"临床路径＋按病种付费"医保支付方式。结余资金在成员单位根据考核结果按照6∶3∶1在县、乡、村实行奖励分配，成员单位具体奖励份额与县级牵头医院、乡镇卫生院、村卫生室的绩效考核结果挂钩兑现。

2. 整合资源，构建新型服务体系

在尊重意愿、双向选择的基础上，由县级医院牵头，联合乡镇、村级医疗卫生机构，组建2～3个县域医共体，负责向辖区内居民提供门诊和住院医疗卫生服务。县级医院与中心卫生院检验、影像、心电、脑电、病理等诊

断中心实现互联互通，大型设备统一管理、共同使用。医共体内统一资源调配、统一成本核算、统一绩效考核、统一资金分配，形成医共体内纵向合作、医共体间横向互补和竞争的高效运行机制。

3. 明确功能，形成合理就医秩序

明确功能定位。县级医院强化能力建设，着眼于实现90%患者留在县内救治的目标，开展技术帮扶，提高基层服务能力，强化健康管理指导，县级医院和中心卫生院功能定位主要以住院为主。一般乡镇卫生院着重做好门诊、转诊和下转患者康复服务，开展慢性病管理和其他公共卫生工作，做好慢性病早期预防、临床治疗、康复指导，实现慢性病防治无缝对接；村卫生室着重做好门诊、签约服务和健康管理。

开展签约服务。遴选合格的乡村医生承担签约服务，乡镇卫生院全科医生健康管理团队采取划片包村等方式，为乡村医生签约服务提供技能培训和技术支持，医共体牵头县级医院的临床专家帮助和指导村医实现有效履约。在乡村医生缺乏资质和能力、乡村医生数量较少的行政村，由乡镇卫生院全科医生健康管理团队承担签约服务。

精准双向转诊。向上层面，县级医院门诊专家号提前向乡镇卫生院开放，并打通住院患者绿色转诊通道；向下层面，患者在县级医院完成诊治且病情平稳后，转至乡镇卫生院，县级医院原主治医生跟踪指导后续诊治。对遵守基层首诊、逐级转诊的签约服务对象适当提高新农合报销待遇，建立上下转诊绿色通道，严格外转审批，落实分级诊疗职责，合理分流患者。

4. 结对帮扶，促进基层服务能力

一是加强对口帮扶。县级医院联合编写诊疗规范和转诊标准，开展对口培训，定期检查乡村医疗机构诊疗规范执行情况。牵头的县级医院医师与乡镇卫生院医师、乡村医生结成"1+1+1"对子，通过建立官方社交群等形式，"师徒全上线、互动全天候"，实现牵头县级医院医师对乡、村两级医务人员的在线实时指导。二是提升基层能力。县级医院通过定期出诊、临床带教、举办健康讲座及定期现场技术帮扶等方式提高下级医疗机构服务能力；乡镇卫生院通过接受上级医院技术骨干任职、开设联合病房、共建特色专科及参加"三评比三促进"活动等方式，提升能力，规范服务，同时部分基础条件较好的中心卫生院加快发展，争取达到二级综合医院水平，成为县

域内的片区医疗中心。三是增强基层活力。对基层医疗卫生机构全面取消收支两条线管理，实行"公益一类保障、二类绩效管理"的政策，医疗服务收入扣除运行成本后主要用于人员奖励，激发基层活力。医务人员实行"县管乡用、适时轮换"，解决乡镇卫生院人才短缺问题。

5. 规范服务，保证医疗服务质量

一是明确服务范围。根据原安徽省卫生计生委制订的《县级医院分级诊疗病种参考目录》及《中心卫生院分级诊疗病种参考目录》，县级医院明确"100（甲类）＋N（乙类）"种疾病清单，乡镇（中心）卫生院明确"50（甲类）＋N（乙类）"种常见病、多发病清单，县级100种及乡镇（中心）卫生院50种疾病不交叉，N种疾病要求在上级医院帮助下努力收治。二是推进临床路径。2015年成立安徽省县级公立医院临床路径管理指导中心，对各县级医院临床路径实施情况进行季度督查，县医院实行临床路径病种管理，与医生绩效考核挂钩。三是实行处方管理。村卫生室实行门诊标准处方集并开展一体机项目，参加"群众满意的村卫生室"评选活动，提高医疗卫生服务水平。

6. 医防融合，推行居民健康管理

2016年开始探索医防深度融合。将基本公共卫生服务项目资金与新农合医保资金"打捆"委托医共体统一管理，结余医保资金由医共体和公共卫生机构共同分享，形成医防同向激励机制。实施集团化管理后，转变改革前以医护比、千人床位数、总人口数和机构分配比例等主要关注投入参数的区域卫生服务规划，对居民卫生需求的考量应是实际卫生服务需求，才能实现集体内的资金合理分配，提高卫生投入回报率，合理规划资金管理。试点中，通过约定服务、长期负责的方式，组织医共体内医疗机构和疾控机构通力合作，明确县疾控中心、县新农合管理中心、县级牵头医院、乡镇卫生院、村卫生室的职责和任务，医防联动、医保激励、打通慢性病用药目录，做好慢性病管理，降低住院率，做到分工明确、密切协作，指标关联，实现居民全方位的健康管理。

（二）紧密型县域医共体的探索及实施路径

2019年，安徽省围绕密切县域医共体利益共享机制、管理运行机制和服

务贯通机制的建设目标，按照"两包三单六贯通"的建设路径，将基本医疗保险基金和基本公共卫生服务资金按人头打包预付给医共体，对医共体实行清单制管理，贯通群众看病就医的 6 个关键环节，推进县域医共体建设内涵升级，构建整合型县域医疗卫生服务体系，为人民群众提供全方位全生命周期的健康服务。具体改革举措主要包括以下几个方面。

1. 密切利益共享机制

基（资）金包干制度化。完善包干机制，将城乡居民基本医疗保险基金和基本公共卫生服务资金打包给医共体，结余留用，合理超支分担，建立紧密型利益纽带。一是基本医疗保险基金打包。医保管理部门将基本医疗保险基金按医共体人头总额预付，即按城乡居民基本医疗保险当年筹资总额扣除增量基金风险金（与上一年相比筹资增量 10%）和大病保险基金进行预算，将不少于 95% 的部分作为医共体按人头总额预算基金，交由医共体包干使用；合理确定城乡居民医保补偿标准；预付医共体资金包干使用，结余留用，合理超支分担，结余资金由医共体成员单位合理分配、自主使用，分配份额与县、乡、村医疗卫生机构绩效考核挂钩。二是基本公共卫生资金打包。财政部门将基本公共卫生服务经费按医共体人头总额预算，及时足额拨付医共体，交由医共体统筹用于医防融合工作；强化疾病防控，购买服务，考核结算，量质并重，医防融合，做实健康管理，促使医保基金支出减少。三是统筹基本医疗保险基金和公共卫生服务资金使用，促进公共卫生服务和医疗服务有效衔接，推进医防融合，推动将卫生筹资水平、健康服务提供与健康保障责任形成挂钩机制。

2. 密切管理运行机制

建立政府办医责任、内部运营管理、外部治理综合监管 3 个清单，实行清单制管理，厘清责任边界，明晰运行关系。一是建立政府办医责任清单。①明确政府领导责任。制订并组织实施区域卫生规划和医疗机构设置规划，明确政府行使办医的举办权、发展权、重大事项决策权、公立医院资产收益权，加强医共体党的建设。②明确政府对公立医疗机构保障责任。政府保障公立医院发展、建设，动态调整医疗服务价格，落实财政投入、补助、债务化解等事项。破除"以药补医"机制，为公立医院改革发展创造宽松的环境、良好的条件。二是建立医共体内部运行管理清单。①医共体各成员单位人、财、物实行统一管理。统一绩效考核，实行唯一法人（保留乡镇卫生院独立法人资格）制度，乡镇卫生院院长由医共体牵头医院党组织任命。②医疗、医保、医药等业务实行统一管理，整体提升医共体医疗卫生服务能力，通过建立医共体中心药房，保障基层用药，提高医保基金使用效率。③统一信息系统。牵头医院负责医共体内部行政办公、基本医疗、公共卫生、运营管理等信息系统建设与互联互通，建立远程会诊和影像、心电、检验等中心，信息系统统一由牵头医院信息中心运营维护。三是建立外部治理综合监管清单。①建立综合监管清单。重点加强医共体成员单位在维护公益性、医疗质量安全、依法执业、经济运行、人事制度、公共卫生服务等方面的监管；通过厘清监管内容、监管要素、监管流程等，完善外部治理体系；坚持谁审批、谁监管，谁主管、谁监管，依法行政、规范执法。②加强行风建设，推进政府职能转变和"放管服"改革。按照县域卫生健康新形势和新要求，县级政府各部门转变管理方式和服务模式。推动紧密型县域医共体在发展方式上，从规模扩展型转向质量效益型，提高医疗质量；在管理模式上，从粗放管理转向精细管理，提高运行效率。

3. 密切服务贯通机制

围绕乡镇居民看病就医问题，在专家资源下沉、常见病多发病诊疗、药品供应保障、医保补偿、双向转诊、公共卫生服务等6个方面实现上下贯通，有效缓解基层群众看病难、看病贵的问题。一是专家资源上下贯通。促进县乡医务人员双向流动顺畅，"县管乡用"，实现乡镇居民在乡镇卫生院可以享受到县级医疗专家服务。二是医疗技术上下贯通。统一医疗服务质量控制和安全管理，推进服务同质化，保障乡镇居民在乡镇卫生院能看得好病，解决常见病多发病诊疗和一、二级手术等问题。三是药品保障上下贯通。牵头医院全面建立医共体中心药房，医共体内所有成员单位统一药品采购供应、药款支付和药事服务，保障乡镇卫生院药品的有效供应和合理使用。四是补偿政策上下贯通。完善医保补偿政策，按照分级诊疗制度建设的要求，合理确定在不同医疗机构的就诊起付线标准和补偿比例；支持分级诊疗，保障乡镇居民在乡镇卫生院享受到更高水平的医保补偿标准。五是双向转诊上下贯通。畅通双向转诊绿色通道，需要转诊的患者及时上转县级医院（妇幼保健院），专人跟踪负责；疾病康复期，顺畅下转乡村医疗卫生机构进行康复治疗。六是公共卫生服务上下贯通。融合疾控和妇幼保健院等公共卫生资源，实现医防融合，让乡镇居民在基层医疗卫生机构可以享受到优质的妇幼保健、慢性病管理、计划免疫等公共卫生服务。

四、取得成效

目前，安徽省县域医共体基本实现改革目标，初步形成患者、医疗机构和政府多方共赢的局面。

1. 分级诊疗新格局显成效

县域内"基层首诊、双向转诊"的就医秩序基本形成，2020 年，二、三级医院向基层转诊人数（例）同比上升 26.3%，基层诊疗量占比 65% 以上；全省县域住院率 83% 以上，高于全国平均水平 2 个百分点，天长、宁国、来安、蒙城、太和等县持续稳定在 90%。

2. 基层服务能力新提升

落实基本医疗有保障，开展"千医下乡"，每年常规组织市县级医院下派 1 500 名左右专家帮扶，乡镇卫生院开展外科手术占比达 74.2%，具备"50 + N"种疾病诊疗能力的乡镇卫生院占比达 91.5%。全面完成县乡一体化信息平台建设，开展远程会诊、远程心电诊断和远程影像服务，医共体内县乡电子病历互联互通覆盖率达 49%。

3. 医疗服务激励约束新机制已建立

临床路径管理覆盖所有医共体牵头县级医院，路径病例占总出院病例达 72.5%，进一步规范医疗行为。实行基本医疗保险和基本公共卫生经费打包预付，依据考核结果，结余留用，合理超支分担，形成激励约束机制。在医保资金无结余时，由当地政府和医共体共同筹资，对乡村医生进行考核激励，提高乡村医生工作的主动性和积极性。

4. 群众看病就医新体验

"15 分钟就医圈"基本形成，老百姓在乡镇卫生院可以享受到县级医院专家医疗服务，在县级医院可以享受到省市级医院专家医疗服务，县域内基本医疗保险补偿比为 70% 左右，群众满意度持续稳定在 90% 以上，人民群众获得感不断增强。

5. 构建了预防与治疗并重的新格局

明确功能定位，推进分级诊疗，围绕实现 90% 患者留在县域内治疗的目标，县级医院着重强化自身能力，开展技术帮扶，加强健康管理指导；建设县域医疗次中心，辐射周边乡镇，促进县域优质医疗资源扩容和区域均衡布局；乡镇卫生院着重做好门诊、转诊和下转患者康复服务，开展慢性病管理和公共卫生工作；村卫生室着重做好门诊、签约服务和健康管理。坚持关口前移，推动县、乡、村三级医务人员组团，开展签约服务，实现"早期预防、临床治疗、康复指导"的无缝对接，努力使群众不得病、少得病、晚得病。在体制机制上，开创医防融合新局面。在医共体整体打包的基础上，开展乡镇慢性病打包支付，不断提升慢性病健康管理水平。

五、特色亮点

1. 促进分级诊疗

安徽省县域医共体凸显了基层医疗卫生机构常见病、多发病的诊治功能，促进上级医院将主要精力放在危急重症、疑难杂症的诊疗服务上。县域内医共体通过实施人、财、物统一管理，促使牵头医院、乡镇卫生院、村卫生室之间的协作关系更加密切，资源上下流动顺畅，县乡之间分级诊疗和双向转诊机制成效逐步显现，通过建立"绿色通道"，保障了县域内危急重症患者得到及时治疗。

2. 优化支付方式

按人头总额付费的制度设计是安徽省紧密型县域医共体取得成效的关键要素。通过把基本医疗保险基金和基本公共卫生经费包给医共体管理，统筹基本医疗保险基金和公共卫生服务资金的使用，完善医保资金结余留用的激励机制，夯实了基本公共卫生服务的主体责任，促进了服务联合体更加注重医防融合和健康管理，实现公共卫生服务和医疗服务的有效衔接。医保部门不仅仅是医疗服务的购买方和监管方，同时也是引导医疗机构服务行为、实现新医改目标的重要突破口。安徽省实行的按人头总额预付的支付方式改革，促进了医保支付体系与卫生服务体系改革的联动，发挥了医保支付方式改革的杠杆作用，转变医疗机构利益主要来源，引导医疗机构转变服务供给行为，从而提升了医保基金的使用效率与公平性，真正以保护居民健康为目标，实现各方目标协同。

3. 提升基层服务能力

以紧密关系为纽带，以医保基金为杠杆，以绩效考核为抓手，安徽省将紧密型县域医共体的牵头医院帮扶基层发展的责任固化、细化、常态化，畅通资源下沉渠道，推动牵头医院专家、学科和管理"三下沉"，带动基层服务机构能力、质量和效率"三提升"；通过构建起"下得去、沉得住、都得利"的专家资源下沉利益机制，并建立起责任明确、帮扶精准、高效共赢的牵头医院帮扶发展长效机制，显著提升了基层医疗机构对常见病、多发病的诊疗能力和急诊急救处置能力，部分基层医疗机构的重点专科和特色专科服务水平达到二级医院水平，基层医疗机构收治患者数量呈上升趋势。统计报表资料显示，2018 年，安徽省门诊服务量基层医疗卫生机构占比达到57.9%；位居全国第六，2020 年上升至 65.6%，稳居全国第一方阵。天长市县级公立医院药占比、检查化验收入占比逐年下降，医务性收入占比逐年增长，基层医疗机构服务能力逐年提升。

4. 降低就医费用

安徽省紧密型县域医共体通过推进双向转诊，促进优质资源下沉，辅以医保政策引导，逐步向"小病不出村，大病不出县"的目标迈进，从而降低了就医成本，有效地缓解了居民的就医负担。安徽省县域内实际补偿比总体为 70% 左右，药占比 30% 以下，居民个人卫生支出占卫生总费用比例下降到 29% 以下。

5. 提高医疗资源效率

医疗服务供方（机构和医生）的行为能够影响医疗资源的使用效率。从供给侧入手，通过改变医疗服务供方的行为，在一定程度上遏制医药费用不合理上涨，降低医保基金风险，提高医疗资源的使用效率。安徽省从供给侧结构性改革出发，使供方通过主动节约医疗成本获得合理利益，主动转变行为，提升服务质量，优化资源配置，通过建立不同层级医疗机构之间的协作机制，在按人头总额预付的支付方式制度下使医共体各级成员单位主动培养节约成本的意识，促进患者有序流动，实现成员单位的协同发展。

6. 完善就医流程

随着紧密型县域医共体的不断推进，基层医疗服务机构的能力得到整体提升，居民就诊更安全、更便捷，医疗费用更低，社会满意度不断提高。2016年，安徽省共有108家乡镇卫生院被国家卫生计生委认定为群众满意的乡镇卫生院。根据2018年安徽省第六次家庭卫生服务调查结果，80.6%的城乡两周患病就诊者对门诊服务总体满意度评价为"满意"，74.9%的住院患者对住院服务总体满意度评价为"满意"。2019年，紧密型县域医共体内住院患者满意度持续提高，达到94.3%，初步实现了住院患者费用不增加、医院和医务人员收入不减少的目标。

与县域医共体相比，升级后的紧密型县域医共体，通过对县域医疗卫生服务资源的深度整合，有效地促进县乡一体、乡村一体管理，基本实现"大病不出县，小病不出乡（镇）"，更加惠民。紧密型县域医共体建设路径总结为"两包三单六贯通"，在医保基金打包预付的同时，将基本公共卫生服务经费打包预付，促进医共体在利益共享、责任共担机制上更加密切。还建立3个清单，明确政府办医责任，明确医共体内部运行管理制度，明确医共体外部治理综合监管责任，促进医共体在责、权、利关系上更加明晰。围绕看病就医的6个关键环节发力，让患者在乡镇卫生院看得上县级专家，常见病多发病和小手术能得到解决，常用药物有效供应保障，上下转诊顺畅，公共卫生服务优化，群众看病报得多、少花钱。此项改革被评为2019年度全国"推进医改，服务百姓健康"十大新举措。

六、经验与启示

1. 满足需求是目的，推动医改新发展

实行以人为本的整合型一体化服务模式，满足居民的医疗卫生需求是开展紧密型医疗服务联合体建设的根本目的。安徽省在建立紧密型县域医共体实践的过程中，通过组建全科医生团队，开展重点人群签约服务，为居民提供常见病、多发病诊疗和双向转诊服务、基本公共卫生服务以及慢性病健康管理等一体化全科服务。卫生服务模式的转变促进了各级医疗卫生机构的角色和职能的转变，从而满足了居民的基本医疗卫生服务需求，提高了居民对

基层卫生服务的信任度，促进了居民就医行为的改变。

2. 利益分配是基础，探索共赢新机制利益

分配问题是紧密型县域医共体可持续发展的基础，建立能够实现各成员共赢的利益分配机制是关键环节。安徽省对紧密型县域医共体实行"按人头总额预付费，结余留用，合理超支分担"的政策，并通过预算基金结余的再分配，对紧密型县域医共体成员单位的经济利益进行调配，为成员单位之间的合作提供持续有力的经济激励，激发医共体成员单位主动控费的积极性，引导成员单位从注重"治病挣钱"转向"防病省钱"，引导防治结合；通过对各级成员单位的功能定位，即牵头医院主要负责疑难杂症等重大疾病诊治，控制大病患者往外流出，从而减少域外医保基金的过度使用，基层医疗卫生机构主要负责常见病、慢性病的诊治，一方面控制医疗费用的增长，另一方面也能增加基层医疗卫生机构的医疗收入，提高基层医务人员的积极性。

3. 改革创新是关键，追寻医改新模式

医改被视为世界性的难题，没有可以复制的现成模式。安徽省作为国家首批综合医改试点省，在省委、省政府的领导和重视下，充分调动了全省广大党政干部和医务工作者的积极性，发扬"敢闯、敢拼、敢做"的改革精神。安徽省天长市在紧密型县域医共体实践探索过程中扮演了重要角色，成为县域综合医改先锋。天长市综合医改的主要经验为：党政主要领导担任医改领导小组组长，解决了领导不够重视的问题；以"双组长制"解决了部门合力不足的问题；以紧密型县域医共体解决了利益不均衡的问题；以医保"蛋糕"切分术撬动"三医"联动难题。天长市的种种举措以问题为导向，精准定位、靶向施策，为县级公立医院改革提供了范本。此外，安徽省以县为单位率先进行改革突破，并将改革成果和经验放大到全省范围内。安徽省紧密型县域医共体改革经验为全国其他地区综合医改提供了可借鉴的宝贵经验。

4. 信息平台是支撑，支持服务新形式

信息化平台建设是紧密型县域医共体内部实现双向转诊、推进分级诊疗体系建设的重要支撑条件，也是紧密型县域医共体成员单位精细化管理、人员绩效考核以及医保结算等业务管理的重要保障。安徽省紧密型县域医共体

通过建立 5 大信息中心，即区域信息系统中心、影像中心、检验中心、心电中心与病理中心，初步实现优质医疗资源共享，紧密型县域医共体内部信息互通，医学检查结果互认，部分地区借助远程系统，使紧密型县域医共体牵头医院的专家可以第一时间为基层医疗卫生机构提供技术指导，并促进成员单位内部学习与交流。

5. 基层医改是突破，带来就医新感受

以基层医改为突破口，把整个医改引向深入是安徽省综合医改在统筹考虑各方面因素后做出的战略选择。实践证明，安徽省基层综合医改的制度创新和机制创新，切实提升了广大人民群众的获得感，带给人民群众看病就医的新感受，同时也为安徽省紧密型县域医共体建设取得突破奠定了坚实的基础。从结果来看，安徽省综合医改实现了对人民群众的承诺：药品价格水分被充分挤除，医保报销比例逐步提升，县域内就诊率逐步提高，居民就医的可及性显著提升。对于广大人民群众而言，"大病不出县"已经基本实现，"小病不出村镇、人人享有家庭医生"不再遥远，改革成效让群众切实享受到医改带来的实惠。

深化集中采购改革　降低医药费用

——基本药物招标采购和药品、高值医用耗材议价谈判带量采购经验

摘要：新一轮医改的核心任务是医疗卫生机构取消药品加成，实行零差率销售。但长期以来，"以药补医"机制已经在各级各类医疗机构运行多年，"以药补医"机制带来的弊端越来越明显。围绕基层医改、县级公立医院改革、城市公立医院改革，安徽省先后开展了基层医疗卫生机构国家基本药物、省补充药品招标采购，县级公立医院药品招标采购，公立医疗机构药品耗材带量采购。安徽省医疗保障局组建后，先后在全国率先开展高值医用耗材、未过评药品、临床检验试剂、大型医用设备集中带量采购"破冰""破堤""破圈""破防"行动，取得显著成效。安徽的探索经验和集中采购实践，为"三医"联动改革提供了很好的经验和启示。

一、引言

2009 年，安徽省实施基层医改以来，在全国首创"双信封"招标模式，在县级公立医院综合改革、城市公立医院综合改革中，省级药品集中采购发挥了巨大作用。但随着医改进入深水区、医药产业发展到新阶段，一些深层次的问题逐步显现，如招标采购环节"招采分离、量价脱节"致使中选产品使用积极性不高，医药企业"投而不供、带金销售"持续侵蚀行业生态，医药价格居高不下，形成价格"坚冰"。高值耗材相比于药品，品种品规较多且复杂、产品更新换代快、不同品种价值差异较大，长期无法纳入省级集中采购范围，群众反映强烈，诸多新问题对省级集中采购机制带来了新挑战。安徽省医疗保障局组建后，坚决贯彻党中央、国务院决策部署，按照省委、省政府和国家医疗保障局的工作要求，改革招标采购方式，创新采购机制，探索出深化医保制度改革背景下的药品耗材采购新路径，在推动药品、高值医用耗材价格回归合理水平，降低虚高药价、减轻群众负担，促进医药行业健康发展等方面，取得显著成效。

二、主要做法

（一）基层医疗卫生机构国家基本药物、省补充药品招标采购

2010年8月，在国务院医改办的指导下，安徽省积极创新药品招标采购模式，实施基层医疗卫生机构基本药物、省补充药品统一集中招标采购。基本药物集中采购以降低基本药物价格、保证药品质量、保障药品供应、满足基层医疗机构的临床使用为目标，以网上采购为平台，以公开操作、多方监督为手段，统一全省基本药物品种、规格、剂型，统一采购流程，建立了"双信封"招标机制，量价挂钩、招采合一机制，防围标限价机制，企业违规清退机制，招标工作实现了规范、公开、高效，取得了药品质量有保障，药品价格有明显下降，各方满意的效果。主要做法有以下几点。

1. 招生产商，招采合一

药品集中采购是国际通行做法，是降低采购成本、保障药品持续稳定供应的有效制度安排。安徽省由政府主导进行药品集中招标采购，成立省医药集中采购服务中心，代表全省基层医疗卫生机构及一体化管理的行政村卫生室集中采购配送基本药物。医疗卫生机构采购药品，必须通过省医药集中采购平台网上采购。同时规定只面向生产企业招标，由生产企业根据市场原则选择配送企业，最大限度地减少流通环节。有效规避交易成本和经营风险，也有利于控制药品质量，防止假冒伪劣药品。这种模式改变了以往省级招标中心只招标、不采购，由医疗卫生机构再从招标结果中选择药品进行采购的做法，彻底切断了基层医疗卫生机构与药品生产、销售企业的联系，为药品零差价销售和规范用药奠定了基础。

2. "双信封"制，保质控价

"双信封"是国际上通用的几种评标方式之一，其核心原则是"质量优先，价低者得"。安徽省采用"双信封"招标办法，设置了技术标、商务标双重门槛，综合考虑药品的价格、质量以及效用，在技术标合格的前提下，商务标价格低者中标。在招标之前，还参考周边地区社会药店的有关药品价格，制订了投标的参考价格，避免了在实际操作过程中可能出现的"唯低价是取"或"唯质量是取"的片面行为，兼顾了价格低廉和质量保证的要求，体现了基本药物的"安全、必需、有效、价廉"特征，改变了过去采购渠道

复杂、关注药品价格、忽视药品质量的现象，确保了中标药品质优价廉，为人民群众生命健康提供了保障。

3. 量价挂钩，单一货源

按照国家标准结合自身实际，规定每种基本药物采购剂型原则上3种左右，每种剂型对应的规格原则上不超过2种。实行量价挂钩，原则上一种基本药物的品规只中标一家药品生产企业，且该企业获得全省所有基层医疗卫生机构的市场份额。对采购需求量大的基本药物，按人口、交通以及采购数量，将全省划分2～3个区域分别招标采购，确保中标企业获得采购区域内所有市场份额，确保每个基层医疗卫生机构使用的基本药物有且只有一家企业供应保障，基本药物供应有利于供药企业降低成本、降低药价。以省为单位统一采购，单一货源、量价挂钩，能够将一个区域的基层基本药物需求集中起来，实行采购规模的最大化。使生产企业有足够的采购量，从而实现规模经济，最大限度降低生产成本和流通成本，从而改变了以往一种品规有多家厂商中标，每家厂商的供货规模都不大，难以发挥团购优势的弊端，激活了生产企业的动力。

4. 及时配送，统一付款

中标的生产企业是基本药品配送的第一责任人，自主选择直接配送或者委托符合法定资质条件的药品经营企业配送。生产企业与配送企业形成制约机制，确保配送企业忠实履约，保证药品及时配送到位。财政统一结算支付，对基层医疗卫生机构实行收支两条线，所有药品费用由国库统收统支，确保从交货验收到付款时间不超过30天，降低了药品生产企业、配送企业的经营风险。同时，通过收支分离和第三方结算的手段，药款由财政统一结算，基本解决了药款拖欠问题，消除了投标企业的顾虑。

5. 网上交易，全程监控

基层医疗卫生机构基本药物全部实现网上采购。为确保中标结果有效执行，药监部门对药品交易的全过程实行网上动态监管，开展定期或不定期现场检查分析。建立不良记录管理制度、市场清退制度，健全信息安全保障措施、管理制度及突发事件应急预案，建立健全企业申诉机制和经办机构报告制度，确保采购过程规范，实现公开、公平、公正，维护了基层医疗卫生机构基本药物体系的健康运转。

（二）县级公立医院药品集中招标采购

安徽省县级公立医院药品集中招标采购充分借鉴了基层医疗卫生机构基本药物和省补充药品招标采购的经验，进一步探索创新。

1. 完善药品招标评审方法

在总结安徽省基层医疗卫生机构基本药物和省补充药品集中招标成功经验的基础上，对"双信封"中的商务标评审进行改进，将技术标的评分带进商务标进行评审，进行综合评审。使用"双信封"综合评审办法，既保证了药品质量合格，又保证了药品价格合理。实行分层次的单一货源承诺，采用单一货源承诺进行量价挂钩、招采合一，一定程度上推进药品带量采购，为实现量价挂钩进一步奠定了数据基础。

2. 控制药品招标使用范围

目前，基本医疗保险政策范围内报销比例已达75%，但由于报销目录外用药未得到有效控制，实际报销比只有50%左右。鉴于这种情况，安徽省对县级公立医院药品集中招标采购的范围进行规范，仅将基本药物及基本医疗保险药品目录范围内的药品及剂型纳入，制订了《安徽省县级公立医院药品集中采购目录》。

3. 规范县级医院临床药品使用

结合县级公立医院临床用药实际，在《安徽省县级公立医院药品集中采购目录》中遴选制订《安徽省县级医院基本用药目录》，国家基本药物和省补充药品、城镇医保甲类全部纳入，覆盖县级医院患者疾病谱，品种总数为1 048种，其中化学药品和生物制品735种、中成药313种。规定《基本用药目录》内的药品采购金额占每季度药品总采购金额的比例不得低于70%，从源头上规范了县级公立医院的药品采购，提高了药品合理使用的水平。因临床特需用药使用《县级公立医院药品集中采购目录》外药品，不得超过药品总采购金额的3%。

4. 促进基层医疗机构药品保障供应

为控制县级医院基本药物价格总体上不超过安徽省基层医疗卫生机构基本药物中标价格平均水平，并能适度降低，实行了刚性的基本药物采购参考价政策，在与安徽省基本药物中标药品同厂家、同剂型、同品规的药品，不得超过安徽省基层医疗卫生机构基本药物（包括增补药品）的中标价格，实现基层医疗卫生机构与县级医院基本药物全省同价。为保证基层医疗卫生机构药品及时配送，将基本药物配送率的高低纳入评标体系，对配送率低于51%的生产企业，取消投标资格，清退出市场。

5. 改革药品集中配送模式

取消既往招标药品配送商的做法，明确生产企业是供应配送的第一责任人，不但锁定了中标生产企业的责任，更使政府从配送商的招标、控制配送费用的麻烦中解脱出来。同时，明确配送企业的资质条件，提高准入门槛，通过市场这个无形的"手"，解决医疗机构药物的配送问题，让药品经营企业在竞争中不断提高配送集中度。

6. 建立严格市场清退制度

加大对违规行为的惩处力度，把在采购过程中提供虚假证明文件、蓄意抬高或压低价格、药品质量不达标、基本药物及时配送率达不到规定的药品企业列入不良记录，建立严格的惩罚制度和黑红名单制度，已公布2批被列入不良记录的企业名单，对于恶意报价给予废标处理，对于随意撤标的10多家企业该品种全部规格予以废标，按规定列为不良记录，对存在商业贿赂等严重违法违规行为的企业，一律清除出场。

（三）公立医疗机构基本用药集中招标采购

2014年，安徽省启动公立医疗机构基本用药和医用设备集中招标采购工作，主要做法有以下几点。

1. 调整药品采购目录

2014年2月，安徽省出台适用于所有公立医疗机构和各类医保制度的《安徽省公立医疗机构基本用药目录（2014年版）》，共包含1 118种药物。扩大了集中采购的范围，实现了全覆盖，将药品采购机构从基层医疗卫生机构、县级公立医院扩大到城市公立医院，实现公立医疗机构全覆盖。

2. 明确基本用药比例

规定乡村和社区卫生机构、中心卫生院、县级医院、省市级医院采购的省基本用药比例必须分别为100%、90%以上、80%以上、70%以上。

3. 完善"双信封"评标办法

药品生产企业须同时投技术标和商务标两份标书，第一信封为技术标，内容包括药品质量相关的质量因素、药品生产管理规范（GMP）认证、销售金额、行业排名等指标信息；第二信封为商务标，系企业提交的药品价格。技术标评审按照得分高低，确定进入商务标评审药品。商务标根据竞价分组和质量类型评审。技术标得分代入商务标，占最后总得分的60%。

4. 限定药品价格

拟中标药品报省药招办审定后进入限价程序，以原国家卫生计生委全国药品集中采购中标价格查询数据库中价格，安徽省周边的7个省份（山东、河北、湖南、河南、湖北、江西、陕西）2010年以来最近一次集中招标（包括基本药物招标和非基本药物招标）的中标价格，安徽省2012年县级医院药品集中采购的中标价格，及社会药店同厂家、同剂型、同规格、同包装、同效期药品的零售价格，作为采购参考价。参考的中标价，若之后国家发展改革委或安徽省物价局进行了价格上调，则按上调幅度相应调整参考限价；物价上调后产生的中标参考价不作调整。

（四）公立医疗机构药品耗材设备带量采购

2015年，为配合城市公立医院改革，安徽省出台公立医疗机构药品耗材设备带量采购意见。2018年以来，安徽省以创新药品、耗材、设备集中采购方式为突破口，坚持"带量采购、量价挂钩、招采合一"，压缩流通环节的不合理费用，降低药品耗材虚高价格。尤其在高值医用耗材领域，通过进一步优化医用耗材集中采购制度设计，完善招标采购规则，坚持"一品一策"，创新建立"医院报量、临床评价、带量集采、量价挂钩"的集中采购工作机制，形成了医用耗材集中带量采购的"安徽模式"。

1. 在高值医用耗材上用"组套分组法"实现"破冰"

受制于医用耗材无统一的行业标准和产品编码，产品之间难以比质比价，无法形成行业深度竞争，相关企业维护着自己的销售渠道，高值耗材价格虚高问题像一块难以打破的"坚冰"。2019年7月，安徽省以骨科植入（脊柱）类、眼科（人工晶体）类为突破口，探索高值耗材集中带量采购。

采取"组套分组法"，破解耗材无标准无编码难题。以临床需求为导向，对相关部位手术所需耗材组件分类组合，形成各种常见脊柱术式耗材"组套"，用于比价竞争。企业必须接受单个组套内全部组件的入围价，才能参加本组套谈判产品的谈判议价，从而实现了组套产品整体降价，避免了"主件降价辅件涨"。

依托权威专家谈判，破解信息不对称难题。从医疗机构抽取15名骨科、眼科权威专家组成3个谈判小组，在全面梳理产品全国最低价、实际采购价和出厂价的基础上，建立"分层比质比价法"，按照国产、进口分层，按一线品牌、二线品牌比质量、比价格，形成合理评价体系，由专家据此与企业谈判。

强化带量采购约束，破解招标采购分离难题。由省属公立医疗机构组成带量采购谈判议价联合体，将分散在18家省属医院的骨科植入（脊柱）类和眼科（人工晶体）类耗材使用量集中起来，与企业进行谈判。同时，明确谈判成功产品的采购量不得低于2018年度的80%，真正实现"以量换价、量价挂钩、招采合一"。

健全分配激励机制，破解利益冲突难题。省医保、财政等部门制订了利益分配机制，将带量采购谈判议价节约资金的50%用于降低耗材结算价格，减轻患者负担，减少医保基金支出；50%用于激励省属公立医疗机构，提升医院采购动力，促进临床合理使用；对谈判不成功的62个产品，其中54个产品由原集中交易目录转入备案交易目录管理，8个原备案目录内产品纳入重点监控，让中选产品获得稳定的市场预期。

优化营商环境，破解企业负担过重的难题。明确规定严禁耗材进入医院后二次议价，以减轻企业负担。同时，简化采购程序，优先保障临床使用，医院应在到货验收合格后的90天内支付货款，降低企业财务成本，实行医保基金专项预付，支持医院及时向企业回款。

2. 在常用未过评药品上用"整类谈判法"实现"破堤"

未通过一致性评价药品价差过大的问题，一直困扰着医院、患者及医保部门。一些非过评药规格相同，厂家不同，价差竟达几十倍，形成了高居不下的价格"堤坝"。没有一致性评价，大量国产仿制药的质量和疗效无法统一尺度去衡量，进而无法开展同质竞争。

在深化医保制度改革的洪流面前，没有冲不破的藩篱和"堤坝"。2019年初，安徽省医疗保障局谋划省属公立医疗机构药品集中带量采购工作，选取头孢菌素类药品开展省级带量采购谈判议价。针对未过评药品"质杂价乱"的特点，安徽创新三套采购机制。

一是选取相同药理功效的整类药品实行"整类谈判"。按"既有品规既有用量"遴选谈判药品，对头孢菌素类药品，选取临床常用的67个产品整类别实施采购，避免单药品采购竞争性弱、替代性差的问题，最终29个产品中选（其中，国产产品21个、进口产品8个）。既能充分保障临床需要，又可以避免"采而不谈""谈而不采"现象的发生。

二是科学设定药品质量层次。组织临床专家将拟采购药品细化为高、中、低3种质量层次的12个质量类型，结合不同产品市场最低价，形成产品质量分层与市场价格综合评价体系，在竞争机制中发现真实价格，而不是"一刀切"砍价。据统计，头孢菌素类29种谈判成功品中，8种为国际一线品牌的进口（合资）药品，占27.6%。余21种国产品中，6种为一类质量层次药品、9种为西药50强企业药品，即21种国产药中15种为高质量层次药品，完全能够满足患者全方位的用药需求。

三是综合配套政策保障到位。在推动医药带量采购结果落地上，安徽省始终做到让医院有动力"采"，让企业放心"供"。安徽省开辟中选药品优享进院"绿色通道"，畅通医疗机构采购渠道，严格落实医疗机构采购量，并将不参加谈判或谈判不成功的药品列入监测预警目录，超量即预警。同时，建立医疗机构合理补偿激励机制，对于谈判成功的药品，按照节约资金的40%用于激励省属公立医疗机构的原则，合理制定医保支付标准，促进临床医务人员合理用药，提高医疗机构中选药品采购使用的积极性。

3. 在临床检验试剂上用"三轮降价法"实现"破圈"

临床检验试剂价格长期高位运行，流通环节乱象丛生。受制于品类复杂、分类不清等原因，尤其是"专机专用"型采购模式将设备销售与试剂招标捆绑，造成临床检验试剂集中采购难度系数较大，一直是医药招标采购领域的难点和"禁区"。

安徽省坚持招标采购改革无禁区，勇闯深水区，创新招标采购方式，通过"三轮降价法"，引导试剂价格回归合理水平，切断流通使用环节的灰色利益链，铲除滋生腐败的土壤，净化流通环境和行业生态，减轻群众看病就医负担。

一是以量划杠，筛选谈判产品。以省医药集中采购平台2020年实际采购量为依据，分别选取 5 大类占同一目录采购金额前 70% 以上的产品，作为入选谈判议价的"门槛"，既兼顾当前医院在用的主流产品，保证临床使用习惯，又防止市场份额较小、临床评价不高的同类产品入选目录，恶意降价抢占市场，导致"劣币驱逐良币"。

二是逐轮降价，挤除虚高"水分"。第一轮，采集市场价。收集相关产品的全国省一级销售中标价、挂网限价以及带量采购价的最低价、全省公立医院实际采购价等情况，形成一个降价预期。第二轮，专家内部评价。发挥专家的专业优势，把握合理比价关系，按照产品不同质量层次，差异化设定降幅，确定入围谈判价。企业要书面确定接受入围价才有谈判资格，以实现一个初步降幅。第三轮，双方谈判议价。专家组根据不同企业产品的特点，结合临床经验，对产品质量和服务综合判断，与企业代表开展谈判议价，通过平等、自愿协商，确定中选价。通过"逐轮降价"的模式，进一步理顺临床检验试剂价格形成机制。

三是突出重点，破解行业痼疾。针对临床检验试剂采购中"专机专用"的难题。首先，保持稳定性。注重保持试剂品牌齐整度和覆盖面，集中采购过程中确保实现同质量层次、同检验功能、同价格水平的产品能相互补充替代。其次，设置过渡期。对医疗机构执行中选结果设置 3 个月的考核过渡期，确保医院新、旧试剂产品有序切换，过渡平稳。再次，适当留空间。对集中带量采购剩余用量，允许医疗机构根据临床需求，在省医药集中采购平台采购价格适宜的非中选产品，避免非中选产品存量设备资源浪费。

4. 在大型设备上用"三分一合法"实现"破防"

大型医用设备资金投入量大、运行成本高、使用技术复杂，直接关系医疗服务成本，对卫生费用增长影响较大，大型医用设备招标采购一直是改革深水区的难题。2014 年 10 月，安徽省在全国率先对医用设备实行分级分类集中采购，除甲类设备仍按规定由国家卫生计生委统一组织采购外，乙类大型医用设备及 200 万元以上的由省组织集中采购，50 万～200 万元的设备由市组织集中采购，50 万元以下的设备由市根据实际情况制订采购方案。安徽省医疗保障局成立后，探索实行"产品分层、医院分级、项目分包、价采合一"的"三分一合"集中招标采购模式，进一步破解大型医用设备招标采购难题。

一是产品细化分层。为解决大型医用设备缺少国家统一质量评判标准的问题，组织专家根据不同医用设备的关键技术参数开展性能评判，划分质量技术层次，实行"同质竞争"。

二是医院合理分级。对医院提出的采购需求，按照各医院规模级别、功能需求、技术能力，更好保障人民群众需求等因素进行综合考虑，合理明确采购等级。

三是项目科学分包。在产品分层、医院分级的基础上，根据采购单位购置预算、功能需求，组织专家对产品层级和医院需求等级进行匹配，合理区分不同采购包之间的技术层次。设置分包时最大化考虑需求共性，尽可能集中包数，实现以量换价。

四是探索"价采合一"。配套推进医疗服务价格改革，力求让集中采购降价成果惠及于民。合理制订、调整相关服务价格和医保支付标准，引导医疗机构合理配置大型医用设备，实现集中招标采购与项目定价、支付标准"价采合一"。

三、取得成效

（一）药品、高值医用耗材价格下降明显

2010年，安徽省对《国家基本药物目录》《安徽省基层医疗卫生机构基本药物补充药品采购目录》内药品开展省级集中招标，中标的国家基本药物与国家指导价相比平均下降52.8%；省补充药品与国家指导价相比平均下降51.7%。2012年，安徽省制订《2012年安徽省县级公立医院药品集中采购目录》，并对目录内药品实行省集中招标采购，中标药品价格与国家指导价相比平均下降36.6%，据测算，一年可减少群众看病用药负担6.4亿元。2014年，安徽省制定了《安徽省公立医疗机构基本用药目录（2014年版）》，并启动招标，实现了从村卫生室到省级医院等5级公立医疗机构基本用药集中采购"全覆盖"，中标药品价格与国家指导价相比平均降幅达42.2%。省招标后，16个市和省级医院组成联合体，开展药品联合带量采购，最终药品采购价格在省级医保支付参考价（省级集中采购中标价格）的基础上平均降价15%，群众用药负担进一步降低。

2018年以来，安徽省先后5次开展药品、耗材集中带量采购谈判议价。2018年底，创新建立"17 + 13 + X"种抗癌药降价惠民机制，在落实国家谈判的17种抗癌药降价政策的同时，又针对本省使用量大的抗癌药实施带量专项采购，成功完成了13种抗癌药谈判议价，价格平均降幅达39.52%。

安徽省在全国率先破解高值医用耗材招标采购难题。2019年7月和2020年8月，先后开展高值医用耗材集中带量采购"破冰"行动，通过"以量化杠、带量采购、组套谈判、四步降价"的四位一体采购模式，进一步理顺高值医用耗材价格形成机制，骨科植入（脊柱）类、眼科（人工晶体）类、240个骨科关节类、82个心脏起搏器类耗材产品分别平均降价53.40%、20.50%、81.97%、46.75%。

2021年，安徽省扩展骨科植入（脊柱）类、眼科（人工晶体）类集中采购范围，眼科（人工晶体）类产品90个产品中选，与历史采购价相比，平均降幅52.6%，最高降幅84.23%，执行后年节约资金可达1.24亿元，骨科植入（脊柱）类57个组套（涉及853个产品）中选，中选产品与类别参考价相比，平均降幅为75%，经测算，年节约资金约2.95亿元。

2019年12月和2020年10月，针对大量未通过一致性评价药品价差过大的问题，又在全国率先探索开展未过一致性评价常用药品集中带量采购"破浪"行动，29种临床常用头孢菌素类药品平均降价35.74%，6种抗癌药品平均降幅32.37%；涵盖呼吸系统用药、抗酸药、肝胆疾病用药及医学影像对比剂等4类药品60个产品，平均降幅50.26%。通过开展药品耗材集中带量采购，打破了药品耗材流通领域多年形成的价格"坚冰"，每年约为参保患者和医保基金结余20.23亿元。

2021年8月25日，安徽省临床检验试剂集中带量采购谈判议价工作圆满收官，88个产品谈判议价成功，价格平均降幅47.02%，按纳入本次集中采购范围产品2020年度采购金额测算，医疗机构年可节约采购资金1.73亿元，有效地挤压了临床检验试剂的虚高价格，净化了流通环境和行业生态，突破了检验试剂流通环节的利益"圈子"。

2021年以来，安徽省乙类大型医用设备采购总金额达5.3亿元，与医院预算采购价相比，节约近2.6亿元，节资率达33%。同时，集中采购设备的中标价格不断走低，医院采购的性价比越来越高。例如：2021年集中采购的1.5T磁共振扫描仪单价首次跌破300万元，3.0T磁共振扫描仪单价首次跌破600万元。中标结果呈现"一升两降一改善"的局面（国产中标比提升；设备降价，企业降成本；营商环境改善），贯彻新发展理念，构建新发展格局，取得阶段性成效，招标采购改革成果普惠多方。

（二）购销得到规范，药品质量和供应更有保障

实行省级统一集中招标采购，既降低了虚高的药价，也规范了药品生产经营企业和医疗卫生机构的药品购销行为。通过投标资质准入、投标资料审核、签订购销合同、保障市场份额、网上采购药品、国库支付药款等方法，促使药品企业保证药品的质量和足额供应、及时配送，促使医疗卫生机构通过正规渠道采购合格药品，避免了假药、劣药和失效过期等不合格药品进入医疗卫生机构，同时也减少了药品购销中的不正之风。

（三）用药习惯改善，医药服务质量不断提高

通过确定药品用药目录和使用原则，通过招标时确定的具体品种和剂型及规格，通过加强合理用药宣传培训，通过切断药品收入与医疗卫生机构的利益链条等措施，逐步提高了基本药物和基本药物制度的认识，促使医疗卫生机构把精力转移到提升医药技术服务水平和公共卫生服务水平上来，优先配备和合理使用基本药物，避免开大处方、开贵重药和药物滥用现象，引导群众克服贪新求贵等不良用药习惯，降低不合理用药的安全风险，同时也有利于破解长期形成的"以药补医"机制，优化基层医疗卫生机构的收入结构。

四、特色亮点

（一）落实采购数量，稳定销量预期，让企业吃下"定心丸"

纳入招标采购目录内的产品，参考中选产品的上年度同期采购量，由公立医疗机构与中选企业签订带量购销合同，年采购量不低于上年度同期采购量的70%～80%，并确保一年内完成年采购任务量。

（二）保障产品供应，做到"价格挤水分，质量不打折"

落实中选企业作为保障质量和供应的第一责任人。坚持"两票制"，鼓励"一票制"，进一步降低流通成本，中选企业可直接配送，也可委托有配送能力、信誉度好的经营企业配送。对不按合同供货、不能保证质量和供应等情况，纳入省、市级集中采购不良记录名单。

（三）开辟绿色通道，临床优先使用

公立医疗机构应根据临床需求，简化采购程序，优先采购使用谈判成功产品，确保完成合同用量。对执行合同不力的公立医疗机构，医疗保障部门将对其主要负责人进行约谈。

（四）保证按时回款，降低交易成本

督促公立医疗机构落实货款结算第一责任人责任，按合同约定与企业及时结算，公立医疗机构自中选产品交货验收入库并取得发票之日起，应在90天内支付货款。

（五）严禁二次议价

省医药集中采购平台对中选产品设立单独采购交易模块，并进行标注标识，公立医疗机构对中选产品必须网上采购，按照带量采购谈判价实行零差率销售，不得进行"二次议价"。

（六）实行医保基金单项预算和专项预付

医保经办机构在年度医保基金清算时，对合规使用中选产品造成定点医疗机构医疗费用合理超支部分，医保基金可予以适度分担；在制订定点医疗机构年度住院付费总额控制方案时，对上一年度带量采购使用量，按一定比例增加预算额。在拨付医保基金时，对因采购中选产品增加的医保基金预算额可一次性预付。

（七）单病种付费定额费用不变

原则上对于纳入单病种付费的病种，在合规使用中选产品时，付费定额不变；并适时优化调整过低的单病种付费定额及医疗服务价格。

（八）集中采购节约医保资金的使用

为切实发挥结余留用政策的激励导向作用，提升医疗机构和医务人员参与改革的积极性，省医疗保障局明确结余留用政策，规定定点医疗机构应完善内部考核办法，根据考核结果分配结余留用资金，主要用于相关人员的绩效，激励其合理用药、优先使用中选产品。

五、经验与启示

（一）坚持以人民为中心

安徽医改所走过的路，就是深入贯彻党中央、国务院深化医药卫生体制改革决定的路，就是认真履行政府以民生为本的职责之路，就是积极探索解决人民群众对卫生健康基本需求的路。建立医保制度框架下的省级集中采购机制是一项全新的探索，没有先例可循。安徽省委、省政府之所以面对复杂矛盾和压力，下决心进行改革，来推动建立基本药物制度，一是党中央、国务院文件指明了方向，按照"保基本、强基层、建机制"的要求去做，就不会偏离方向；二是源于深入的调查研究，掌握了医疗卫生机构的真实情况，为科学决策奠定了基础；三是为中国人民谋幸福，为中华民族谋复兴的历史责任感和实现共同富裕的崇高追求。

（二）创新招标采购机制

机制创新是改革的中心环节，也是坚持不懈深化改革和可持续发展的不竭动力。故此，医改越深化越要重视机制创新。一是带量采购。组成1个省属医院及16个市药品和医用耗材采购联合体，以一体化的集中采购取代碎片化的分散采购，通过带量采购合同约定采购量、临床优先使用等措施，充分发挥带量采购谈判议价的"团购"效应，稳定企业销量预期，以量换价。二是招采合一。对谈判成功的产品，医院必须在网上采购，便于监督考核，同时采购量不得低于上年度该产品的80%，对执行合同不力的医疗机构，省医疗保障局约谈其主要负责人，真正实现"量价挂钩、招采合一"。解决过去"大招标"模式只招价格不带量、量价脱钩、招采分离的弊端。三是平台采购。医保部门充分发挥搭平台、促对接的作用，让供需双方直接面对面；充分发挥市场在资源配置中的决定性作用，挤去销售流通环节不合理的费用，从源头上保障药品耗材的质量和供应。在确保防范垄断和供应风险的前提下，通过优化完善采购规则，公开、阳光的竞争，实现药品、耗材价格回归合理水平。

（三）坚持协同推进"三医"联动

"三医"联动是中国医保改革的基本方略。安徽省组织药品、高值医用耗材集中采购改革的实践再次证明，坚持不懈、协同推进"三医"联动是新阶段构建医改新格局的关键一招。安徽省开展的药品、高值医用耗材集中采购改革，充分认识新阶段医改具有整体性、系统性、协同性的特质，不同于早期省级药品集中采购，可以单项突破，而新阶段医改任何一项改革，如果"孤军深入"，都难以"独善其身"。深刻把握新阶段医改的路径选择和工作要求，是将改革的"总体框架"具体化、实操化、标准化、机制化，化解"三医"联动中的盲点和堵点，破除深化医改新的阻力和约束，以实现改革目标。安徽省医保部门主动作为、牵头组织，省卫生健康委、省药品监督管理局、省经济和信息化厅等部门协同配合，根据各自的职能尽职尽责地为同一个中心任务通力合作。

（四）推动市场和政府更好结合

安徽省开展的集中采购机制创新，摒弃了以往一些政府部门越俎代庖、包揽过多，排斥抗拒市场机制、压抑束缚企业活力的做法，正确认识和处理政府与市场的关系，推动市场和政府更好结合的结果。充分地发挥政府在医保中的主导作用，以"购买方"的角色，联合医疗机构，定规则、建机制，甩掉虚高"水分"，理顺价格体系，治理过度使用。

共建共享破解编制难题
凝心聚力激发人才活力
——安徽省公立医院编制周转池制度改革案例

摘要：编制作为重要的执政资源和发展要素，是事业单位统一的管理手段，决定了事业单位法定用人规模以及依附于编制的各种待遇。公立医院编制是稳定和吸引医务人员、保障公立医院稳定发展的关键要素，是国家满足人民医疗卫生服务需求的重要制度保证。公立医院编制存在总量不足、结构不优的问题，编制只减不增与事业发展刚性需求之间的矛盾，"一定终身、存量不活""空编不用、无编可用""一管就死、一放就乱"的管理模式对公立医院的改革发展以及编制管理提出新的课题。安徽省借用金融存贷理念，形成了以编制周转池制度破解编制资源配置困境的基本思路，通过改革，激发编制在人才队伍建设中的导向和激励作用，探索形成统筹使用各类编制资源的"安徽方案"。

一、改革背景

编制对于吸引人才、留住人才具有一定的正激励作用。中央要求，统筹使用各类编制资源要把握"严控总量、统筹使用、有减有增、动态平衡、保证重点、服务发展"的基本原则。将人员编制总额控制在 2012 年底统计数以内难度较大，更难的是如何盘活存量，保障人民群众日益增长的公益服务需求。

从安徽省的情况看，全省教育、卫生等民生领域事业单位人员编制短缺的矛盾十分突出。截至 2016 年 7 月，公立医院床位数与编制比平均不足 1∶0.45，与国家公立医院编制标准有较大差距。部分医院多年来规模成倍数扩张，编制却"岿然不动"，少数医院已超 30 年未重新核定过编制。

为全面准确贯彻落实中央决策部署，既守住总量不增，又要满足事业发展的刚性需求，安徽省全面深入分析全省编制近 10 年的总量变化及使用等情况，剖析教育、医疗等行业单位的突出矛盾，对全省编制资源配置问题进行了深入分析，编制需求过大是长期以来服务保障没跟上、问题日积月累的结果，具体表现在"三个不单纯"。一是不单纯总量不足、存量不活问题突出，"无编可用"与"有编不用"情况并存。全省公立医院事业编制总量中，常态化空编数量可观，按照现行编制配备标准，足以满足医院专业技术人员用编缺口，却长期闲置。二是不单纯是需求过大，更多的是服务不够问题，"一定终身"和"资源固化"的情况严重。公立医院床位规模迅速增长，但编制保障跟不上，甚至存在长期未增加的情况，导致部分医院由于在编人员比例越来越小，为保证同岗同酬，按照"大数法则"，自行去编制化管理。三是不单纯是供给不足，更多的是结构不优问题，"粗放管理"和"重管轻用"的情况突出。一方面，公立医院存量编制分散，刚性收回矛盾较大，加上编制分级管理、收回的编制也难以全省统筹解决重点问题，动态调整的力度和成效十分有限；另一方面，虽然在公立医院大力推进后勤服务社会化，但工勤编制仍占有一定比例，部分医院很多专业技术人员不能入编，却有部分从事一般后勤服务的人员难以从编制管理中退出来。"资源不活、服务不力、投放不准"导致编制资源部门化、存量编制碎片化、编制管理粗放化，这些问题迫切需要在"活化"资源、主动服务和精准投放上下功夫。

安徽省是首批综合医改试点省，公立医院的发展迫切地需要编制资源的支撑保障，必须改变编制资源部门化、存量编制碎片化、编制管理粗放化的现状，解决资源不活、服务不优、投放不准的问题，在活化编制资源、主动提供服务和精准提供保障上下功夫。

二、改革举措

安徽省把找准编制管理突出问题根源作为解决问题的切入点，剖析矛盾，深入分析，明确存在总量不足、存量不活的问题，"无编可用"与"有编不用"的情况并存。全省近 110 万事业编制，2012—2017 年常态空编 15 万多名，按照现行标准全省高校专任教师缺编 1 万名，全省公立医院卫生专业技术人员缺编 6 万名，余缺相抵后仍有 8 万名空编。在深入分析论证的基础上，安徽省活用金融存贷理念，建立"编制银行"，形成了以编制周转池制度破解编制资源配置困境的基本思路：在不改变各单位编制所有权的前提下，将编制所有权与使用权分离，依托机构编制管理大数据平台，统筹长期闲置的空编使用权，建立"周转池"（相当于"存款"），向教育、卫生等急需行业投放（相当于"贷款"），专门用于保障专业技术人员。

（一）在来源上依靠机构编制大数据平台，统筹全省存量编制

以机构编制管理大数据平台为依托，打破行政层级和行业部门间的编制壁垒，在"云"端整合编制资源。经省编委会研究，以全省常态化空余事业编制作为资源库，结合本科高校、公立医院编制配备行业标准，在全省空余编制总量中统筹9万名空编，建立编制周转池，其中高校周转池规模1万名、公立医院周转池规模6万名、中小学教职工周转池规模2万名。

（二）在管理上建立全省统筹工作机制，确保落实总量控制要求

坚持省级统筹原则，实行统一领导、统一调度、统一使用和精细化管理，既确保形成规模效应，又确保总量不超基数、人员不超编制（"双不超"）。明确各地不得自行建立周转池，必须按照省里统一部署开展工作。根据事业发展需要向重点领域倾斜，严控职能弱化领域的编制使用计划，为统筹使用编制资源创造条件。

（三）在投放上坚持重点保障，提高编制使用效益

统筹的编制重点用于保障矛盾突出的医疗、教育两大领域。在保障对象上，不是所有的岗位纳入周转池编制保障范围，而是向关键岗位精准投放，编制使用的整体效益得以提升。在本科高校，按照"一校一策"原则建立用编进人标准；在公立医院，按照"一院一策"原则建立用编进人标准，将周转池编制专门用于医疗卫生专业技术人员和骨干护理人员。

（四）在配置上坚持动态调整周转使用，严防资源再度固化

周转池事业编制周转期为3年，3年期满，由编制部门会同有关部门进行绩效评估，并据此确定周转池制度的进退存废，确有需要的，可重新核定周转池事业编制规模，保证周转池事业编制能放能收。

（五）在方法上坚持积极稳妥，真正发挥编制周转池带来的实在效果

安徽省经过试点再全面推开，一是坚持"公开公正"。在公立医院编制周转池制度实施工作中，在落实公立医院用人自主权的基础上，要求公立医院严格执行"三重一大"决策制度，实行科学决策，民主决策。各公立医院均制订了实施方案，明确并公布了入编的标准和程序，做到了"一把尺子量到底"，每一位人员纳入编制管理均需经人员所在科室、医院职能部门、医院人事部门、医院纪检部门四层审核把关，并进行公示后提交医院党委会议研究。二是坚持"一院一策"。在指导公立医院制订编制周转池制度实施方案时，要求各医院充分征求和吸纳一线医务人员的意见，紧密结合单位实际设置入编程序和条件，高效稳妥地推进了编制周转池制度的实施。三是坚持"分期分批"。在推进编制周转池制度的实施过程中，优先把公立医院高学历、高层次的人才先行纳入编制管理，对于资格条件有争议的、涉及信访举报的、存在历史遗留问题等情形的暂时缓一缓，以确保不影响改革的整体进程（图1）。

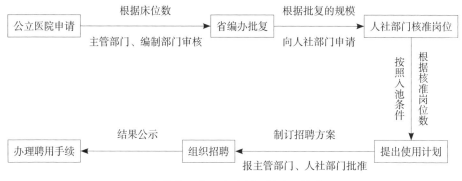

图1　安徽省公立医院编制周转池工作流程图

三、制度和政策环境

在政策上坚持综合配套，有效地发挥编制在人才队伍建设中的基础引领作用。安徽省将编制周转池作为一个制度体系来谋划建设，而不是简单增加编制。编制周转池制度主要政策文件由安徽省机构编制委员会办公室（简称"省编办"）牵头，会同省委组织部、省人力资源和社会保障厅、省财政

厅，以及教育、卫生等部门共同印发，同步明确人员管理、岗位设置、职称评定、财政保障、社会保障等政策。使用周转池编制人员为所在单位的在编人员，落实相关单位在编人员职称评定、财政保障、社会保障制度；周转池编制纳入岗位设置编制基数，人力资源和社会保障部门根据核定的周转池编制数增加岗位。

公立医院编制周转池制度，着眼于解决公立医院"缺编、缺岗、缺自主"的"三缺"问题，确立了"1351"制度构架，即"明确1个功能定位、构建3个池子保障、打通5种用人渠道、实现1个目标"。"1个功能定位"就是明确公立医院坚持公益性、兼顾社会化的功能定位；"3个池子保障"就是建立统筹存量编制的周转池、单位自有编制的自建池、社会化用人的控制员额池；"5种用人渠道"就是选人用人的绿色通道、公开招聘、预聘培养、自主聘用和服务外包；"1个目标"就是实现公立医院管理规范和用人自主。

四、取得的结果、实效、影响

安徽省公立医院编制周转池制度，已覆盖200家公立医院，核定周转池编制6万名，核定社会化用人员额6.6万名。编制周转池制度实行以来，为贯彻落实统筹使用各类编制资源探索了路径，改革成效逐渐显现。已建立周转池制度的公立医院床位与编制比达到1∶0.82、床位与人员比达到1∶1.24，基本满足了医院医疗服务发展的需求。

阜阳市24家公立医院中已有22家纳入编制周转池制度管理，共核定编制16 900名，其中周转池编制9 641名，目前已使用周转池编制3 462名，占比36%。阜阳市直5家公立医院共获批2 448个周转池编制，1 260名社会化用人已纳入编制管理。阜阳市公立医院编制周转池制度的实施，满足了高层次卫生健康人才的编制需求，有效促进了公立医院"人才引得进来、留得下去"的良好局面。以阜阳市第三人民医院为例，由于受到编制短缺的影响，多年来未引进到高水平的精神专科人才，在2019年，编制周转池制度实施后，"入编"提升了招聘岗位的吸引力，招聘到了多名硕士研究生，并且引进了1名精神卫生专业博士和1名精神科主任医师，这样的人才引进力度在编制周转池制度实施前是不存在的。

五、思考与启示

强化机构编制管理的刚性约束，必须坚决把编制总量控制在中央规定的规模内；但又不能简单片面理解"总量控制"的要求，忽视优化资源配置，影响事业发展。安徽的编制周转池制度立足省情，通过创新管理，化解了编制总量控制和刚性需求之间的矛盾，形成了统筹使用各类编制资源的"安徽方案"，具有较强的启发借鉴意义和推广价值。

（一）实现编制保障与社会化保障相结合

按照事业单位分类标准，公立医院是政府举办的面向社会提供非营利医疗公益服务的单位，属公益二类事业单位，因此公益属性是其基本特征。考虑公立医院的实际运行状况，可通过提供差异化的医疗服务参与市场配置资源，社会化是其职能中不可或缺的部分，原有的编制保障方式不能有效地反映公立医院的职能属性和运行特点。一方面，编制保障的缺位、社会化用人比例过大，导致公立医院更趋向于自我保障、自我发展，存在一定的逐利性；另一方面，医院的收入又依靠医疗服务转化而来，传统的"全员保障"的医院编制保障方式既不利于一般性服务的社会化，又容易导致激励作用的弱化，增加医院用人成本。编制周转池制度围绕坚持公益性兼顾社会化的公立医院基本功能定位，建立与其相对应的编制和社会化用人相结合的保障模式，新增周转池编制重点保障医疗卫生专业技术骨干人员，一般性服务和后勤事务采取社会化的方式提供，既坚持公益性的主体地位，又引入市场因素，为公立医院提供管用有效的人员编制保障。

（二）激发公立医院人才队伍活力

公立医院编制总量不足、用人管理不规范、用人自主权缺失等问题，单纯增加编制并不能"对症下药"。编制周转池从合理控制医院规模入手，确立了"编制＋员额"的医院规模总量控制新模式，较好地适应了医院的功能定位、长期发展和规模控制的综合需要。随着经济社会的发展，人民群众的卫生健康需求逐步释放，公立医院规模快速增长，编制和人才瓶颈等问题日益显现，多种问题交织叠加，既有远虑更有近忧；与编制紧密相连的中、高级岗位短缺，部分符合条件的专业技术人员晋升通道不畅，人心不稳、人才流失等问题困扰很多医院，导致以人才为根本的医院发展后劲乏力；同时，大量医疗卫生专业技术人员得不到编制保障，职业发展空间受限，职业归属感不强，心理落差较大，加大了医院管理难度。另外，多种用人形式管理不规范，相关保障制度不配套衔接，存在政策隐患，影响了公立医院的可持续发展。公立医院编制周转池制度通过精准投放周转池编制，有效地增加医疗卫生专业技术编制供给，给育才、引才提供了空间，人力资源和社会保障部门同步扩大岗位设置基数，相应增加高、中级专业技术岗位，有效地拓宽了专业技术人员的晋升通道。同时，通过建立"一院一策"的用编人才标准和贯通编内编外的用人机制，营造了规范有序、公平公正的人才环境，为游离于体制外的社会化用人创造了均等的发展机会，激发了社会化用人自我提升的内生动力，激活了公立医院人才培养成长机制。

（三）解决政策衔接问题

随着事业单位分类改革的不断深入，公益类事业单位人事管理、财务管理、工资管理、社保改革等政策文件陆续出台，基本确立以编制管理为前提的事业单位相关管理政策体系。如国家机关事业单位养老保险制度明确规定，事业单位在编人员建立事业单位养老保险。如何在现行政策框架内依法合规解决公立医院社会化用人的养老保险问题成为一个必须正视的现实问题。随着医院在编人员减少，医院领导人员的选配也成为不可忽视的问题，此外诸如人才流动等问题也日益显现。公立医院编制周转池制度，为社会化用人创造了纳入编制管理的机会，依法合规地解决了上述政策措施的衔接问题，为深化事业单位分类改革和医药卫生体制改革，推进公立医院平稳有序发展提供了重要的基础性支撑。

编制周转池制度对于保持公立医院的公益性，补社会民生短板起到积极作用，如在这次抗击新冠肺炎疫情斗争中，将优秀抗疫医护人员转入编制周转池，起到激励表彰作用，体现了中国的制度优势。

深化医保改革　统筹"三医"联动

——安徽省医保管理体制改革经验

摘要：在推进综合医改试点省的工作中，理顺医保管理体制是一块难啃的"硬骨头"，城镇职工医保和城镇居民医保由人力资源和社会保障部门主管；新农合由卫生部门管理，三种医保制度在建立初期面临的问题不完全相同，经过长期运行，各自都形成相对独立完整的筹资、报销待遇等政策体系。安徽省委、省政府主要领导高度重视，亲自谋划，在充分深入调研的基础上，2017年，在合肥、蚌埠、滁州三市启动医保管理体制改革试点，初步建立了层次清晰、管理统一、经办专业、上下联动的医保管理体制和工作机制，构建决策层、支持层、经办层、监督层的权力运行闭环体系，为国家医保管理体制改革提供"安徽经验"。2018年11月28日，安徽省医疗保障局挂牌成立后，主动承接职能划转，积极推进转隶工作，圆满完成"三定"任务，截至2019年6月底，初步建立全省医保管理新体制。

一、改革背景

医改离不开医保政策的支持，推进医改有利于保障基金安全和提高保障水平。新医改实施以来，安徽省按照政府主导、市场运作、管办分开、适度竞争的原则，充分发挥基本医疗保险的基础性作用，改革医保支付方式，加强管理服务能力。为贯彻落实《国务院关于整合城乡居民基本医疗保险制度的意见》（国发〔2016〕3号），安徽省相继制订出台《安徽省人民政府关于整合城乡居民基本医疗保险制度的实施意见》（皖政〔2016〕113号）和《关于印发〈安徽省城乡居民基本医疗保险"六统一"分项方案〉的通知》（皖医改办〔2017〕1号），对整合城乡居民基本医疗保险制度进行总体部署和分项安排，明确了时间表和路线图。

随着安徽省综合医改不断深化，基本医疗保险城乡分割、部门分割、政出多门的体制弊端日益凸显。为此，安徽省委、省政府下定决心将理顺医保管理体制、整合医保经办机构作为深化医改的突破口，统筹"三医"联动改革，把改革进行到底。积极组织第三方研究机构"走出去"调研，深入分析省内外各种改革模式的利弊。安徽省委、省政府主要负责同志多次召开专题会议和省政府常务会议、省委常委会议，多轮次研究审议改革方案，最终确定了"强化省级统筹、部分城市先行先试"的改革思路，制订出台《安徽省人民政府办公厅关于在合肥、蚌埠、滁州市开展医保管理体制改革试点工作的指导意见》（简称《指导意见》）、《安徽省人民政府办公厅关于成立省医疗保障管理委员会及其办公室的通知》，进一步明确理顺医保管理体制，整合医保经办机构的基本原则、改革目标、主要任务、路径措施和时间节点，突出医保在"三医"联动改革中的关键性杠杆作用，统筹推进医保管理体制改革与综合医改，探索建立具有安徽特色的医保管理体制。

二、改革路径

（一）医保管理体制改革试点和医疗保障局的组建

2017 年，安徽省确定了"强化省级统筹、部分城市先行先试"的改革思路。省级层面成立了省医疗保障管理委员会（简称"省医保委"）及其办公室（简称"省医保办"），统一基本医疗保险行政管理职能，统筹指导、协调推进全省医疗保障工作，促进"三医"联动，深化综合医改。省医保委主任由常务副省长兼任，相关副省长兼任第一副主任，成员单位由省直相关部门组成。省医保办设在省政府办公厅，相对独立运行，设主任、专职副主任各 1 名，分别选任正厅级、副厅级干部担任。为做实省医保办工作，在安徽省政府办公厅成立医保综合协调处，核定行政编制 9 名，具体承担省医保办工作。合肥、蚌埠、滁州 3 个试点市在市深化医药卫生体制改革领导小组的基础上，调整成立由市主要负责同志担任主任的市深化医药卫生体制改革委员会（简称"市医改委"），统筹综合医改决策，推动"三医"联动改革。其中，蚌埠市由市委书记和市长担任市医改委主任，合肥、滁州市均由市长担任市医改委主任。市医改委下设办公室（简称"市医改办"），为市医改委办事机构，设在市政府办公室，相对独立运行，设主任、专职副主任（副县级）各 1 名，并加挂市医保办（医保局）牌子，根据职责内设相关职能科室。

（二）整合医保管理职能

医改，改医院、改医生、改药品流通体制等，但关键还是要改政府。安徽医保管理体制改革敢于"刀刃向内""自我亮剑"，把分散在人力资源和社会保障、卫生、民政、物价等多个部门的职责整合起来，发挥"1+1＞2"的作用，真正实现了职能统、机构并、力量合。一是统职能。在省级层面，省医保委下设相对独立运行的省医保办，统一管理全省的医保工作。在3个试点市，强化了医疗保障决策和管理机构，成立了市医改委和市医改办，先行整合城镇居民基本医疗保险和新型农村合作医疗两项制度。在此基础上，鼓励和支持试点市将城镇职工基本医疗保险、城乡生育保险、药械集中采购与配送、城乡医疗救助、医疗服务和药品价格管理等职责统一交由市医改办承担，实行集中管理。试点市实现三大基本医疗保险、大病救助、生育保险、医疗救助、疾病应急救治等"七保合一"管理。二是并机构。3个试点市整合经办资源，成立了市级医保基金管理中心，实现医保经办体制"三保合一"，各市医保基金管理中心作为市政府所属的全额拨款事业单位，委托市财政局管理，承担保险基金的征缴、管理和支付等工作。滁州市在市级层面整合市医保中心和琅琊、南谯2区分属人力资源和社会保障、卫生部门的经办机构，建立新的市医保基金管理中心，进一步整合医保经办力量，优化资源配置。三是合力量。按照编随事走、人随编走的原则，3个试点市均从卫生、人力资源和社会保障、民政等部门抽调人员，组建市医改办、医保基金管理中心，实现由一个部门统一管理、一个机构统一经办，既方便了群众就医，又节约了医保管理运行成本。同时，城乡居民基本医疗保险制度实现了市级统筹，基金体量变大，抗风险能力提升，便于集中力量把好事办好。

（三）强化上下联动

安徽医保管理体制改革始终坚持省、市、县三级一体部署、一体整合、一体推进。3个试点市所辖县（市、区）参照市里的做法，同步改革了医保管理体制、调整完善了医改机构，并进一步明确县级医保管理和经办机构应当接受市医改办的指导和监督。滁州市为确保"改革最后一公里"落地生根，建立了《市医改领导小组成员单位联系指导县（市、区）改革试点工作制度》，强化对县区改革试点的指导。其他非试点地区也立足本地实际情况，积极主动探索，理顺医保管理体制、加大医保经办机构的整合力度。

（四）健全监督机制

3 个试点市均按照《指导意见》，划转了相关部门的监督职责，设立了市医改监督稽查局并与市医改办合署办公，监督检查内容涵盖医改政策执行、医保基金管理结算、药械采购和医疗服务价格，监督检查手段包括督查督办、受理投诉、调查处理。3 个市医改监督稽查局积极推进制度机制建设，研究制订监管规则，着力严明工作纪律、规范工作流程。滁州市探索把住院医疗费支付标准、药品说明书及应用时限、"三目"（药品目录、诊疗目录、耗材目录）等相关规章制度设计成固化程序，建立完整的审核系统，进一步控制不合理用药和滥用检查，促使医疗机构和医生规范医疗行为。建立强有力的监督机构，实现了制度设计闭合、权力运行的闭环。

（五）提升服务效能

3 个试点市紧扣"三医"联动，围绕统一政策待遇、基金管理、信息系统和就医结算等重点，推进城乡居民基本医疗保险制度市级统筹，系统推进医保支付方式改革，更好地保障参保人员权益、规范医疗服务行为、控制医疗费用的不合理增长。同时，推进"一站式"便捷服务，蚌埠市将市医保中心设在公共服务场所（市社保大厦），并将市农合中心、各区农合站以及医疗救助、大病保险经办机构同步搬迁至市医保中心集中办公、便民服务；所属各县在政务服务中心设立医保服务窗口，办理医保服务事项。乡（镇）、村通过政府购买服务方式，建立医保服务点、代办点。滁州市医保中心进驻行政服务大厅集中办公，为市民提供"一站式"便捷服务。

2017 年底，省级组建"一委一办一处"、市级组建"一委一办一中心"，2018 年 1 月 1 日按新体制运行。层次清晰、管理统一、经办专业、上下联动的医保管理体制和工作机制初步建立。

2018 年 11 月 28 日，安徽省医疗保障局正式挂牌成立，主动承接相关部门基本医疗保险、生育保险、新型农村合作医疗、医疗救助、药品和医疗服务价格管理、医疗保障综合协调等职责，统筹调度工作衔接，确保改革期间思想不乱、工作不断、队伍不散、干劲不减。按照转隶工作对接要求，与省直相关部门协调沟通，顺利完成人员转隶，实现集中办公。制订《安徽省医疗保障局职能配置、内设机构和人员编制规定》，内设办公室、规划财务和法规处、待遇保障处、医药服务管理处、医药价格和招标采购处、基金监管处和机关党委（人事处）共 7 个处室，部门职责和机构设定与国家总体保持一致、上下贯通。截至 2019 年 6 月底，全省 16 个市、105 个县（市、区）医疗保障局全部挂牌成立，下辖二级机构 139 个；共有行政编制 767 名，参公编制 270 名，其他事业编 2 198 名，初步建立全省医保管理新体制。

三、改革特色

安徽省医保管理体制改革试点文件，即《指导意见》"基本原则"部分，开宗明义第一条就是"层级清晰"，明确要求构建决策层、支持层、经办层、监督层，形成权力运行的闭环，深具安徽特色。

（一）决策层避免"叠床架屋"

涉及医改的重大决策，必须体现系统性、贯通性、权威性。为避免决策层重复设置、效率不高的问题，安徽省试点选择在医改领导小组的基础上调整成立省医改委，统筹"三医"联动改革，并充分发挥医保一头连供方一头连需方的关键性杠杆作用。

（二）支持层相对独立运行

安徽省医保管理体制改革坚持问题导向、目标导向，把改革的着力点聚焦在理顺医保管理体制和运行机制上，着力解决政出多门、多头管理的问题。考虑到医保改革牵头组织任务重、综合协调难度大，设在办公室（厅）有利于决策层面统筹谋划、指导协调更加顺畅，经过多套方案比选，最终选择将省医改办设置在办公室（厅），相对独立运行。

（三）经办层突出管办分开

安徽省试点方案中经办层的设计最大特色是管办分开，各市医保基金管理中心属于财政局下设的事业单位，有主管机构且与医改办错位设置。医改办、医保经办机构分设体现出制衡作用，有利于彰显医改办的客观公正性。

（四）监督层力促权力闭环运行

考虑到改革后管理、经办权责相对集中，急需加强廉政风险防范，安徽医保管理体制改革立足于打造权力运行的闭环，在制度设计中增加了监督层，3 个试点市均设立了市医改监督稽查局，并与市医改办合署办公，成为安徽医保管理体制改革的亮点之一。

四、改革成效

2017 年，合肥、蚌埠、滁州 3 市开展医保管理体制改革试点，2018 年完成省医疗保障局的组建，2019 年省内市、县医疗保障管理机构陆续组建，做法与中央关于医保机构改革方案的精神高度契合。在 28 个统筹地区，开展商业保险机构经办城乡居民基本医疗保险试点，试点已在面上推广。积极推进医保支付方式改革，在合肥、滁州 2 市探索开展 DRG 付费国家试点改革；在芜湖等 7 个市推进 DIP 付费试点；在肥西县等 11 个县开展基层医疗机构日间病床、中医适宜病种医保结算试点；多地开展"同病同保障"和紧密型城市医联体按人头总额预算付费试点；医保基金对县域医共体实行按人头总额预付，由牵头医院统筹管理。

（一）城乡居民医疗保障水平不断提高

从 2009 年建立城镇职工基本医疗保险起，到 2019 年整合统一城乡居民基本医疗保险，清理重复参保；截至 2020 年底，全省基本医疗保险参保人数 6 704.59 万人，参保率始终稳定在 95% 以上，基本实现应保尽保；在继续提高基本医疗保险参保率的基础上，医保筹资标准从 2010 年人均 120 元，提升到 2021 年人均 900 元，2020 年全省职工基本医疗保险住院实际报销比例为 76.29%；政策范围内报销比例为 84.81%。城乡居民基本医疗保险住院实际报销比例为 65.32%，政策范围内报销比例为 74.50%。建立"17 + 13 + X"抗癌药落地惠民新机制，将更多救命救急的好药纳入医保。在全面落实国家谈判的 17 种抗癌药政策的基础上，又针对本省患者使用量大的抗癌药实施带量专项采购，成功完成了 13 种抗癌药谈判议价，价格平均降幅达 39.52%。同时，创新建立"五确保、两考核"机制，推动"17 + 13 + X"抗癌药政策落实落地，每年为参保患者和医保基金节省约 4 400 万元，患者获得感显著增强。

（二）大病保险制度全面实施

2013 年起，安徽省省在 6 个市和 11 个县启动了城镇居民医保与新农合大病保险试点，对经基本医疗保险报销后，个人自付合规费用超过起付线的部分进行二次补报，缓解群众因病致贫、因病返贫的问题。全省所有市、县实现大病保险制度全覆盖，对建档立卡贫困人口实行"180"补偿政策，大病患者就医负担明显减轻。2019 年 5 月 16 日，《安徽省人民政府办公厅关于印发安徽省统一城乡居民基本医疗保险和大病保险保障待遇实施方案（试行）的通知》出台，安徽省医疗保障局配套制定《安徽省统一城乡居民基本医疗保险和大病保险保障待遇实施细则（试行）》《安徽省医疗保障局关于做好统一城乡居民基本医疗保险和大病保险保障待遇工作的通知》，举办统一城乡保障待遇培训，做好实施准备工作，确保做到既整合到位，又平稳过渡，实现医保制度公平可及，促进社会和谐稳定。积极指导安庆市深化长期护理保险试点工作。

（三）商业机构经办医保改革试点启动实施

为提高基本医疗保险经办科学化、规范化水平，安徽省在 28 个城乡居民基本医疗保险已并轨的统筹地区，引入商业保险机构经办城乡居民基本医疗保险事务。通过公开招标方式选出 6 家有资质的商业保险机构，28 个试点地区成立城乡居民基本医疗保险管理中心。

（四）实现"三保"目录合一，城乡基本医疗保险待遇更加公平普惠

医保制度建立以来就存在的城镇职工医保、城镇居民医保、新型农村合作医疗药品和医疗服务项目目录不统一问题，群众用药不一致、医生开药不

方便。2019 年 1 月 1 日，安徽省制订实施《安徽省基本医疗保险药品目录》《安徽省基本医疗保险医疗服务项目目录》，统一了"三保"的药品和医疗服务项目目录。新版医疗服务项目目录收载医疗服务项目 4 666 项，新版药品目录收载报销药品 2 885 个，其中农村参保居民用药范围增加 1 588 个，增幅为 122.5%；城镇参保居民用药范围增加 48 个，增幅为 1.7%，进一步扩大了参保患者受益面，让城乡居民基本医疗保险待遇更加公平、普惠。《安徽省统一城乡居民基本医疗保险和大病保险保障待遇实施方案（试行）》的出台，整合原城镇居民医保和新农合两种制度，统一城乡居民医疗保障待遇，解决长期以来的"同病不同保"问题。落实高血压、糖尿病门诊用药保障机制，提升管理服务水平，加强工作运行调度。

（五）医保支付方式改革不断完善

积极推进按病种付费、按总额预付、按床日付费等多种付费方式改革。新农合按病种付费范围逐年扩大，在 75 家县医院启动"临床路径＋病种付费"，制订 20 个专业 171 个病种临床路径表单，按病种付费患者占出院患者比例达 36%，位居全国前列，实际报销比例平均达 69%，比普通住院高 10 个百分点；5 所省级医院开展试点，将 51 组疾病列入按病种付费范围；实行差别化医保政策，合理拉开不同等级医疗机构住院起付标准和医保支付比例，引导常见病在县域内就诊，促进分级诊疗、双向转诊。实施长三角地区异地就医门诊费用直接结算。安徽省认真贯彻长三角一体化国家战略部署，选择马鞍山、滁州、六安、芜湖市开展试点，改造信息系统，开通与上海市的门诊双向直接结算，让群众在获得更多优质医疗资源的同时，免除跑腿垫资之忧。

（六）构建规范高效的运行机制

安徽省医疗保障局成立后，制定了党的建设、效能建设等 8 类 32 项管理制度，初步形成规范、高效的运行机制，做到了机构改革期间人心不散、工作不断、秩序不乱。制订重点工作任务清单，细化内容、量化目标、明确时限、明晰责任，实施清单管理、挂图作战；建立抓落实机制，建立工作台账，及时调度、跟踪问效，逐项对账销号，确保不拖不漏、不折不扣地贯彻落实；制发工作提示函，对重大政策和改革事项未能及时落实到位的情况，向市县政府、医疗保障部门发送工作提示函，推动各项重大决策部署有效落实；建立周碰头、月调度工作机制，通过周碰头、月调度，及时研究谋划工作推进措施，强化调度、提高效率，进一步压紧压实工作责任。

（七）积极开展打击欺诈骗保专项行动

按照国家医疗保障局统一部署，安徽省先后组织开展了打击欺诈骗保专项行动、"回头看"工作和"打击欺诈骗保维护基金安全集中宣传月"系列重大活动，形成对欺诈骗保行为的高压态势。坚持"公立民营一样查、大额小额一起查、所有线索一律查、机构人员一同处理"，重点对虚假宣传、以体检等名目诱导骗取参保人员住院，留存、盗刷、冒用参保人员社会保障卡等5类欺诈骗保行为实施严厉打击。采用交叉互查、飞行检查、智能监控审核等方式，将线索集中交办与重点督办结合，压实各级医保部门主体责任，打好组合拳，确保举报线索条条都查核、件件有回音。打击欺诈骗保成效彰显，医保基金"跑冒滴漏"乱象得到一定程度遏制。2019年，安徽省医保监管综合成效全国排第三名，2020年追回基金金额位列全国第七，医保基金监管信用体系建设中期评估位列全国第三。为推进打击欺诈骗保工作制度化、常态化，省医疗保障局先后制定了全省基本医疗保险定点医药机构服务协议统一范本、医保医师管理办法及实施细则，进一步规范医疗服务行为。通过优化支付方式、打击欺诈骗保等工作，全省医保基金支出增幅连续3年呈下降趋势。

（八）推进医保服务事项"跨省通办"

安徽省内参保信息变更、城乡居民基本医疗保险参保登记、基本医疗保险关系转移接续等政务服务事项，统一事项名称、统一申办材料、统一经办方式、统一经办流程、统一办理时限、统一服务标准进行规则统一。省直医保率先实现长三角地区医保关系转移接续"一网通办"，实现"让数据多跑路，群众不跑腿"。全面实现跨省异地就医备案"掌上办"。实现门诊费用跨省直接结算和异地就医备案无须"选定点"，最大程度方便参保居民。

五、改革经验

(一)抓重点谋划

发挥医保的关键性杠杆作用,统筹推动"三医"联动改革,深入系统谋划年重点工作,把深化医保管理体制改革、加快城乡居民医保制度整合、推进医保支付方式改革和强化全省医保业务系统平台建设顶层设计等作为重点,纳入安徽省综合医改重点工作及任务清单,实行清单管理,以期发挥政策的组合效应和叠加效应。

(二)抓调度督导

安徽省委、省政府领导多次过问督办医保管理体制改革试点工作,主持召开省医改医保工作专题会,要求3个试点市全面对照改革部署,加快推进试点工作,确保实现"七个到位"。省医保办积极采取每周问询、单月调度、双月督查、季度会商等办法,加强跟踪评估;省医保办领导及医保综合协调处分期分批前往县区医保管理和经办机构调查研究,了解督导改革"最后一公里"的落地情况,推动市、县两级按序时进度完成试点任务。

(三)抓机制建设

为确保医保管理体制改革平稳有序推进,安徽省医保办印发了《关于建立医疗保障统一政策制定工作机制的通知》,对省医保委成员单位及3个试点市出台的医保政策作出明确规定,建立了发文计划报备、一般文件会签、重要文件牵头组织制定、试点市文件备案等多种"统"的工作机制,从源头上保障安徽省基本医疗保险政策的统一性,防止政出多门。同时,印发省医保办工作制度,建立了试点工作联席会议、调研督查、沟通联络、专家咨询等工作机制。

(四)抓制度整合

为顺应城乡居民医保制度整合的需要,省医保办赴3个试点市及六安等地调研,制订工作方案,及时启动《安徽省基本医疗保险药品目录》和《安徽省基本医疗保险医疗服务项目目录》整合工作。借鉴兄弟省市医疗保障待遇整合经验，研究制订安徽省城乡居民医疗保险统筹补偿指导方案，逐步统一保障范围、支付类型和待遇标准。组织 3 个试点市医改办负责同志赴福建省和三明市开展医保业务系统平台建设专题调研，研究安徽省建设方案。安徽省医疗保障局成立后，实现了城镇职工医保、城镇居民医保、新型农村合作医疗药品和医疗服务项目目录的统一。

创新身份识别码　实现三个大转变

——通过"两卡制"做实基本公共卫生服务

　　摘要：国家基本公共卫生服务项目是促进基本公共卫生服务逐步均等化的重要内容，是深化医药卫生体制改革的重要工作。安徽省在深入推进基本公共卫生项目过程中，发现项目实施中居民获得感不强、基层卫生人员积极性不高。为有效解决上述两个问题，安徽省2018年初在全国创新实施基本公共卫生服务"两卡制"试点工作，通过"两卡制"运行，激发了村医工作积极性，主动参与国家基本公共卫生服务，实现"多劳多得、优劳优得"。同时，促进了医务人员和居民的沟通，使居民参与到自身健康管理中，大大增加了居民的参与感。实现基本公共卫生服务项目"三个转变"，即管理模式由"粗放型"向"精细型"转变，资金分配标准由"按常住人口数量"向"按实际工作量"转变，考核工作方式由"现场人工检查为主"向"系统数据分析为主"转变。

　　基本公共卫生服务逐步均等化是新一轮深化医改五项重点任务之一，国家基本公共卫生服务项目是促进基本公共卫生服务逐步均等化的重要内容，是政府针对当前城乡居民存在的主要健康问题，以儿童、孕产妇、老年人、慢性疾病患者为重点人群，面向全体居民免费提供的最基本的公共卫生服务。于2009年开始实施，至2021年底项目已增加至12大类45项，补助经费由人均15元增加至79元的标准，是惠及全人群的重大民生工程。为进一步提高资金使用效率，提升居民获得感，调动基层医务人员的积极性，安徽省在基本公共卫生服务管理体制上进行大胆的创新突破，于2018年初在全国率先开展基本公共卫生服务"两卡制"试点，"两卡制"即医务人员通过个人身份识别码（绩效卡）登录全省基本公共卫生服务管理系统为居民提供服务；居民接受服务后，通过身份证、健康卡或人脸识别等方式（认证卡）在系统内认可获得的服务，提供服务的医生将此工作量计入自己的绩效卡。2019年在全省全面推广试点经验，2020年进一步规范"两卡制"常态化运行，取得显著成效。

一、改革背景

安徽省在深入推进基本公共卫生项目的过程中，发现项目实施中有 2 个突出问题：一是居民获得感不强，由于项目内容繁多、标准要求较高，加之基层卫生人员短缺，项目实施质量不高、服务不到位，居民对基本公共卫生服务的知晓率低、获得感不强；二是基层卫生人员积极性不高，基本公共卫生服务项目绩效考核主要是现场专家的层层考核，考核结果虽与资金分配有一定挂钩，但不能完全体现"多劳多得、优劳优得"原则，基层卫生人员积极性不高。

为有效解决上述问题，必须在基本公共卫生服务管理体制上进行大胆的创新突破，在借鉴兄弟省市经验的基础上，安徽省探索利用信息化的手段，抓住服务的供需双方，同时记录服务的工作量，以此让基层卫生人员主动、真实地为居民提供高质量服务，显著提高项目实施的质量与效率。

二、改革举措

2018 年初，安徽省在全国创新实施基本公共卫生服务"两卡制"试点工作，首批 10 个试点县于 2018 年 1 月开始试点，2019 年在全省全面推广试点经验，2020 年进一步规范"两卡制"常态化运行。"两卡制"具体操作中，并不发行实体卡，所谓"两卡"，即居民的身份认证卡和医生的绩效卡。"两卡"均为电子化虚拟，通过信息系统来实现，确保基本公共卫生服务的真实性和公平性。医生只要登录系统即可为居民提供所需的服务，居民通过身份认证对服务的真实性及满意度进行确认，通过系统的工作量统计及绩效考核质量校正后确定实际工作量，项目经费按医务人员的实际服务量支付。具体路径如下。

1. 确定覆盖全项目的标准工分值

各地综合考虑实施每一项目的服务标准、规范，所需投入的成本、风险和难度等因素，合理确定相对统一的标准化工分参考值，用于衡量乡、村两级基本公共卫生机构和专业公共卫生机构的工作量，实现基本公共卫生服务工作量的衡量比对。基本公共卫生服务人员进行各项规范操作后可获得与之对应的工分值，多劳多得。乡镇卫生院（社区卫生服务中心）和村卫生室（社区卫生服务站）在总工分值内分类计算。

2. 完善项目绩效考核管理

以铜陵市义安区为例，义安区将季度、半年以及年度绩效考核结果作为确定基本公共卫生服务运行质量系数的主要依据。质量系数作为负性评估因素，通过质量系数确保基本公共卫生服务质量，质量系数范围为 0～1.0，绩效考核结果全部达标的质量系数为 1.0，考核后根据实际结果，得出相应质量系数，对同期应得工分值予以校正，得到校正后工分值。考核后得分在 90 分以上（包含 90 分）可以拿到全额补助；平均得分大于 85 且小于 90 分（不含 90 分）的，按得分数 /90×100 兑现补助；平均得分大于 70 且小于 85 分（不含 85 分）按实际得分兑现补助；单项 70 分以下不得补助。

3. 严格按有效的工作量分配经费

项目经费实行地区统筹，认真核定各服务机构在项目中的实际服务细项，严格考核其有效的实际工作量，依据校正后工分值进行分配。所有服务机构和个人的年度工分值通过信息系统获得，经过绩效考核得到校正后工分值，汇总得到年度校正后总工分值，由此计算每标准化校正后工分值经费额度。

4. 建设功能完善的信息管理系统

各地健全完善人口健康信息平台，优化基本公共卫生人员信息系统，增加人员注册模块，为每位基本公共卫生人员进行统一身份识别编码，确保基本公共卫生人员在全省范围内有唯一编码，并以此作为个人的绩效卡；建设人脸识别以及身份认证支持系统，实现给患者的每一次服务均通过刷卡（脸）来保证真实性，通过信息系统记录服务人员的工作量。

5. 配置用于身份识别的移动终端

为基层医疗卫生机构配备了一定数量的移动终端，内置完善身份识别功能在内的基础业务系统和省级便民服务平台移动端（APP），实行 GPS 定位，通过移动终端为居民上门提供基本公共卫生服务，所采集人口健康数据上传至平台的个人健康档案，向居民提供健康档案查询、电子健康服务券使用、服务真实性及满意度评价、健康指导及健康管理等服务。满足国家、省、市级管理信息系统的实时查询。

6. 建设基于工分值的电子健康券功能模块

为增强居民对享有基本公共卫生服务的获得感，建设电子健康券功能模块，为每个居民提供与其相应群体属性的电子健康券，通过注册的手机号码推送至居民 APP 上，每张电子健康服务券与此项服务的工分值相挂钩。居民享受服务后，经身份认证通过扫描该项服务的电子健康券支付给提供服务的医务人员，同时计算此项服务工分值。

这一新的工作方式，逐步实现基本公共卫生服务项目"三个转变"，即管理模式由"粗放型"向"精细型"转变，资金分配标准由"按常住人口数量"向"按实际工作量"转变，考核工作方式由"现场人工检查为主"向"系统数据分析为主"转变。

三、改革亮点

1. 按工分计报酬，激发乡村医生积极性

"两卡制"运行需要基层卫生工作者特别是乡村医生的主动参与。为激发乡村医生积极性，安徽省卫生健康委要求打破原有基本公共卫生服务资金"大锅饭"分配机制，制订了基本公共卫生项目标准化工分参考值，明确乡、村两级具体工作任务和工分值，将县级"按常住人口数量"的资金分配方式转变为"按实际工作量"，每位医生有全省唯一的工号，每做一项经过身份认证或审核的服务，系统自动记录相应工分值到医生的工号，基本公共卫生经费按照校正工分值拨付至乡村医生个人，"两卡制"不但有效地解决乡村医生中出现的"大锅饭"问题，同时界定了乡、村两级公共卫生服务内容和资金分配的比例，防止工作量分配不清晰带来资金分配的不公平，实现"多劳多得、优劳优得"。与此同时，在全省推广取消纸质健康档案工作，乡村医生通过健康一体机、移动终端等将居民健康数据传入系统后，不再重复填入纸质健康档案中，切实给基层卫生工作者提劲减负。

2. 重需求强体验，提升居民参与获得感

实行"两卡制"的最终落脚点是让居民受益。"两卡制"独创的身份认证方式，使医生和居民的面对面服务次数明显增多，促进了医务人员和居民的沟通，使居民参与到自身健康管理中；"两卡制"还通过互联网平台、

APP 等方式让居民随时可以查阅自己的体检和健康档案信息，并对服务进行满意度评价，大大增加了居民的参与机会，也从一定程度上杜绝了"闭门造档案"的现象。安徽省"两卡制"还管理创新电子服务券模块，将基本公共卫生服务和家庭医生签约服务包项目以电子健康券的形式，发送至居民手机APP 中，让居民了解享受的健康服务内容和获取方式，使其获得感增加。

3. 以考核作杠杆，推动服务向优质迈进

一是明确考核指标，注重服务的结果，突出居民感受度和获得感。二是确定绩效考核方式，以信息系统获取数据为主，减少人员现场考核。三是严格考核结果运用，根据考核结果确定质量系数，范围为 0 ~ 1.0，对同期应得工分值予以校正。四是建立绩效奖惩制度，对于绩效考核得分较低的机构扣发当年基本公共卫生经费，所结余资金统筹用于机构和人员奖励。

四、取得的成效

安徽省首次将身份识别用于基本公共卫生服务，在提供服务时增加服务对象的身份识别环节，既保证了服务的真实性，还可以了解居民对健康服务的满意度。自实施"两卡制"以来，基层卫生人员的工作积极性得以充分调动，对家庭医生签约服务具有很好提升作用。同时，还有效地解决了基本公共卫生服务工作中长期存在的服务不深入、健康数据准确性不高、慢性病管理低水平等问题。

目前，安徽省所有县（市、区）健康档案管理、高血压和糖尿病患者管理、老年人健康管理、家庭医生签约服务全部纳入"两卡制"常态化管理，"两卡制"运行取得了预期的效果：一是居民得实惠，"两卡制"实施让居民享受到真实且高质的服务，并参与到自身的健康管理中，居民获得感和满意度均得到提升，抽样调查显示 98.6% 的居民对基层医务人员的业务技术水平表示认可，95% 以上的居民对基层医务人员的服务态度、服务效果表示满意。二是乡村医生有干劲，从乡村医生获取的工分值来看，最高和最低差距上百倍，彻底打破收入分配"大锅饭"，同时日益完善的信息系统也将乡村医生从重复的档案录入中解放出来，提高了乡村医生的工作积极性和主动性，以颍上县黄桥镇王焦村卫生室为例，2018 年度按照常住人口获取公共卫生补助经费 106 639 元，2019 年实施"两卡制"后，获取工分值 285 768 分，经考核拿到补助经费 261 116 元，收入增长了 1.45 倍。三是资金有效率，"两卡制"实施后，系统能追溯到每个机构、每个医生、每个服务对象每次的服务分值，每笔资金使用全过程做到轻松可查，真正践行了政府购买服务的理念。四是管理更规范，"两卡制"的实施挤掉了基本公共卫生服务的"水分"，强化了真实性服务，老年人和慢性病患者的健康管理质量持续提高。

五、经验启示

1. 完善基层信息系统，建设实用标准

"两卡制"的运行依赖于完善的信息系统，为规范开展"两卡制"工作，安徽省卫生健康委员会对信息系统应具备的基本功能做了明确要求，并通过现场培训、实地督导、会议研讨等方式指导各地开展信息系统改造。另根据基本公共卫生各项具体工作，制订了基本公共卫生服务项目标准化工分参考值，要求地方明确乡镇卫生院、村卫生室具体工作任务和工分值，便于核算具体工作量。同时，制订了基层卫生人员身份编码规则，使基层卫生人员获得唯一身份识别码，用于记录个人绩效。

2. 注重管理保障投入，促政策真落地

一是将此项工作纳入省政府重点工作，明确时间节点和推进举措，县级以政府名义下发实施方案，并保证系统改造、移动终端配置等费用；二是建立定期调度和评价制度，利用省级基层卫生监管平台监测各地工作进展并采取针对性措施；三是加强培训和宣传，为"两卡制"的顺利实施营造良好舆论氛围；四是坚持边做边改，分多批稳步推进，并以问题为导向，不断修改完善方案，促进"两卡制"持续推进。

3. 监管关口前移，规范服务行为

2021 年，安徽省原基本公共卫生项目资金达 44 亿元，资金量庞大，承担任务的基层医疗卫生机构众多，项目内容也比较复杂，卫生健康部门监管难度较大。利用信息化开展基本公共卫生服务"两卡制"，将事后监管提前至事前和事中监管，规范了服务行为，同时将服务的数量和质量同基层医务人员基本公共卫生补助挂钩，调动了人员的积极性。

4. 资金投入少，可复制操作性强

实施"两卡制"仅需要结合实际，制订具体服务项目工分值、人员识别编码，明确身份认证方式和绩效考核标准，同时对基本公共卫生信息系统进行流程改造和升级，为基层医疗卫生机构配备必要的移动终端设备，所需资金量不大，可复制性和可操作性均较强，可用于政府购买服务类项目监管借鉴。

健全监督制度　创新长效机制
——安徽医疗卫生行业综合监管工作的改革与完善

摘要：医疗卫生行业综合监管制度是中国特色基本医疗卫生制度五项制度之一，是推进医疗卫生治理体系和治理能力现代化的重要内容，也是医药卫生体制改革的难点。要坚持政府主导，综合协调；坚持依法监管，属地化全行业管理；坚持社会共治、公开公正，坚持改革创新、提升效能的原则。构建权责明确、透明高效的综合监管机制，运用信息化等手段创新监管方式，加强全要素、全流程监管，提升执法效能。安徽省认真贯彻全国卫生健康大会精神，在医疗服务综合监管方面提出了医疗服务监管主体责任制、监管力量协同制、监管内容清单制、不良行为记分制、诉求回应平台制、结果应用联动制等六项管理制度，为综合监管制度在安徽的落实奠定了制度基础。

一、引言

建立严格规范的医疗卫生行业综合监管制度，是全面建立中国特色基本医疗卫生制度、推进医疗卫生治理体系和治理能力现代化的重要内容。2016年12月，《安徽省卫生计生委　安徽省中医药管理局关于加强医疗服务综合监管工作的意见》，就加强和改进医疗服务综合监管工作，提升医疗服务综合监管水平，规范医疗服务行为提出要求，并提出实行监管主体责任制、监管力量协同制、监管内容清单制、不良执业记分制、诉求回应平台制、结果应用联动制。2018年4月，安徽省人民政府令284号，公布了《安徽省基本医疗保险监督管理暂行办法》（简称"《办法》"），对安徽省行政区域内职工基本医疗保险、城乡居民基本医疗保险的监督管理提供法治保障。《办法》分为总则、参保与缴费、服务与管理、监督检查、法律责任、附则6章，共40条。2018年6月，安徽省卫生健康委印发《安徽省医疗机构及医务人员不良执业行为记分管理办法（试行）》，建立了"安徽省医疗服务综合监管信息平台"，对医疗机构及医务人员在医疗、预防、保健等医疗执业活动中违反有关卫生法律、法规、标准和诊疗规范等不良执业行为进行记分。2018年12月,《安徽省人民政府办公厅关于改革完善医疗卫生行业综合监管制度的实施意见》出台,提出到2020年,建立职责明确、分工协作、科学有效的综合监管制度,健全机构自治、行业自律、政府监管、社会监督相结合的多元化综合监管体系,实现医疗卫生行业综合监管法治化、规范化、常态化。

二、安徽医疗卫生行业综合监管工作主要做法及成效

(一)认真履行部门职责,加强医疗行业全程监管

1. 优化医疗卫生服务要素准入

全面优化医疗卫生机构、从业人员以及医疗技术等准入和行政许可流程,引导相关部门简化手续,按章登记。全面实行"一网一门一次"。安徽省卫生健康委权力清单所有的行政权力、改革服务、其他事项等共201项行政审批事项均编制清单,纳入安徽省政务服务网进行公示,所有政务服务"只进政务服务中心一扇门",实行"一网通办",每年动态调整权责清单、服务清单等。

2. 强化医疗服务质量和安全监管

在全省二级以上医院(含县级医院)全面推进临床路径管理,完善临床路径检查标准。落实处方点评,强化抗菌药物管理,做好国家医保谈判抗癌药配备使用和抗肿瘤药物临床应用监测。落实医疗质量管理核心制度,加强重点部门、重点专业、重点岗位的医疗质量控制和安全监管,促进医疗机构健全医疗服务质量和安全管理体制机制。为持续改善医疗服务行为,安徽省卫生健康委提出建立健全"四监督一考核"常态化监管机制,即暗访督查常态化、社会监督常态化、满意度评价常态化、查处通报常态化;全面实施公立医院绩效考核,努力实现改善医疗服务"十大目标"("两少八更加"),即看病少排队、检查少跑腿、急救更高效、住院更省心、诊疗更规范、护理更周到、配药更方便、结算更便捷、服务更体贴、沟通更顺畅。2019年,省属医院门诊患者满意度达到90.8分,较上年提高4分,全省医患纠纷较上年下降近20%,群众就医的获得感和满意度显著提升。

3. 强化医疗卫生机构运行监管

《安徽省人民政府办公厅关于印发加强全省三级公立医院绩效考核工作实施方案的通知》（皖政办秘〔2019〕69号）出台，省卫生健康委、省财政厅等部门印发《关于印发安徽省三级公立医院绩效考核实施细则（试行）的通知》，开展公立医院绩效考核，将医疗质量、运营效率、持续发展、满意度评价和完成政府指令性任务等作为重要指标，并强化考核结果运用，同时，加强对公立医疗机构运行情况的审计监督。推进医保支付方式改革、基本医疗保险异地就医结算，做好按病种付费报销和信息维护工作。自2018年开始，开展多轮次全覆盖医保基金监管现场检查，医保基金"跑冒滴漏"现象得到有效遏制，基金监管成效初显。2020年，专项治理期间全省共计培训"两定机构"人员12万人次，签订维护基金安全承诺书17余万份，接受群众咨询和举报10万多人次。部署开展"两机构一账户"，即以单位开展自查自纠、医保部门抽查复查为主要形式的专项治理行动。

4. 强化行业秩序监管

加强"双随机、一公开"抽检和日常监管工作。积极落实国家和安徽省"双随机"执法检查任务，抽检比例逐年上升，由10%上升到14%，检查的质量和效果均得到显著提升。针对问题开展专项整治。持续开展医疗乱象专项整治，查处违法执业、非法广告、医疗欺诈、骗保、过度医疗、不规范收费、乱诱导消费等违法违规行为。开展医疗机构行风、尘毒危害、常态化疫情防控、新型冠状病毒核酸第三方医学检测情况等暗访、督查和飞行检查专项行动。2021年以来，共进行11次行政处罚。

（二）推进行业综合监管，构建多元化监管体系

1. 多部门协调联动，惩治医疗行业违法事件

卫生健康、网信、发展改革、公安、市场监管、医保等部门共同开展医疗乱象专项整治行动，打击违法违规执业、医疗骗保、违法医疗广告和虚假信息发布等行为，维护群众的切身利益。省卫生健康委与省公安厅共同开展医疗机构安全风险排查整改工作，依法严厉打击各类"医托"诈骗、扰乱医院秩序、伤害医务人员等涉医违法犯罪行为，完善医疗纠纷预防和处理机制，建立警医联动机制、涉医矛盾纠纷排查化解机制，加强平安医院建设。

省卫生健康委与省公安厅、省检察院共同建立医疗卫生行业综合监管行政执法与刑事司法衔接机制，建立信息共享、案情通报、案件移送制度，完善衔接程序和案件移送标准，定期组织召开联席会议，定期通报信息。在安徽省委政法委统一领导下，省卫生健康委和公、检、法等部门共同参与"扫黑除恶"专项斗争，深挖医疗卫生领域的"黑殡葬"、"黑护工"、人体器官非法交易等涉黑涉恶违法犯罪线索。省卫生健康委与省市场监管局每年常规开展医疗卫生行业"双随机、一公开"监管工作，并纳入政府绩效考核体系。省卫生健康委与省药监局共同加强对医疗机构采购和使用药品、耗材、医疗器械等医疗相关产品的监管。省卫生健康委与省医疗保障局共同对医疗机构骗取套取医保资金的行为依法依规惩处。省卫生健康委与省住建厅、省水利厅共同对城市饮用水和农村集中供水设施每年开展抽查监管活动。省卫生健康委与省生态环境厅每年开展医疗废弃物的监督检查活动。省卫生健康委与省教育厅、省药监局、省市场监管局、省农业农村厅、省水利厅等部门，对艾滋病、结核病、血吸虫病等重大传染病防治、预防接种管理、学校卫生、饮用水水质监测等工作联合开展督导。2018 年以来，省卫生健康监督执法机构实施行政处罚 16 488 次，罚没款 7 336 余万元，全省吊销医疗机构许可证或科目 37 家，吊销医师、护士执业证书 56 个。2019—2021 年，省卫生健康监督执法机构办案量年增长率达 50.63%。通过案件查办，有力地打击和震慑了医疗卫生领域的违法违规行为，维护了群众健康相关权益。

2. 落实医疗卫生机构自我管理主体责任

各级各类医疗卫生机构对本机构依法执业、规范服务、服务质量和安全、行风建设等承担主体责任，其主要负责人是第一责任人。全省各级各类 9 066 家医疗机构常态化开展自查，通过安徽省医疗服务综合监管平台自律管理功能模块上报存在的违法问题和整改报告。

3. 加强行业自律和社会监督

安徽省已形成全方位、多层次、多视角对医疗机构和医务人员工作监督新格局。充分发挥行业组织在制订行业管理规范和技术标准、行业准入、调解处理服务纠纷等方面的作用，利用行业组织的专业、专家力量，建立省、市、县三级医疗质控体系。每年开展相应专业的医疗质量安全监督检查和评估，对发现存在问题的医疗机构要求限期整改，促进医疗质量提高。同时，在监督执法过程中，积极利用专家资源，采用技术参与帮助解决执法工作中遇到的技术难题。聘请人大代表、政协委员、社会各界人士、新闻媒体代表作为行风监督专员，组建了由千名卫生健康行风社会监督专员组成的卫生健康行风社会监督队伍，及时发现问题、反映情况、传达诉求、提出建议，对医疗机构的医德医风和医疗服务进行常态化社会监督。

（三）创新监管手段，提升监管效能，改善监管效果

1. 实施互联网＋综合监管，推进监管执法信息化

设计开发了安徽省医疗服务行业综合监管平台并上线运行。将综合监管六项制度转化为"六大功能"：公众参与、诉求回应、机构自查、执法检查、监管清单、不良行为记分，实现了综合监管工作网上运行。医疗机构现场监督执法工作情况可直接上传数据至平台，日常检查与"双随机"检查都可以通过手持执法终端完成，群众可以在医疗机构现场扫描二维码直接举报投诉，信息化监管手段极大地提升了执法效率，强化了社会监督。

2. 强化不良执业记分监管

印发了《安徽省医疗机构及医务人员不良执业行为记分管理办法（试行）》，明确了不良执业记分主体、记分标准、记分责任、积分结果联动运用等。通过加强对医疗机构和医务人员不良记分工作，将记分工作和管理情况作为评价医疗服务监管成效、单位年度目标管理业绩考核和负责人履职考核的重要内容，有效地促进了医疗机构及人员执业行为的规范管理。

3. 建立信用体系，实施联合惩戒

制定了《安徽省卫生健康领域信用体系建设实施方案》，建立联合惩戒机制。实行不良执业记分和行政处罚公示，并将综合监管结果与医疗卫生机构校验、等级评审、重点专科设置、财政投入、评先评优等挂钩，将从业人员监管结果与职称聘任、职务晋升、评先评优、绩效分配等挂钩，努力实现"一处违法、处处受限"。2021年5月31日，《安徽省医疗卫生行业综合监管国家督察反馈意见整改实施方案》公布，明确了将进一步提升安徽省公共信用信息共享服务平台功能，推动安徽省医疗服务综合监管信息平台等信用信息系统与省公共信用信息共享服务平台实现互联互通、数据共享。推动江淮大数据中心平台与省公共信用信息共享服务平台共享行政许可、行政处罚

等信用信息。总结推广安庆等市医保基金监管信用体系建设试点经验，探索建立定点医药机构和参保人员医保信用记录、信用评价制度和积分管理制度，将信用评价结果、综合绩效考评结果与预算管理、检查稽核、定点协议管理等相关联，依法依规实施信用监管。

三、经验与启示

（一）坚持统筹部署，形成医疗卫生行业综合监管合力

将医疗卫生行业综合监管工作纳入推进健康中国建设、深化医药卫生体制改革中，同部署、同要求、同考核，形成"政府主导、部门联动、上下共管"的良好工作局面。进一步强化各地政府的主导责任，细化部门责任分工，确保责任到位、措施到位，同时加大了对全省各市政府的督察力度。充分发挥部门联席会议制度的作用，进一步强化部门联动机制，制订部门联动年度工作计划。在开展医疗卫生行业综合监管过程中，强化体系建设，落实过程监管，实现行业综合监管多元化、全覆盖。

（二）持续多措并举，推进医疗卫生行业综合监管

落实公立医院党委领导下的院长负责制，全面加强民营医疗机构党的建设，督促医疗卫生机构承担主体责任。提升医疗卫生行业组织专业化，落实行业准入和退出管理机制，建立健全医疗卫生质量、技术、安全、服务评估机制和专家支持体系。整合医疗卫生行业综合监管力量，创新监管方式，建立风险预警和评估机制，开展信用监管和"互联网＋监管"，加快推进部门间信息共享和协同应用。加大健康宣传教育，增强公众健康权益意识，引导群众理性维权、依法维权，进一步完善舆情监测和处置机制。

（三）创新监管机制，强化医疗卫生行业综合监管

强化督察考核，通过开展医疗卫生行业综合监管督察，将省级督察结果纳入省政府对各市政府年度目标管理绩效考核内容，促进各地提高认识，切实履行职责。同时，加强卫生健康监督机构建设，完善人员编制、所需业务用房、设备装备及执法经费等保障措施，畅通市、县（区）综合监督执法人

员职称晋升通道，为安徽省医疗卫生行业综合监管工作提供了有力的保证。

（四）加强保障落实，推动医疗卫生行业综合监管措施落地

强化政府主导责任，明确部门职责。卫生健康行政部门是医疗卫生行业综合监管的主要负责部门，其他相关部门依法承担相应监管职责。实现属地化全行业管理。构建决策、执行、监督，相互分工、相互制衡的权力运行机制。建立权威有效的督察机制，建立由省卫生健康行政部门牵头组织，各相关部门参与的医疗卫生行业综合监管督察机制，定期或不定期开展专项督查，督察结果作为对考核评价任免的重要依据和地区综合治理的重要内容。完善法规规章和标准体系，推动安徽省医疗卫生领域的地方性法规及地方政府规章制度修订工作和地方标准体系建设工作。严肃查处相关人员在监管工作中的失职渎职行为，依法依规追责问责、给予相应处分，并加大对典型案例的通报力度。提升医疗卫生行业监管工作信息化水平，实现监管信息的互联互通和统一应用，实现动态监管。加强综合监管队伍和能力建设，推进综合监管队伍专业化、规范化、职业化。大力宣传医疗卫生行业综合监管的重要作用，动员社会各方共同推进综合监管制度建设。

规范医疗行为　提高医疗质量

——安徽省开展规范医疗行为的主要经验和做法

摘要：安徽在医改政策设计中，既尊重经济规律、社会规律，也尊重医学规律，这是由医疗本身的属性决定的，也是医改最终要实现的目的。在这一过程中，规范医疗行为、提高医疗质量、控制医疗费用不合理增长是一项长期的任务，需要总结经验，巩固成果，完善措施，继续推进。省内医疗机构按照国家临床诊疗指南、临床技术操作规范、合理用药指导原则、临床路径、重点监控药品的合理使用管理等开展诊疗活动。安徽在全国较早开展并大规模实施临床路径管理，在全国率先推出53种疾病不输液"负面清单"、推出15种剖宫产手术"正面清单"、开展村卫生室标准处方集试点、建立重点药品监控目录预警管理制度等，都取得明显成效。

规范医疗行为，提高医疗质量是医改的重要任务，是解决疾病给人民群众带来痛苦的迫切需要，是统筹推进医改的现实需求。安徽在医改政策设计中，把尊重医学规律和尊重经济、社会规律一样，一体推进，既着眼于构建医疗机构良性运行的体制机制，又着眼于规范医疗行为，提高医疗质量，中国医疗质量随着医改的深入推进提升明显。医学期刊《柳叶刀》发布全球医疗质量和可及性排名，我国从2015年的全球第60位提高到2016年的第48位，1年上升了12位，我国成为医疗质量进步幅度最大的国家之一。三级公立综合医院住院患者总死亡率由2014年的0.74%下降到2016年的0.67%，实现连续3年下降。临床合理用药水平不断提升，2016年门诊、住院患者抗菌药物使用率从2010年的22.0%和68.7%分别下降到8.7%和37.5%，下降幅度分别为60.5%和45.4%。三级公立综合医院住院患者总死亡率由2016年的0.74%下降到2019年的0.67%，实现连续3年下降。门诊、住院患者抗菌药物使用率从2016年的22.0%和68.7%分别下降到2019年的8.7%和37.5%。世界卫生组织发布的《世界卫生统计2019》还显示，中国婴儿出生时的健康预期寿命首次超过美国，中国为68.7岁，美国为68.5岁，全球婴儿出生时健康预期寿命为 63.3 岁。安徽在全国较早开展并大规模实施的临床路径管理，在全国率先推出 53 种疾病不输液"负面清单"、开展村卫生室标准处方集试点，都取得明显成效。

一、开展临床路径管理

（一）临床路径概念及背景

临床路径是指针对某一疾病建立一套标准化治疗模式与治疗程序，是一个有关临床治疗的综合模式，以循证医学证据和指南为指导来促进治疗组织规范疾病管理的方法，最终起到规范医疗行为，减少变异，降低成本，提高质量的作用。临床路径是针对患者管理的无序状态进行的一种优化、简化和增效的管理。

20 世纪 60 年代，美国每年人均医疗费用为 80 美元。而到了 20 世纪 80 年代末，每年人均医疗费用上涨到 1 710 美元，增加了 21 倍。美国政府为了遏制医疗费用的不断上涨，于 1983 年 10 月 1 日以法律的形式确定了"诊断相关分类为付款基础的定额预付款制（DRGs-PPS）"，用于老年医疗保险和贫困医疗补助方案的住院医疗费的支付。也就是说，同一种诊断相关分类付费患者均按同样的标准付费，与医院实际的服务成本无关。医院只能在所提供服务花费的成本低于 DRGs-PPS 的标准时才能盈利。在这样的背景下，1985 年美国马萨诸塞州波士顿新英格兰医疗中心护士 Karen Zander 开始运用临床路径管理。实践证明，这种方法既可缩短住院天数，又可在不降低护理质量的同时，减少护理费用。此后，该模式受到了美国医学界的重视。许多机构纷纷效仿，并不断发展，逐渐成为既能贯彻质量保证法以及持续质量改进法（CQI），又能节约资源的治疗标准化模式，被较为普遍地称为临床路径。

（二）临床路径作用与效果

保证医疗质量。临床路径是应用循证医学证据，综合多学科、多专业共同研究制订的最佳处理方式。它减少了住院管理时的各种变异情况，避免医疗处置失当，增加患者医疗的一致性，减少医疗的随意性，提高医疗质量。

临床路径能够快速识别预期结果与实际结果的差异，及时修订医疗护理计划和识别系统中存在的问题，为医疗护理工作提供持续质量改进的机会。

控制医疗费用。临床路径的起源就是以控制过度上涨的医疗费用为目的，因此，控制医疗费用是临床路径的重要作用。首先，规范医师行为。医务人员依据预先制订好的标准路径开展诊疗工作，减少了医疗行为的随意性，规范了合理用药、合理检查、合理收费，减少浪费，控制医疗成本。其次，减少住院天数。通过制订合理的标准住院天数，引导医务人员根据标准临床治疗或处理的顺序开展工作，努力达到预定的住院日目标，控制医疗成本。然后，通过减少变异以及为医疗服务提供方改进质量和成本效益所需的关键信息，提供资源的利用，控制成本。最后，明确医疗职责，减少环节间的制约，顺畅医疗过程，提高工作效率，控制成本。国务院办公厅在全面推开县级公立医院综合改革时要求，各省（自治区、直辖市）要根据县级公立医院功能定位和实际技术能力等，明确诊疗病种范围，建立适宜的临床路径、处方集和诊疗规范，规范处方行为，控制过度检查、过度治疗。

（三）安徽临床路径主要做法及成效

1. 县级医院开展试点

2014年9月，经遴选，安徽省将181个病种列入县级医院临床路径管理试点范围。试点县级医院包括：庐江县医院、太和县医院、天长市医院、桐城市医院、怀宁县医院、宁国市医院、庐江县中医院、太和县中医院、天长市中医院。试点医院开展临床路径管理试点病种数为50～80个，其中包括5个以上的产科病种。安徽省制订了临床路径管理考核表和临床路径管理试点病种按病种付费指导定额标准。

2. 全面推开临床研究

2015年12月，安徽省发布了《安徽省县级公立医院临床路径推进实施方案》，同时在芜湖市第二人民医院成立了"县级公立医院临床路径管理指导中心"，在安徽省16个城市76家县级公立医院推广临床路径。建立了临床路径评分体系，涵盖了完成临床路径病例数、药占比、耗占比、抗菌药物使用强度、辅助用药、出院患者均次费用等多项医改重要指标，使临床路径管理有统一的量化标准，客观评价各医院路径管理是否规范，为全面推进临床路径管理奠定了基础。同时，要求各城市公立医院也要积极开展临床路径管理。

3. 开展督导检查

各市、县卫生行政部门每季度组织对辖区内实施医院临床路径管理工作进行督导检查，了解临床路径工作进展情况，对临床路径管理的质量、效率和费用等指标进行评价，督查结果全市通报并上报安徽省卫生行政部门。安徽省卫生行政部门每季度组织一次督导检查，由省临床路径管理指导中心具体组织实施，全面督导各医疗机构临床路径的组织管理、制度建设、绩效管理、信息化建设和临床路径管理工作进展，对各项临床路径管理、质量、效率和费用指标等进行综合评价，督查结果全省通报。每季度督查排名倒数第一名的城市和倒数第一名的医院，安徽省卫生行政部门组织约谈，对限期整改不到位，连续2次以上被约谈的，暂停等级医院评审、复审。

4. 指标显著优化

完成临床路径占比不断上升：2016年一季度76家县医院完成临床路径占比为21.56%，到2020年上半年76家县医院完成临床路径占比已经达到71.43%；2017年一季度城市公立医院完成临床路径占比为16.12%，到2020年上半年城市医院完成临床路径占比已经达到45.08%。抗菌药物使用强度不断下降：2016年一季度县级医院抗菌药物强度为77.31DDDs，到2020年上半年降到44.68DDDs；2017年一季度城市公立医院抗菌药物强度为53.9DDDs，到2020年上半年降到40.57DDDs。抗菌药物使用率不断下降：2016年一季度县级医院抗菌药物使用率为64.54%，到2020年上半年降到47.65%；2017年一季度城市公立医院抗菌药物使用率为51.37%，到2020年上半年降到42.49%。辅助用药金额大幅下降：2016年一季度县级医院辅助用药金额为262 669 483元，到2020年上半年降到69 065 569.21元，降幅为73.71%；2017年一季度城市医院辅助用药金额为353 334 722.3元，到2020年上半年降到176 421 993.1元，降幅为50.07%。药占比不断下降：2016年一季度县级医院药占比为34.35%，到2020年上半年降到28.35%；2017年一季度城市公立医院药占比为34.57%，到2020年上半年降到29.76%。住院人均药费不断下降：2016年一季度县级医院住院人均药费为1 692.19元，到2020年上半年降到1 478.41元，降幅为12.63%。毛利润不断上升：2016年一季度县级医院毛利润为2 189 435 940元，2020年上半年为5 883 113 300元，增幅为168.70%；2017年，一季度城市医院毛利润为4 649 621 692元，2020年上半年为11 089 633 053元，增幅为138.51%。

二、率先推出53种疾病不输液"负面清单"

2014年8月，安徽省卫生计生委《关于加强医疗机构静脉输液管理的通知》（卫医秘〔2014〕255号）出台，率先推出53种疾病不输液"负面清单"。

（一）充分认识静脉输液管理的重要性

要求各级卫生行政部门和各级各类医疗机构高度重视加强静脉输液管理的重要意义，充分认识不合理使用静脉输液带来医药费用上涨、就医时间延长、医疗风险增加等问题。通过规范静脉输液管理，进一步巩固抗菌药物临床应用专项整治活动成果，强化医疗安全监管，提高患者对医疗服务的满意度，切实缓解群众就医负担。

（二）严格掌握静脉输液使用指征

遵循"能口服就不注射，能肌内注射的就不静脉注射"的用药原则，加强对医师的培训和指导，只有在患者出现吞咽困难、严重吸收障碍（如呕吐、严重腹泻等），以及出现病情危重、发展迅速，药物在组织中宜达到高浓度才能紧急处理，这3种情况下才使用静脉输液，具体使用指征如下。①补充血容量，改善微循环，维持血压。用于治疗烧伤、失血、休克等。②补充水和电解质，以调节或维持酸碱平衡。用于各种原因引起的脱水、严重呕吐、腹泻、大手术后、代谢性或呼吸性酸中毒等。③补充营养，维持热量，促进组织修复，获得正氮平衡。用于慢性消耗性疾病、禁食、不能经口摄取食物、管饲不能得到足够营养等。④输入药物，以达到解毒、脱水利尿、维持血液渗透压、抗肿瘤等治疗。⑤中、重度感染需要静脉给予抗菌药物。⑥经口服或肌内注射给药治疗无效的疾病。⑦各种原因所致不适合胃肠道给药者。⑧因诊疗需要的特殊情况。

（三）制订"负面清单"

经过广泛征求意见，安徽省确定了部分无须输液治疗的常见病、多发病53种，其中内科24种，外科18种，妇科7种，儿科4种，各级各类医疗机构要全面组织开展对医务人员专题培训。治疗上述疾病患者一般不采用静脉输液，确需输液的应附情况说明。

（四）定期开展静脉输液处方点评

在开展处方规范性点评的基础上，组织开展静脉处方点评，重点关注输液的必要性。医疗机构每月随机抽查一周门、急诊不少于7个常见病、多发病（内科2个病种、外科2个病种，妇科1个病种，儿科2个病种）处方各50例（不足者以实际例数为准），了解门、急诊静脉输液使用比例，并对抽查处方（用药医嘱）进行点评，发现存在或潜在的问题，制订并实施干预和改进措施，跟踪管理，持续改进。

（五）加强静脉输液管理监督检查和宣传

各级卫生行政部门负责督促本地医疗机构落实要求，并不定期开展医疗机构规范静脉输液管理工作督导检查。市、县卫生行政部门重点抽查本地医疗机构，对抽查结果进行通报并要求就存在问题进行整改。加强合理使用输液的宣传教育，通过简报、新闻媒介等多种方式广泛宣传科学合理用药，纠正医患不良的用药习惯。

（六）取得明显成效

基层、县级及以上医疗机构普通大输液金额占比持续下降，2016年1—7月分别降为6.9%、1.6%。安徽省53种疾病不输液"负面清单"被原国家卫生计生委转发全国施行。

三、推出15种剖宫产手术"正面清单"

据了解，2014年安徽省剖宫产率平均40%，虽然低于全国平均水平，但是远高于世界卫生组织推荐的标准。非医学指征的剖宫产手术比例居高不下，择日、择时实施剖宫产手术等行为时有发生。剖宫产手术后因瘢痕子宫，再次妊娠有可能发生剖宫产切口部妊娠、妊娠期子宫破裂、凶险型前置胎盘等情形。剖宫产手术的过度使用，已经严重影响母婴的安全、健康。

2015年，为强化剖宫产手术管理，规范剖宫产手术实施，安徽省卫生计生委制订了《剖宫产手术实施指征（试行）》，并印发《关于加强剖宫产手术管理的通知》，确保非医学需要的剖宫产手术逐年下降，并建立剖宫产手术报告和评审制度，严格控制非医学指征剖宫产手术。

（一）"负面清单"内容

安徽省就胎儿窘迫、头盆不称、产道异常、瘢痕子宫、前置胎盘及前置血管、胎盘早剥、胎位异常、巨大儿、双胎或多胎妊娠、孕妇存在严重合并症和并发症、生殖道严重的感染性疾病、妊娠合并肿瘤、脐带脱垂以及羊水过少等14条医学指征和1条非医学指征进行明确细化。对于没有明确指征的剖宫产分娩要求，临床医师原则上应予以拒绝。

（二）建立相关制度

为了保证政策实施到位，安徽省建立了剖宫产手术报告、沟通和评审制度。除急诊剖宫产手术外，所有择期剖宫产手术必须经科室主任批准。省、市、县各级主管部门要定期或者不定期对辖区助产技术服务机构剖宫产手术实施情况进行抽查评审，重点抽查剖宫产率高的机构。如果一些孕妇以及家属反映强烈要求剖宫产，《安徽省剖宫产手术实施指征》中也明确，医疗卫生机构应在医疗文书中附有不同分娩方式相比较的整体利弊和风险告知、心理咨询等书面材料，要有孕妇和主治医师的签名。

（三）加强检查督查

安徽省卫生行政部门对年剖宫产率过高且居前二位的省级医疗卫生机构进行约谈，并不定期组织有关专家随机抽取其病例核查剖宫产指征，对于违反规定的行为将进行全省通报。计划3年内实现对所有的省管医疗机构剖宫产手术病例抽查评审全覆盖。

全省助产机构剖宫产率从实施前的45.08%下降至40.46%。

四、开展村卫生室标准处方集试点

为控制"三素一汤"（抗生素、激素、维生素混合起来静脉输液）滥用，促进村医合理用药，提高医疗质量和安全，控制医药费用不合理增长，减轻患者医药费用的负担，提高基本医疗保险基金的使用效益，自 2014 年 1 月起，在安徽省合肥市肥西县全县村卫生室全面开展处方集试点工作，通过加强领导、提高认识，强化培训、完善系统，督查考核、兑现奖惩等，取得了较明显的成效，村卫生室合理用药水平得到提高。

（一）建立制度

肥西县卫生行政部门于 2014 年先后印发了《关于开展基层医疗机构规范用药管理项目工作的通知》《肥西县 2014 年城乡居民合作医疗门诊统筹总额预算管理与基层医疗机构规范用药管理项目试点工作暂行办法》和《关于处方集考核指标和合作医疗有关问题的通知》，就处方集工作作出明确规定和具体要求。

（二）开展培训

先后 3 次开展处方集使用培训，使乡村医生充分认识处方集工作的意义，熟练使用处方集系统。将乡镇卫生院采购配送处方集药品，纳入绩效考核内容，确保村卫生室处方集药品的使用。

（三）督查考核

成立督导组对处方集工作进行督查，2014 年下半年通过处方集运行分析系统进行监管，发现违规行为，给予通报批评，约谈院长，限期整改，实行定期考核，处方集考核结果与门诊统筹总额预算挂钩，以调动乡村医生使用处方集的积极性，并确保规范使用处方集。

（四）取得成效

实施两年来，村卫生室处方集工作取得了阶段性成果，实现了预期目标。一是规范了村卫生室用药行为。村卫生室门诊静脉输液率、二联抗生素使用率、激素使用率、维生素使用率逐步降低。2014 年与 2013 年相比：门诊静脉输液率由 50.50% 下降到 37.10%，下降 13.4 个百分点；二联抗生素使用率由 75.80% 下降到 16.30%，下降 59.5 个百分点；激素使用率由 23.50% 下降到 13.50%，下降 10 个百分点；维生素使用率由 22.90% 下降到 14.90%，下降 8 个百分点。2015 年与 2014 年相比：门诊静脉输液率由 37.10% 下降到 16.90%，下降 20.2 个百分点；二联抗生素使用率由 16.30% 下降到 6.70%，下降 9.6 个百分点；激素使用率由 13.50% 下降到 2.20%，下降 11.3 个百分点；维生素使用率由 14.90% 下降到 4.80%，下降 10.1 个百分点。二是群众医药费用负担逐步减轻。门诊次均费用、次均药品费用逐步下降。2014 年与 2013 年相比：门诊次均费用由 30.6 元下降到 25.2 元，下降 5.4 元；门诊次均药品费用由 24.2 元下降到 18.7 元，下降 5.5 元。2015 年与 2014 年相比：门诊次均费用由 25.2 元下降到 22.3 元，下降 2.9 元；门诊次均药品费用由 18.7 元下降到 16.1 元，下降 2.6 元。三是乡村医生收入有所增加。根据门诊统筹总额预算及处方集指标考核结果，2014、2015 年分别增加拨付村卫生室城乡居民医保门诊补偿款 196 万元、153 万元，乡村医生年人均收入分别增加 3 600 元、2 800 元。

五、建立重点药品监控目录预警管理制度

2015 年 7 月，为加强公立医疗机构药品采购使用监管，促进合理用药、降低药品费用，安徽省卫生计生委建立价格高、用量大、非治疗辅助性等重点药品监控目录。

（一）建立重点药品监控目录

依据安徽省药品采购平台中全省各级公立医疗机构药品集中采购数据，参考全省新农合药品费用补偿金额占比情况，建立全省价格高、用量大、非治疗辅助性等重点药品监控目录；对全省各级医疗机构药品采购使用情况进行连续性监测分析，按照药品采购金额排名，参考价格、用量及常态采购使用情况，确定重点药品监控目录（具体品规、厂家和采购金额）。

（二）实行采购使用异常预警通报

实行重点药品监控目录动态管理。对全省药品采购使用相关数据统计分析，在原安徽省卫生计生委网站、省医药采购平台等定期发布重点药品监控目录，原则上每季度发布 1 次。利用省医药采购平台数据，掌握相关药品使用动态，分析药品使用情况。在发布重点药品监控目录的同时，对监控目录内药品采购金额占本地区、本单位总采购金额排名靠前的县（市、区）及医疗机构，实行采购使用异常预警通报。

（三）完善重点药品管控措施

一是重点药品监控目录定期发布、医疗机构预警通报实行分层分级管理，并纳入年度目标考核管理。各级卫生行政部门及医疗机构要针对重点药品监控目录，在本地、本单位规范药品采购、合理用药治理中重点关注，加强督导检查，从严管控。主管部门要督促所辖被预警通报的地方、医疗机构检查整改；整改工作不力的，上级主管部门要约谈下级主管部门和相关医疗机构。二是各级医疗机构要完善处方点评和审核制，并对公布预警的重点药品的使用情况实行医师处方点评，其中被预警通报的医疗机构点评结果报送主管部门。对确实存在不合理用药的，告知处方医师，限时整改，完善处方点评与绩效考核挂钩机制。三是各级新农合管理机构按照管理权限，对预警医疗机构使用属于报销目录的预警管理药品费用打折后计入新农合补偿范围，并对该医疗机构住院患者的报销目录内的药品（不含预警管理药品）总费用打折后计入新农合补偿范围（以季度或半年以上为结算周期）。具体打折比例由省级新农合管理机构视药品费用增长情况另行制订。新农合住院患者在该院住院即时结报的报销待遇不变。四是省级药品集中采购管理机构会同省级新农合管理机构，对重点药品监控目录中可能存在问题的药品，约谈告诫相应的生产经营企业，并依法依规采取干预措施，直至暂停网上交易，并向社会披露相关信息。在今后实施药品带量采购时，各采购联合体应重点关注监控目录内的预警品种，要结合相应药品的用量信息，实行量价挂钩，进一步降低虚高价格。

（四）加大采购使用违规处罚力度

各级卫生行政部门加强医疗机构采购行为监管，医疗机构严格执行网上集中采购规定。对医疗机构未按规定实行网上采购、在采购平台外交易的，视情节轻重给予通报批评、责令限期整改、降低医院等级等处理。重点药品监控目录预警管理中，对发现的违规违纪医疗机构、医务人员和药品生产经营企业，将按照相关规定严肃处理，进行责任追究；涉及商业贿赂等腐败行为的，依法严肃查处。

（五）取得的成效

2016 年 1—7 月，基层医疗卫生机构采购重点药品金额占比 4.1%，与公布前 18.6% 相比下降显著；县级及以上医疗机构采购金额占比 11.6%，与公布前 13.9% 相比也有所下降。

降本·提质·增效
——影像云和"智医助理"在医疗卫生机构的应用与发展

摘要："互联网＋医疗健康"是推进实施健康中国战略、优化资源配置、创新服务模式、提高服务效率、满足人民群众健康需求的重要举措。近年来，安徽省充分利用现代信息技术赋能卫生健康服务，推进"互联网＋医疗健康"示范省建设。2016 年，安徽省开始构建覆盖全省的影像云，初步实现了全省各级医院的医学影像数据统一存储、管理和应用，率先实现了影像数据的互联互通，为省内基层医疗卫生机构提供异地交互式指导检查和远程医学影像诊断服务。2018 年，安徽省开始建设面向基层医疗卫生机构的"智医助理"系统，有效提高了基层医生的服务能力与效率。影像云和"智医助理"系统的应用改变了基层诊疗模式，破解了基层医疗卫生机构人力资源短缺、技术水平有限等"短板"，优化了面向基层的远程医疗服务，加速了优质医疗资源下沉，加强了基层医疗卫生机构为群众提供全方位全周期高质量的健康服务的能力，为实现基层首诊打下良好基础。

2018 年 4 月，《国务院办公厅关于促进"互联网＋医疗健康"发展的意见》（国办发〔2018〕26 号）提出，发展"互联网＋"医疗服务，推进"互联网＋"人工智能应用服务，鼓励医疗联合体内上级医疗机构借助人工智能等技术手段，面向基层提供远程会诊、远程心电诊断、远程影像诊断等服务，研发基于人工智能的临床诊疗决策支持系统，开展智能医学影像识别、病理分型和多学科会诊以及多种医疗健康场景下的智能语音技术应用，提高医疗服务效率。

作为国家首批综合医改试点省份，安徽省委、省政府高度重视卫生信息化建设，把信息化作为推动医改向纵深发展的重要手段，积极推进"互联网＋医疗健康"示范省建设，先后建设"智医助理"、影像云等面向基层医疗机构服务的远程医疗系统，利用互联网、大数据、云计算、人工智能等新兴技术推进基层医疗卫生健康事业的发展，推动"互联网＋医疗健康"深度融合。

一、影像云的应用与发展

（一）主要做法

为解决安徽省影像医疗资源分布不平衡的问题，在县域医学影像检查中心建设试点工作的基础上，2016 年 5 月，安徽省开始建设安徽省影像云，为群众在省内就医提供远程医学影像诊断服务，并推动电子胶片等应用。

1. 合作共建，实现互联互通

安徽省影像云由安徽省卫生健康委安徽省医学影像专业医联体等四方共同推动发展，其中安徽省卫生健康委委托信息中心，负责平台运行和数据管理，制订相关运行机制和管理规范，拥有数据所有权、控制权；安徽医学影像专业医联体负责远程影像服务以及影像质控。

安徽省影像云包含影像信息系统和云技术两方面内容，影像信息系统描述的是影像云需要通过与医院的影像管理系统对接，读取本地的医学影像及相关患者和疾病信息，从而进行远程诊断／会诊等服务。云技术则是云计算、云存储与云应用等技术的统称，通过运行影像云，云存储可以生成影像大数据，而云计算涵盖了人工智能算法，结合云应用，通过远程诊断生成的标注数据，则可生成用于辅助治疗的人工智能产品，实现影像智能诊断服务。

2. 理顺机制，保障平台运行

（1）建立诊疗机制：推动成立了"安徽省医学影像专业医联体"，负责安徽省影像云的远程影像服务业务管理，并通过制订医联体的章程，和参加影像医联体的医疗机构签订合作协议，解决了医生跨医院提供远程影像诊断服务的合法性问题。成立"安徽省影像质量控制中心"，负责平台的影像质量控制工作，保障影像医疗服务的质量。（2）理顺价格机制：2018 年 11 月，安徽省卫生计生委联合省物价局和省人力资源和社会保障厅印发《关于优化调整医学影像服务价格有关问题的通知》（皖价医〔2018〕126 号），将影像诊断单设收费项目并适当提高标准，明确影像远程服务价格政策，设立影像远程诊断、影像远程会诊、同步远程交互式影像会诊项目，为建立影像云多方共建共赢的分配机制，打造可持续发展的远程医疗运营模式奠定基础。（3）理顺分配机制：2019年4月，安徽省卫生健康委出台了《关于印发〈安徽省远程影像诊断类项目费用结算指导意见〉的通知》（皖卫财〔2019〕10号），明确了远程影像诊断服务的邀请方、受邀方以及平台运营方等相关各方费用结算的框架性方案，理顺了远程影像服务相关各方的分配机制。（4）强化政策支持：统一设立影像会诊及互联网（远程）复诊诊察费等8个"互联网＋"医疗服务项目。2020年3月，安徽省医疗保障局印发《关于完善"互联网＋"医疗服务价格和医保支付政策的通知》（皖医保发〔2020〕2号），就安徽省"互联网＋"医疗服务项目管理、价格管理、医保支付等作出具体规定。

（二）取得成效

安徽省影像云经过6年的不断建设和发展，运行情况良好，已初见成效。截至2021年4月21日，安徽省影像云联网各级医疗卫生机构1 337家，其中乡镇、社区医疗机构约960家，占比72%；组建会诊专家团队346个，会诊专家1 906人，基于云端运算能力，全天候为基层提供服务；累计联网开展影像远程诊断会诊220万例，其中为基层会诊约176万例；影像云数据存储2 316.8万例。

1. 增强了基层群众的获得感

安徽省影像云让基层患者就地可以获得上级医院专家的服务，节约群众就医负担，避免重复检查。

2. 完善分级诊疗体系

解决乡镇、社区等基层医院"有设备、没医生"的问题，解决县、区级医院影像诊断能力无法满足临床实际需求等问题，将优秀的医疗资源从单个医院中解放出来，优化医疗影像资源配置，打破传统机制体制壁垒，构建了整合型医疗服务体系。

3. 降低医疗成本

通过搭建云平台，集约化建设、降低医疗信息主要存储基础建设费用；通过网络手段实现高等级专家资源广域共享，达到优质医疗资源下沉的效果；通过影像互通互认，实现影像信息异地共享，逐步取消纸质胶片。

4. 推动国产医疗设备产业发展

通过国产设备的推广使用，验证国产设备品质性能达标，为新兴国产设备提供有效的反馈，增强基层医疗机构对国产品牌的信心，培养医院使用国产品牌的习惯。

5. 在新冠肺炎疫情防控中发挥重要作用

新冠肺炎疫情期间，各级医疗机构在影像检查中发现疑似新型冠状病毒感染的肺炎影像诊断病案后，第一时间通过影像云请上级医疗机构予以进一步诊断，对符合新型冠状病毒感染的肺炎影像学特征者，按要求及时转运至定点医疗机构予以救治，最大程度上减少医生和患者的流动，切断传播途径，防止疫情扩散。2020 年，新冠肺炎疫情期间，全省共 123 个专家会诊团队为 715 家医疗机构提供远程影像诊断和会诊服务，累计开展远程影像诊断和会诊近 16 万例，提示新冠肺炎 300 多例，有效地缓解了基层医疗卫生机构诊断能力不足的问题。

二、"智医助理"的应用与发展

以农村基层和城镇社区医疗机构为核心的基层医疗卫生体系是我国医疗卫生体系的重要组成部分，承担着为广大人民群众提供基本公共卫生服务和多发病、一般常见病初级诊治的职责，是关乎广大国民健康的"第一守护人"，是医疗卫生服务体系中的短板和薄弱的环节，是医改需要关注的重点。因此，提升基层诊疗能力、缩短诊疗周期，助力分级诊疗，有效解决基层医疗资源不足、诊疗能力有限等突出问题是医疗卫生领域的改革焦点之一。

（一）主要做法

人工智能"智医助理"系统旨在服务基层医疗卫生机构，主要功能包括 AI 辅助诊断（辅助问诊、书写助手、病历质检、辅助诊断、合理用药）、临床知识库、智能语音外呼、远程会诊介入、质控和监管、"居民端" APP 等。"智医助理"系统的疾病病种涵盖国家卫生健康委"优质服务基层行 66 种疾病"，基层常见病、多发病可达到 95% 以上的覆盖率，辅助诊断准确率超 95%。

1. 明确建设原则

一是以人民群众健康需求为导向，以信息技术应用发展为牵引。二是统一制订"智医助理"建设规范，明确系统架构、系统功能、安全保障等建设内容。三是统筹结合"智医助理"建设和基本公共卫生服务"两卡制"、家庭医生签约服务、中医馆健康信息系统建设、县级医院医疗服务能力提升工程，充分地利用现有的软硬件资源，发挥全民健康信息平台中心枢纽作用，实现地区医疗信息系统互联互通。四是遵循国家、行业颁发的数据标准，逐步建立全省统一的"智医助理"标准管理体系，完善安全管理机制和制度，加强涉及居民隐私的信息安全防护体系建设，确保系统运行安全和信息安全，实现信息共享与隐私保护同步发展。

2. 纳入民生工程

2018 年，安徽省将"智医助理"在基层的应用推广作为提升基层医疗服务能力的专项工程，纳入安徽省民生工程项目，并明确三年实现全省基层医疗卫生机构的全覆盖建设，为基层医务人员提供智能辅助诊断、医学知识检索、病案查询、慢性病智能随访和远程视频技术援助。

3. 加强系统培训

省级依托安徽卫生健康职业学院按照每个乡镇 1 名乡村医生开展师资培训，县级利用省级培训的师资完成当地所有乡村医生的培训，并对统一培训后仍不能掌握的乡村医生或新进医生进行多轮培训，确保全员掌握应用技术。

4. 建立考核机制

为加快项目进度和产品应用，各市卫生健康委制订"智医助理"项目推进的考核政策，督促县区"智医助理"项目建设。县卫生健康委制订针对医疗卫生机构的考核机制，逐步培养医生用户的习惯，确保产品常态化应用。

5. 推进规范应用

安徽省卫生健康委联合安徽省财政厅、安徽省医疗保障局下发《关于建立激励机制推进智医助理规范应用的通知》，对使用"智医助理"开展诊疗活动的基层医疗卫生机构一般诊疗费医保支付部分提高 1 元，并按季度表扬规范应用工作突出的 10 个县和 100 名医务人员，进一步推动基层医生会用、常用、善用"智医助理"。

6. 探索系统融合

（1）在天长市基层医疗卫生机构探索"智医助理"系统与基层检查检验数据对接，为基层医生提供更加全面可靠的诊疗服务；探索"智医助理"与基层数字 X 射线摄影（DR）影像辅助诊断系统融合应用，为基层医生新增影像辅助诊断服务；探索与当地的药品库对接，为基层门诊提供合理用药审核服务。（2）推进"智医助理"系统的提升能级，推动"智医助理"系统与安徽医疗便民服务平台、安徽影像云等系统对接，实现数据互通共享，统筹推进全民健康信息化发展。（3）探索"智医助理"和"安康码"的结合，基于"智医助理"基层门诊全量病历数据、智能外呼体系和传染病监控体系，打造省级健康预警体系和疫情防控闭环。

（二）项目成效

1. 实现了基层医疗机构全覆盖

截至 2020 年底，安徽省已实现了"智医助理"系统在全省基层医疗卫生机构的全覆盖，包括 1 695 家乡镇卫生院和社区卫生服务中心，1.7 万家村卫生室，基层医生使用人数近 3.3 万人，提供辅助诊断建议 1.3 亿次，服务慢性病居民 6 559 万人次，系统协助基层医生完成 6 682 万份电子病历。

2. 促进了基层医疗卫生机构硬件设备更新换代

每个基层医疗卫生机构（含社区卫生服务中心、乡镇卫生院、村卫生室）配备一台移动终端设备，实现在移动诊疗场景下的智能辅助诊断、医学知识检索、共享调阅、慢性病智能管理和远程视频技术援助。

3. 提升了基层医疗卫生健康服务能力

"智医助理"通过人机耦合方式赋能基层医生，病历规范书写率从不足 5% 提升至 95% 以上，诊断合理率从 70% 提升到 88%；"智医助理"辅助诊断问诊提示，实现了更准确的诊疗、更合理的用药，避免病情的误诊误判、漏诊漏判；"智医助理"外呼系统提高了慢性病患者、老年人等健康管理效率，提升了健康教育宣传的针对性、快捷性。

4. 助力了疫情防控工作

新冠肺炎疫情期间，安徽省积极依托"智医助理"系统，开展疫情筛查、培训和宣传教育。开发新冠肺炎相关辅助诊断的提示功能，辅助医生筛选疑似患者。及时更新权威资料，协助医生快速进行知识检索。

5. 有利于医疗资源的优化布局

"智医助理"可以对全省的基层医疗卫生服务情况进行统计分析，对全省基层医疗卫生机构和基层医生的诊疗水平进行排序，便于医疗资源的优化布局以及开展基层医生针对性的培训。

三、经验与启示

（一）领导高度重视，提供坚强组织保障

安徽省委、省政府主要负责同志把影像云和"智医助理"作为重大民生工程部署把关、协调督查、全力推进。各部门通力配合，明确任务分工，定期督察调度，严格落实执行进度。

（二）社会资源引入，创新运行服务模式

安徽省影像云采用"政府主导，企业和专家参与，市场化运营"的建设模式，该项目通过与供应商的谈判解决了财政资金投入问题，实现了政府、企业、医疗机构和患者多赢的局面，为经济欠发达地区在医疗设备采购上提供了参考个案。

人工智能"智医助理"系统旨在服务基层医疗，安徽省在全国率先统筹规划、积极推进，实现了该系统在基层医疗卫生机构的全省覆盖，提升基层医疗卫生机构的服务能力。

（三）信息技术赋能，提升基层诊疗水平

安徽省影像云和"智医助理"建设是"推动医疗卫生工作重心下移、医疗卫生资源下沉"的重大改革举措。基层医疗服务能力不足，是制约医疗卫生服务高质量发展的短板。影像云和"智医助理"系统能够发挥远程技术优势，将大医院的优质资源"触角"延伸到基层，放大了资源效率。同时，借助人工智能技术手段，通过精准分析患者病症，帮助基层医生确定最有效、最具成本效益的治疗方法，提升基层医疗卫生诊疗水平。

以人民为中心 以健康为根本
——健康脱贫的"安徽经验"

摘要：安徽省始终把因病致贫、因病返贫作为扶贫"硬骨头"的主攻方向，围绕"保、治、防、提"推出一系列创新举措，着力打造贫困人口"三保障一兜底"的综合医保体系，兜底线、减存量、控增量、强能力，综合施策、持续发力，严格考核、精准调度，探索建立健康扶贫的长效机制。让贫困群众"看得起病、看得好病、方便看病、少生病"，扎实推进健康扶贫取得决定性成就。

一、引言

安徽是中部地区人口大省，2015 年底，安徽省建档立卡贫困人口中因病致贫、因病返贫占比高达 57.2%，疾病成为农村家庭贫困的首要因素之一。为深入贯彻党中央、国务院关于健康脱贫的决策部署，认真落实《中共安徽省委 安徽省人民政府关于坚决打赢脱贫攻坚战的决定》（皖发〔2015〕26号），根据国家卫生计生委等15个部门《关于实施健康扶贫工程的指导意见》（国卫财务发〔2016〕26 号），解决农村建档立卡贫困人口（简称"贫困人口"）因病致贫、因病返贫的问题，2016 年 7 月，安徽省政府出台《安徽省人民政府关于健康脱贫工程的实施意见》（皖政〔2016〕68 号），2017 年 2月，《安徽省人民政府办公厅关于印发健康脱贫综合医疗保障实施细则的通知》（皖政办秘〔2017〕56 号）下发，确定安徽省健康脱贫工程总体政策框架。安徽省卫生健康委会同有关部门研究制订配套文件，形成"1 + N"政策措施体系，从优化医疗服务、实行兜底保障、提升能力水平、加强疾病防控等方面实施倾斜政策"组合拳"，减存量、控增量、降支出、强能力，综合施策、合力攻坚，对症下药、猛药去疴。

二、主要做法

（一）创新举措，健全制度，减轻群众医疗费用负担

因病致贫、因病返贫是脱贫攻坚中的"硬骨头"，更是贫困家庭的心头事。安徽省组织近3万名基层卫生工作人员开展了因病致贫、因病返贫情况摸底调查及"回头看"活动，通过逐户、逐人、逐病核实，全面了解贫困人口的健康状况和患病情况。各地组织医疗团队，对44组大病、45组慢性病贫困患者进行筛查确诊，统一发放健康脱贫医疗服务证和慢性病证明，为分类救治、健康管理和保障政策落实提供可靠依据。对贫困人口的身份信息逐一核对、识别，并导入新农合系统，实现贫困人口享受综合医保政策精准识别。

着力构建贫困人口"三保障一兜底一补充"综合医保政策体系。首先，提高基本医疗保险（新农合）、大病保险、医疗救助三重保障待遇水平，实行"两免两降四提高"特惠政策，免缴费、降门槛、提标准。"两免"：免缴个人参保费用，由财政全额代缴；免交住院预付金，实行先诊疗后付费。"两降"：降低新农合住院补偿起付线（乡、县、市、省级医疗机构分别降至100元、300元、500元、1 000元）；降低大病保险起付线（从1万~2万元降至5 000元）。"四提高"：一是提高新农合补偿比例（在乡、县、市、省级医疗机构住院保底补偿比例分别提高至80%、70%、65%、60%，其中患特殊慢性病住院再提高5个百分点、患重大疾病住院补偿比例提高至70%）；二是提高重大疾病及慢性病保障水平（重大疾病报销病种由12组增加到44组、慢性病病种由20组增加到45组）；三是提高大病保险分段补偿比例10个百分点（从50%~80%提高至60%~90%）；四是提高医疗救助标准（贫困人口全部纳入医疗救助范围，按年度住院和特殊慢性病门诊合规医药费用的10%给予补助）。

在医保"特惠"基础上，2017年，建档立卡贫困人口实现"351"政府兜底保障，即贫困人口在省内医疗机构发生的住院、特殊慢性病门诊及限额内门诊费用合规费用纳入政府兜底保障范围。按照基本医疗保险（新农合）、大病保险、医疗救助政策补偿后，贫困人口在省内县域内、市级、省级医疗机构就诊的，个人年度自付封顶额分别为0.3万元、0.5万元和1.0万元，年度内个人自付合规费用累计超过个人自付封顶额时，超过部分的合规费用由政

府兜底保障。个人自付封顶额按照贫困人口年度内就诊最高级别医疗机构确定。此外，贫困人口慢性病患者1个年度内门诊医药费用，经"三保障一兜底"综合医保补偿后，剩余合规费用由补充医保再报销80%，即医疗保障"180"。剩余合规费用包括常见慢性病门诊限额内经基本医疗保险（新农合）报销后的自付部分，超出限额外个人自付的合规医药费用，以及特殊慢性病比照住院报销后自付合规医药费用。合规费用的界定按医保相关规定执行。

通过"三保障"，贫困人口基本医疗保障水平显著提高；通过"一兜底"，贫困人口年度自付医药费用有了封顶线和明确预期，大病有了兜底保障；通过"一补充"，贫困人口慢性病门诊医药费用负担大幅减轻。费用"有底"了，贫困人口心里也就"有底"了，生病及时就医，治病有了保障，就不会出现"小病扛、大病躺"的现象。

各级医疗机构也开通绿色就医通道，贫困人口住院实行"先诊疗后付费"和"一站式"即时结算，免交住院押金，由医疗机构先行垫付医药费用，切实减轻贫困人口看病"垫资"和"跑腿"负担。"180"补充医保由基本医疗保险（新农合）经办机构经办，纳入贫困人口综合医保"一站式"结算范围，实行省内就诊即时结报。进一步完善依托于新农合的"一站式"结算信息系统，启用系统预留的"其他补偿"接口，专门用于贫困人口补充医保数据传输和费用核算，实现政府兜底保障和"180"补充医保同步精准核算结报。全面取消住院预付金，患者出院时只需交纳其个人自付费用，其他费用由医疗机构与医保经办机构按规定结算，最大程度减轻了贫困患者的"垫资"和"跑腿"负担。

安徽省开展农村贫困人口大病专项救治以来，大病专项救治病种扩大到30种，到2020年贫困人口大病专项救治病种扩大到34种，累计确诊34种大病患者36.6498万例。按照"四定两加强"原则，规范开展救治26.51万例，救治率达到99%以上，实现贫困大病患者"应治尽治"，切实做到实施就医关爱，减轻群众医疗费用负担。

（二）推动"百医驻村"，实现村级医疗卫生服务全覆盖

为实现贫困人口"有地方看病、有医生看病"，在2019年5月，按照安徽省委、省政府的统一部署，利用1个月时间，建立排查电子信息化填报系

统，对照基本医疗有保障标准，组织对全省 70 个有扶贫任务的县（区）、1 198 个乡镇和 14 022 个行政村开展大排查，逐个排查医疗机构设置、服务能力、人员配置等情况。结果显示，每个县都有 1 所及以上县级医院达到"二甲医院"标准、每个乡镇都有 1 所乡镇卫生院，服务能力和设备人员配置达到基本医疗有保障"三合格""三条线"要求。存在的主要问题是，有 161 个行政村无村卫生室、168 个行政村无村医或无合格村医。

结合"不忘初心、牢记使命"主题教育，本着既着眼当下解决乡村医生空白村的紧迫问题，又为从根本上解决村医不足问题，并注重培养省市医院优秀人才，促进优质医疗资源下沉一线，安徽省于 2019 年 7 月 8 日创新开展健康脱贫"百医驻村"行动。"驻村医生"从省属 17 家医疗机构选拔产生，共选派 50 人左右的优秀骨干医师，深入无村医的贫困村或非贫困村的村卫生室驻村进行帮扶，每个村卫生室派驻 1 人；并从市级三级医院再选派 50 人左右重点驻村帮扶非贫困村，累计选派 100 人左右进入无村医的贫困村或非贫困村的村卫生室开展为期 2 年的驻村服务，助推健康扶贫，于 2019 年 8 月底前进驻到位。

选派帮扶人员采取组织动员、自愿报名、单位推荐、逐级遴选的方式产生，以全科医生、内科、急诊内科、儿科、中医科中青年技术骨干为主，全科医生优先。派驻人员将履行村医职责，落实健康脱贫相关政策措施，提供基本医疗服务和基本公共卫生服务，并发挥好"传、帮、带"作用，注重培养当地基层医疗卫生人才，满足农村居民卫生健康服务需求。选派医生驻村期间，可挂任村卫生室所在乡镇卫生院副院长，带动乡镇卫生院服务能力整体提升。同时，通过驻村帮扶，提升驻村医生主动担当的为民情怀，培养锻炼复合型卫生健康事业后备人才。强化省、市、县三级联动，各地通过邻村调剂、乡镇卫生院派驻、到龄村医返聘等方式自行解决 55 个，及时消除了 168 个乡村医生"空白点"。对 161 个村卫生室"空白点"建立清单台账，进行重点调度，压紧压实市县主体责任，于 2019 年 12 月 15 日前通过新建、改扩建、邻村合设等方式逐个分类解决。同时，建立常态化排查预警和动态清零机制，确保不再出现新的村卫生室和乡村医生"空白点"。

在这次行动中涌现出许多感人的事例。2019 年 7 月，在得知健康脱贫"百医驻村"行动后，安徽中医药大学第二附属医院急诊科医生徐晓婵和在安徽医科大学第二附属医院老年心血管科工作的丈夫张建明商定一起报名，并把 8 岁的女儿也一同带去"驻村"，真正把"心"安在大山里。她在启动会上说道："我能够参与这项光荣的任务，是锻炼更是荣誉，在未来的两年或者更长的日子里，我们一定会不忘初心、牢记使命，切实做到扎根农村，服务群众，以传播防病治病知识及解决百姓健康问题为己任，尽我们的绵薄之力，为国家健康脱贫工作和健康中国事业贡献力量。"在驻村期间，他们在车上挂起了"休宁县璜尖乡移动卫生室"的牌子，每周开车"巡山"出诊两次。一年多的驻村服务，他们成了乡亲们的贴心人。

113 名驻村医生立足村医岗位，发挥专业特长，扎根脱贫攻坚一线，全身心参与驻地新冠肺炎疫情防控工作，全面落实健康脱贫政策举措，提供精湛的诊疗服务，普及健康知识，开展"以师带徒"，打造乡村医疗卫生服务示范，带动提升基层服务能力。另外，安徽省还组织 26 家省市三级医院组团式对口帮扶 31 个贫困县的县级医院，每批次选派 5 名及以上医疗专家，驻点帮扶不少于 6 个月，5 年来共选派 1 649 名管理人员和医疗专家驻点帮扶，开展传帮带，重点提升贫困县县级医院专科救治能力。

（三）建立健康扶贫长效机制，全面消除医疗机构人员"空白点"

面对乡村医生"后继缺人"的实际问题，安徽省制订实施方案，明确重点任务，创新实施举措，建立长效机制，破解乡村医生来源不畅的难题。安徽省在"百医驻村"的基础上，开展市县级医院"千医下乡"，为乡镇卫生院开展"造血式帮扶"。结合紧密型县域医共体和医联体建设，计划利用 3 年时间，每年安排 1 000 名医务人员下乡到乡镇卫生院工作。开展乡村医生"万医轮训"，每年选派乡镇卫生院、中心卫生院医生在市县级医院滚动进修学习；村卫生室医生以推广适宜技术为主，每年覆盖 1 万人。

此外，住院医师规培、农村订单定向医学生免费培养项目向贫困地区倾斜，2016 年以来，全省累计招收贫困地区住院规培学员 6 478 人，招收贫困地区助理全科医生 895 人。依托省内 10 所高职院校分类考试招生，按照"从哪里来、回哪里去"的原则，进行乡村医生定向委托培养，破解村医来源不畅难题，补充乡村医生队伍。省级卫生健康、教育、财政、人力资源和社会保障部门联合印发工作方案，创新体制机制，省搭平台、市县对接，2020 年共招收农村订单定向免费医学生 2 041 人，2020—2022 年，省级财政落实专项经费补助学费、住宿费。积极推动为乡村医生购买养老保险，多渠道扩大乡村医生来源，切实提升乡村医疗卫生服务能力，为基层医疗卫生机构提供充足、稳定的人才储备，稳定乡村医生队伍，全面消除村卫生室人员"空白点"。实现贫困人口看病有地方、有医生。

（四）精准实施分类管理、实施就医关爱，从根本上解决因病致贫问题

安徽省把家庭医生签约作为扶贫重点推行的一项措施，印发《关于建档立卡贫困人口家庭医生签约服务政策解答》，明确贫困人口家庭医生签约服务"为谁签""谁来签""怎么签"的办法。优先为全省 90% 以上的贫困人口开展家庭医生签约服务，目前贫困慢性病患者签约率 90% 以上。截至 2020 年 12 月，安徽省对 227.95 万有诊疗需求的贫困人口实现家庭医生签约服务"应签尽签"，强化履约服务，重点对 108.46 万患有高血压、糖尿病、结核病、严重精神障碍等慢性病的贫困患者进行规范管理，对患有脑血管病等 6 类慢性病的贫困人口发放健康教育处方，开展体检服务，加强健康教育、健康管理。

安徽省首创基本公共卫生服务"两卡制"（一张卡识别医务人员，即医务人员通过个人身份识别码，称为"绩效卡"，登录全省基本公共卫生服务管理系统为居民提供服务，留下服务工作痕迹；一张卡识别居民，即居民通过身份证等方式，称为"服务卡"，用以确认获得基本公共卫生服务项目），在 31 个国家和省级贫困县全面取消纸质健康档案。通过健康一体机、移动终端等将居民健康数据传入信息化系统，实现"让数据多跑路，让乡村医生少录入，让村民少跑路"。"两卡制"的推行，让长期从事基层医疗卫生工作的乡村医生感受到了工作的减负与工资的增加。乡村医生可以带上平板电脑、健康一体机前往村民家中提供家庭医生签约服务；村民们检查完可直接在手机上看到检查结果，并对服务进行评价。根据"1 + 1 + 1"精准帮扶机制，实现基本公共卫生服务对象精准化、服务内容标准化、服务方式便捷化、服务效果可评价，减轻基层填表负担。安徽省金寨县组织县、乡、村三级医疗机构的医务人员与全县贫困人口开展结对帮扶。家庭医生既为贫困人口诊治常见病和多发病，也提供各类公共卫生惠民政策宣传和健康知识普及、康复指导等

服务，实现了"一人一策""一病一方"，精准管理，全程服务。

为解决贫困人口拿药不方便、看病报销不及时等问题，安徽省积极推行慢性病"长处方"政策落地，对患大病和慢性病的贫困人口分类救治，充分发挥医疗救助等制度的衔接保障作用，为贫困户筑起一道健康保障网。推广贫困人口高血压、糖尿病等慢性病患者用药"长处方"，一次就诊可开具1~2个月用量的治疗性药物，不仅减少了购药次数，还切实保障了贫困患者的用药需求。对行动不便的贫困慢性病患者推行送药上门服务，通过集中采购，乡镇卫生院为村卫生室配送部分贫困人口常见慢性病病种用药，多途径实施就医关爱举措，使困难群众医疗卫生服务可及性和获得感不断增强。

（五）巩固医保脱贫成果，衔接乡村振兴

根据国家医疗保障局等七部委《关于巩固拓展医疗保障脱贫攻坚成果有效衔接乡村振兴战略的实施意见》和《中共安徽省委　安徽省人民政府关于加快实现巩固拓展脱贫攻坚成果同乡村振兴有效衔接的实施意见》要求，经安徽省政府第149次常务会议审议，报请省委审定同意、国家医疗保障局审核指导，安徽省医疗保障局牵头印发《安徽省巩固拓展医疗保障脱贫攻坚成果有效衔接乡村振兴战略实施方案》，根据脱贫人口身份转换，分类资助参保缴费。部署自2022年1月1日起，转换医保扶贫制度机制，对农村低收入人口参加城乡居民医保实行分类资助，通过基本医疗保险、大病保险、医疗救助三项保障制度，梯次减轻低收入人口医疗费用负担，健全防范因病返贫、致贫长效机制。为确保政策平稳衔接，省医疗保障局组织开展多轮次政策培训，分片开展督导调研，印发《安徽省医疗保障局关于做好巩固拓展医疗保障脱贫攻坚成果有效衔接乡村振兴战略风险防范化解工作的通知》，指导各地加强政策宣传，加大工作推进力度。

三、取得成效

（一）稳定实现贫困人口应保尽保

2020年，安徽省印发《关于坚决完成脱贫攻坚硬任务的实施意见》《关于高质量打赢医疗保障脱贫攻坚战的通知》等文件，进一步完善医保扶贫制

度体系。在新冠肺炎疫情期间，在全省组织开展决战决胜脱贫攻坚"抗疫情、补短板、促攻坚"专项行动，建立健全贫困人口参保核查联动机制，全面摸清贫困人口新冠肺炎患者、贫困人口及贫困边缘人口参保基础数据，动态清零未参保问题。截至 2020 年 10 月，全省共通过医疗救助基金资助 337.4 万贫困人口参加基本医疗保险，资助金额 8.43 亿元，贫困人口全部纳入基本医疗保险覆盖范围。

（二）牢牢构筑防贫减贫保障防线

通过开展分专题、分时段、分地域的"三分法"调研，督促推动医保扶贫任务落实。在基本医疗保险基础上，通过大病保险倾斜支付、医疗救助托底保障等，发挥多层次医疗保障综合防贫、减贫功能。自 2016 年 1 月至 2020 年 10 月，全省贫困人口共计 423.93 万人次享受基本医疗保险、大病保险、医疗救助、政府兜底（"351"）等综合医保报销待遇，累计报销住院费用 272.75 亿元；共计 1 866.39 万人次享受综合医保、"180"门诊慢性病、重大疾病（简称"慢特病"）补充医疗保障报销待遇，累计报销门诊慢特病费用 68.19 亿元。贫困人口就医负担全面减轻。

（三）持续治理过度保障问题

一是全面取消"层层加码"政策。巩固提升中央脱贫攻坚专项巡视反馈健康脱贫问题整改成效，较真碰硬抓实抓好医疗保障脱贫攻坚重点问题整改，全省 70 个有扶贫开发任务的县（市、区）统一执行省定医保扶贫政策。对贫困人口参保实行分类资助，特困人员全额资助，低保对象、贫困人口按照 80% ~ 90% 定额资助。二是合理界定报销费用范围。制订印发《安徽省健康脱贫综合医疗保障负面清单》，"负面清单"费用不纳入综合医保报销范围，引导贫困人口合理就医、医疗机构合理施治。2020 年，《安徽省医保局 安徽省卫生健康委 安徽省扶贫办关于进一步加强贫困人口慢性病医保管理服务工作的通知》印发，规范贫困人口门诊慢特病鉴定管理。三是规范医保就医服务管理。贫困人口在全省联网定点医疗机构发生的合规医药费用实现"一站式"即时结算。贫困人口就医执行分级诊疗管理，层层压实村卫生室、乡镇卫生院、县级医院转诊责任。坚决打击欺诈骗保行为，加强对高住院率、小病大养、小病大治等问题的治理。

（四）研究建立医保扶贫长效机制

2020 年，组织开展了重特大疾病医疗保障和医疗救助课题研究，分南、北召开研讨会议，全面梳理各统筹地区医保扶贫、医疗救助政策运行、资金使用等情况，拟制订全省统一的医疗救助制度政策。在六安、芜湖开展完善医疗救助制度试点，拟通过增强医疗救助托底保障功能，为救助对象提供一体化保障待遇。

四、经验与启示

（一）坚持党委领导是决战决胜脱贫攻坚的根本保证

党是脱贫攻坚的组织者、领导者和推动者，只有坚持党的领导才有强有力的组织保障和政治保障，才能在脱贫攻坚的道路上把握正确的方向。在推进医共体建设，落实健康脱贫任务的过程中，县委把主体责任抓在手上、扛在肩上，党委统筹部署，各职能部门密切配合，形成全县上下"一盘棋"的良好局面。

（二）坚持深化改革是决战决胜脱贫攻坚的关键支撑

健康脱贫任务的落实伴随医疗卫生体制改革，涉及面广、社会关注度高。面对这些情况，各地敢于直面矛盾和问题，聚焦体制机制顽疾，突破利益藩篱，以医药改革为突破口，坚持"以点破面"，敢于触及深层次关系，触碰行业痛点，使改革工作真正取得了实效。

（三）坚持精准施策是决战决胜脱贫攻坚的有效路径

精准扶贫是实事求是思想路线在扶贫领域的生动体现，决战决胜脱贫攻坚任务要因地因人制宜，充分考虑到贫困人口的切身利益，真正让贫困群众得到实惠。针对因病致贫、返贫比例居高的情况，以解决"看病难、看病贵"问题为抓手，通过推进医共体建设助力健康脱贫任务，走出了一条健康脱贫的新路子。

（四）坚持开拓创新是决战决胜脱贫攻坚的不竭动力

只有大胆改革、锐意创新，才能破解脱贫攻坚工作中碰到的一系列难题，闯出一条新路。安徽省部分县在健康脱贫工作中，遇到了县乡医疗机构服务能力受限于人、财、物资源不足等难题，他们积极开拓思路，提出了"对上医联体、对下医共体"的路子，通过"强支撑、请进来、走出去"实现了县域医疗卫生服务能力的整体提升，实现了多方共赢。

传承·创新·振兴

——安徽中医药的改革与发展

摘要：安徽省委、省政府立足中医药大省省情和从满足人民群众医疗卫生服务的需求出发，把中医药事业发展列入深化医药卫生体制改革重点任务，形成了安徽2009—2011年医改任务的"5＋1"模式，力求借力医改，重点解决制约安徽省中医药发展的瓶颈问题。新一轮医改以来，安徽中医药取得长足发展，在保护全省人民健康方面的作用更加突出，对促进全省经济社会发展的贡献率明显提升。公立中医医院既有与其他公立医院相同的改革方向、原则和目标，又有特殊性。如果说公立医院改革要逐步解决"以药养医"问题，公立中医医院改革则同时要解决"以西养中"的问题，通过探索建立有利于中医药特色优势发挥的投入补偿机制、体现中医技术劳务价值的价格形成机制、有利于中医药人员专心提供中医药服务的收入分配机制和有利于中医药人才成长的用人机制等，中医药发展取得显著成绩。

一、引言

2009年，新一轮医改提出加快推进基本医疗保障制度建设、全面执行国家基本药物制度、健全基层医疗卫生服务体系、促进基本公共卫生服务逐步均等化、推进公立医院改革试点等五项重点任务，安徽省委、省政府立足中医药大省的实际，把积极推进中医药服务体系建设纳入深化医改内容，形成安徽医改"5＋1"模式，并成为安徽省深化医改的"刚性任务"。为保证这一任务的落实，安徽省医改领导小组对包括中医药发展在内的医改目标任务进行细化分解，并与各市人民政府、省卫生健康委和各市卫生健康委每年层层签订责任状，并加强调研督导，及时发现和解决问题，确保医改目标任务的实现。经过多年建设，安徽省已基本形成以公立中医医院为主体、基层中医药服务为重点、非公立中医医疗机构共同发展的中医医疗服务体系。

2010年4月，安徽省卫生厅等七部门联合出台《关于公立中医医院改革

试点的实施意见》。全面推进公立中医医院改革，这是全国首个就公立中医
医院改革出台的实施意见。提出的目标任务是，按照公立医院改革试点的指
导思想和基本原则，坚持中西医并重方针，落实中医药扶持政策，积极探索
建立有利于中医药发展的投入补偿、价格形成、收入分配和用人等机制，逐
步解决"以药养医"和"以西养中"问题，使公立中医医院回归特色，让利
于民，缓解群众"看病难、看病贵"的问题，提高中医药对基本卫生制度建
设的贡献率。从投入政策、专项经费和中医特色等方面建立分类补偿机制，
逐步推行农村中医药工作县、乡、村一体化管理。

"十二五"期间，安徽中医药在医疗、保健、科研、教育、产业、文化
"六位一体"整体推进，对增进和维护人民群众健康作用更加突出，对促进
全省经济社会发展的贡献率明显提升。"十三五"时期，中医药"五种资源"
的强大优势，在全面建成小康社会和五大发展美好安徽建设中释放更多的潜
力和活力。中医药注重整体观，重视治未病，讲究辨证论治，符合医学发展
的方向和广大群众的健康需求，为中医药振兴发展带来难得的机遇。安徽中
医药文化底蕴深厚，"北华佗、南新安"影响深远，是与"一带一路"沿线
国家加强交流与合作的重要名片，为安徽中医药振兴发展拓展了新的空间。
安徽省 2021 年政府工作报告在"十四五"时期目标和 2021 年重点工作中均
提出促进中医药传承创新发展。

二、安徽中医药全面参与医改初见成效

（一）制订促进中医药传承创新发展落实举措

党的十八大以来，安徽省委、省政府坚定不移地贯彻落实《中共中央
国务院关于促进中医药传承创新发展的意见》《中华人民共和国中医药法》
和国务院《中医药发展战略规划纲要（2016—2030 年）》，大力推进中医药
改革发展，全力推动安徽省中医药立法。2020 年 3 月 27 日，安徽省人大常
委会颁布了《安徽省中医药条例》。2020 年 7 月 22 日，《中共安徽省委、安
徽省人民政府印发〈关于促进中医药传承创新发展具体举措〉的通知》（皖
发〔2020〕11 号），涉及 7 个方面 23 项重点任务，明确了安徽省中医药传
承创新发展的总体要求、阶段目标和主要任务、专项行动等。同时，为保障

重点任务落实，规划了 10 个专项行动和 40 项具体工程。安徽省政府建立了中医药工作联席会议制度，出台了《安徽省人民政府办公厅关于贯彻中医药发展战略规划纲要（2016—2030 年）的实施意见》《安徽省中医药健康服务发展规划（2015—2020 年）》《安徽省中药产业发展"十三五"规划》等重大专项规划，推进贯彻中医药传承创新发展。

（二）中医药服务体系逐步完善

1. 强化公立中医院功能定位

实现县级中医院全覆盖，完成宿州市中医院等 5 所二级甲等中医院、三级中医院设置。推动省级中医院加强治未病和康复学科基本建设、拓展服务功能、优化服务流程。在部分三级中医院和特色显著的二级中医院开展优势病种和中医药适宜技术摸底，并筛选出 12 项优势病种和 10 项适宜技术作为安徽省首批重点优势病种和适宜技术加以推广。部分市中医药主管部门通过对三级公立中医院绩效考核，积极运用绩效考核结果，以问题为导向加强管理、改进服务。

2. 提升基层中医药服务能力

全省基层医疗卫生机构中医药服务量占比由"十二五"末的 15.3% 提高到"十三五"末的 25.4%，基层中医药服务能力大幅提升，中医药对分级诊疗制度的建立发挥了重要的作用。一是加强中医药适宜技术的培训和推广。遴选 21 个常见病种，通过病种带技术、技术带病种相结合的方式，组织开展中医药适宜技术培训和推广运用。例如：在安徽中医药大学组织开展了中医药适宜技术 300 人师资培训，提升了基层师资队伍教学水平；利用县级中医药适宜技术推广平台，对全省范围内不能提供 6 类以上中医药技术服务的社区卫生服务中心、乡镇卫生院，以及不能提供 4 类以上中医药技术服务的社区卫生服务站和村卫生室的相关医疗卫生人员进行组织培训，实现每个基层卫生医疗机构都能够规范开展中医药适宜技术服务，为城乡居民就近、就便提供中医药服务。二是推广应用好的经验做法。六安市舒城县等地将社区卫生服务站、村卫生室相关中医药适宜技术纳入医保报销，提高基层医疗卫生机构提供中医药服务的积极性；蚌埠市怀远县等地根据当地常见病和多发病实际，遴选 10 个病种，制定 10 个药方，以病种带技术的方法在基层医疗卫生机构试点推广"十病十方",持续提升基层中医药服务规范化水平;明光市积极开展"银针行动"试点,遴选当地常用的中医药适宜技术在基层推广应用,其经验被相关媒体进行了报道。三是积极争取医保对基层中医药服务的鼓励政策。将符合条件的中医医疗机构纳入医保定点范围,截至2020年底,安徽省共有中医定点医疗机构426家,其中90%以上是基层中医医疗机构。在《安徽省基本医疗保险医疗服务项目目录》中专门设置了中医及民族医诊疗类,将中医外治、中医骨伤、针刺、灸法、推拿疗法、中医肛肠、中医特殊疗法、中医综合类8个亚类,共计213项中医医疗服务项目纳入基本医疗保险支付范围。2020年,安徽省执行的基本医疗保险药品目录纳入了药品2 709种,其中中药(含中成药、民族药)1 316种,占比达48.6%以上。目录调整后,中成药占比由2010年的46.1%提高到48.6%,并纳入医保报销范围。落实单病种付费中西医"同病同保障",积极推进乡镇卫生院和社区卫生服务中心日间病房试点。四是推进基层中医药服务标准化、规范化建设。全省各地按照国家《关于印发基层中医药服务能力提升工程"十三五"行动计划的通知》要求,对辖区内社区卫生服务中心和乡镇卫生院中医馆(国医堂)配齐针疗、灸疗、牵引、治疗床、中医热疗、中药房、煎药室、康复训练、中医电疗等10类以上中医药诊疗设备,能够开展6类以上中医药技术服务,促进基层中医药服务能力的提升配套。五是大力开展全国基层中医药工作先进单位创建。全省各地以创建基层中医药工作先进单位为抓手,按照《全国基层中医药工作先进单位评审方案(2014年版)》、《全国基层中医药工作先进单位评审细则(2014年版)》《全国基层中医药工作先进单位建设标准》等要求,积极开展全国基层中医药工作先进单位创建,全省已有1个市(亳州市)及25个县(市、区)获得"全国基层中医药工作先进单位"荣誉称号。2020年,新增19个县(市、区)通过了国家中医药管理局专家组评审,目前全省基层中医药工作先进单位占比达到41%。

3. 中医药信息化快速发展

一是推进签约服务。大力开展"互联网+"中医家庭医生签约服务,推动家庭医生智慧服务信息系统建设,探索线上考核评价和激励机制,提高家庭医生团队的中医药服务能力,提升签约服务质量和效率,做到愿签尽签。

鼓励中医开展网上签约服务，以高血压、糖尿病、精神障碍患者为重点，为签约居民在线提供健康咨询、预约转诊、慢性病随访、健康管理、延伸处方等服务，推进家庭医生服务模式转变，改善群众签约服务感受。提供中医药服务的各级医疗机构借助信息技术便捷实现中药饮片代煎，并开展配送服务试点。截至 2020 年底，全省现有家庭医生签约团队 18 052 个，能够提供中医药服务的家庭团队 15 256 个，占 84.51%。全省 65 岁及以上老年人口总数 7 724 735 人，接受中医药健康管理的人数 5 493 417 人，占 71.11%。全省 0 ~ 36 个月儿童总数 2 230 011 人，接受中医药健康管理的人数 1 833 576 人，占 82.22%。二是基层"智医助理"实现全覆盖。为有效提高基层医生的服务能力与效率，增强人民群众的健康服务获得感，通过"智医助理"系统提供辅助诊断，实现电子健康档案和电子病历的自动获取，基层中医药服务信息化水平有了大幅提升。截至 2020 年 12 月底，全省 105 个县区近 3.3 万名医生使用了"智医助理"系统，提供辅助诊断 1.3 亿次，服务慢性病居民 6 216 万人次，系统协助基层医生完成 7 500 万份电子病历，电子病历规范率达到 93.6%。有效地提高了基层医生的服务能力与效率，增强了人民群众的健康服务获得感。实现乡、村两级"智医助理"系统全覆盖。

4. 加大对口帮扶力度

组织 10 所三级中医院对口帮扶 21 所贫困县中医院（含县级藏医院 3 所）。建立健全管理和技术双联络员制度，及时交流帮扶需求和存在的问题，提高对口帮扶工作的针对性和时效性；对受援医院管理制度进行系统梳理，加强质量管控、优化运行机制、提高管理水平；健全信息化协同机制，打通远程会诊、影像和教育培训通道；制订受援医院专业技术人才培养计划，通过临床诊疗示范、教学查房、病案讨论等形式，提升中医药技术能力和运用现代诊疗技术诊疗疾病的水平。2020 年以来，各三级医院向受援医院派驻人员 108 人，接收培训 140 人，建立远程医疗信息服务系统 6 个，支持受援医院新建临床专科 78 个，新增中医医疗技术 87 项，新增技术诊疗 8 263 人次，有力地带动了受援医院服务能力的提升。

5. 强化县中医院医共体资源贯通

在全省 54 个县域同步推动紧密型中医院医共体建设，强化政策供给，提高人才和技术等核心资源贯通力度。印发《安徽省基层医疗卫生机构人员中医药适宜技术培训实施方案》，明确提出县域医共体牵头医院帮扶人员在基层医疗卫生机构每月坐诊不少于 2 个工作日，每年度至少为帮扶单位培养 1 名能够提供中医药服务的卫生技术人员，并组织各牵头中医院按照帮扶坐诊方案加强调度、加快实施；同时，依托县级中医院适宜技术推广平台开展多种形式的培训，扩大中医药技术在基层的运用，明光等县开展"银针行动"试点，宁国等县开展共享智慧中药房试点，取得较好成效。据统计，全省中医院医共体中药饮片用量、非药物疗法服务量年度分别增长 9.1%、11.3%。

6. 探索中医医保支付方式

持续推进中医药适宜技术优势病种支付方式改革。除全省 38 个试点县外，霍山县等 12 个县域协调当地医保部门开展此项工作。截至 2020 年 9 月，全省中医药适宜技术门诊优势病种执行 12.25 万例，发生费用 1.59 亿元，平均报销比例 70.22%；中医药适宜技术住院优势病种执行 14.77 万例，发生费用 5.78 亿元，平均报销比例 75.74%，实现了"患者负担能减轻、医保基金可承受、中医药优势得发挥"的改革预期。

7. 推动中医医联体建设

全省中医医院牵头组建医联体 205 个，同比增长 12.1%；"管理＋技术"双下沉、学科联盟等组建形式趋于成熟。安徽省中医院与泗县政府签订合作协议，由县级政府出资引进安徽省中医院管理和技术骨干担任泗县中医院负责人，采取省中医院学科团队对口支援县级中医院相应科室、收入增量部分合理分成等形式，带动县级中医院服务能力提升；六安市中医院与舒城县中医院牵头的医共体建立紧密型合作联系，由市中医院向县中医院医共体 8 个乡镇卫生院直接派驻中医药专家，提升县域中医药服务能力。发挥"互联网＋"远程医疗作用，安徽省中医院打造的影像云远程医疗平台深度融入全省新冠肺炎医疗救治网络，疫情期间为 800 多家医疗机构提供了 25.5 万例远程影像医学服务，发现新冠肺炎疑似病例 300 余例。

8. 强化中医药传承创新

中央和省财政先后投入专项资金 17.9 亿元，改善全省中医医院的诊疗条件。实施中医药服务能力建设项目、重点中医专科专病建设工程，特别是"四名"工程、中医药传承创新等工程，中医药服务实现"两升两降"，中医药特色优势得到充分发挥。推进中医药人才队伍建设和学术经验传承，建设国医大师、名老中医、学术流派等传承工作室 71 个，量身打造省中医药领军人才培育培养。推动亳州"世界中医药之都"建设，中药配方颗粒"走出去"获得重大突破；挖掘和运用名老中医学术经验与民间中医药特色诊疗技术，提高中医药临床疗效；支持有资质的中医机构根据传统名方、经验方自制膏、丹、丸、散等传统制剂；鼓励将特色中药制剂筛选开发成中药新药和养生保健食品。安徽省中医院作为首批国家中医临床研究基地，重点病种糖尿病中西医结合防治研究居全国前列；获批成立首个安徽省中医（中医脑病）临床医学研究中心，脑病科、肺病科、内分泌科等列入国家区域中医（专科）诊疗中心建设项目，针灸、脑病、流感 3 个国家中医药循证能力研究成效明显；安徽省中医院、安徽省针灸医院、芜湖市中医医院和六安市中医院列入国家中医药传承创新基地建设项目。中药提取技术创新中心入选安徽省首批 10 个技术创新中心之一。获批在安徽中医药大学基础上组建安徽省中医药科学院，设立 21 个研究所。安徽医科大学第一附属医院牵头组建长三角中西医结合肿瘤联盟。"十三五"期间，安徽省承担省部级以上中医药科研项目 200 余项，荣获"国家科技进步二等奖"和"安徽省科技进步一等奖"在内的省部级以上奖励 50 余项。

9. 拓展中医药健康服务

安徽省发展改革委、省卫生健康委、省中医药管理局、省经济和信息化厅联合印发《世界中医药之都（安徽亳州）建设发展规划（2020—2030年）》，推进省技术创新中心（中药提取）开放合作发展。开展 4 家中药配方颗粒研究企业加快临床科研使用试点，持续推进现代中药产业集聚发展基地、"十大皖药"产业示范基地建设，提升安徽省中药产业的集聚度和外向度。安徽省生产的 128 种中药配方颗粒率先以药品身份进入欧盟市场，中药大品种参加中英政府科研合作研究，相关研究成果在 BMC 旗下杂志发表。实现中药资源普查全覆盖。推动中医药与养老、旅游、养生、"互联网＋"等融合发展，打造中医药健康服务品牌。亳州市被确定为首批国家中医药健康旅游示范区建设单位，霍山大别山药库等 4 个单位被确定为首批国家中医药健康旅游示范基地建设单位，遴选 3 批共 33 个省级中医药健康旅游基地。中医药医养结合试点逐步扩大，部分中医院借助技术优势开展中医医养结合服务，拓展了中医药服务范围。组建糖尿病和高血压中医药健康管理联盟，探索中医药特色鲜明、与群众需求相适应的慢性病健康管理模式。

10. 推进中医药文化传播

省、市、县同步开展以"让中医药融入百姓生活"为主题的首届安徽省中医药宣传周暨中医药文化推进行动；组织中医药健康养生知识科普巡讲和健康素养调查等系列活动，推进中医中药"进乡村、进社区、进校园、进机关"。举办了长三角中医药一体化发展高峰论坛。近年来，先后与俄罗斯、美国、德国、捷克、波兰、加拿大等 30 多个国家开展中医药技术和文化交流，与国外大学和医疗机构开展医疗、教育和科研项目合作。安徽省每批援外医疗队均安排有中医医师，中医药在受援国群众中受到热烈欢迎；安徽省针灸医院列入国家中医药管理局"中医药国际合作基地"；安徽中医药大学与希腊国际健康旅游中心共建了安徽省第一个海外中医药中心——"安徽中医药大学雅典中医药中心"；安徽省生产的中药品种入选中英政府"抗生素替代计划"科研与创新合作项目；128 种中药配方颗粒获批在欧盟销售，有力推动了安徽中医药走向海外并开放发展。

（三）开展基层中医药健康管理服务"两卡制"

在基本公共卫生服务管理体制上进行大胆创新突破，安徽省于 2018 年初在全国率先开展基本公共卫生服务"两卡制"试点，2019 年在全省全面推广试点经验，2020 年进一步规范"两卡制"常态化运行。"两卡制"从源头上杜绝了基层中医药健康管理服务内容和工作量等数据造假现象的发生，提高了服务的真实性和完整性，让服务的考核更加透明、更加公平，提高了服务效率和服务质量，服务信息面对面也增强了接受服务的居民和提供服务的医生之间的沟通、互动和信任。

目前，全省所有县（市、区）健康档案管理、高血压和糖尿病患者管理、老年人健康管理、家庭医生签约服务全部纳入"两卡制"常态化管理，所有地区取消纸质健康档案，52 个县区通过 APP 等方式公开健康档案，"两卡制"运行取得了预期的效果：一是居民得实惠，"两卡制"实施让居民享受到真实且高质的服务，并参与到自身的健康管理中，居民获得感和满意度均得到提升，抽样调查显示 98.6% 的居民对基层医务人员的业务技术水平表示认可，95% 以上的居民对基层医务人员的服务态度、服务效果表示满意。二是乡村医生有干劲，从乡村医生获取的工分值来看，最高和最低差距上百倍，彻底打破收入分配"大锅饭"，同时日益完善的信息系统也将乡村医生从重复的档案录入中解放出来，提高了乡村医生的工作积极性和主动性。三是资金有效率，"两卡制"实施后，系统能追溯到每个机构、每个医生、每个服务对象每次的服务分值，每笔资金使用全过程做到轻松可查，真正践行了政府购买服务的理念。四是管理更规范，"两卡制"实施挤掉了基本公共卫生服务的"水分"，强化了真实性服务，老年人和慢性病患者的健康管理质量持续提高。

（四）加强党的建设和人才培养

1. 加强公立中医院党的建设

组织各级公立中医院完善章程，发挥党建引领作用，进一步明确公益性办院方向。切实履行"一岗双责"，将反腐倡廉建设与加强党的思想建设、组织建设、作风建设、制度建设结合推进。组织党员干部认真学习党的路线方针政策、党纪条规，提高做好反腐倡廉工作的自觉性；参加廉政警示教育活动，把自己摆进去，把问题找出来，边查边改，立改立行，进一步完善了中医药工作制度。

2. 中医药人才队伍不断壮大

截至 2020 年，安徽省拥有国医大师 3 人、全国名中医 3 人、国家中医药管理局中医药传承与创新"百千万"人才工程（岐黄工程）岐黄学者 2 人、全国中医药高校教学名师 2 人、省国医名师 20 人、领军人才 27 人、省名中医 146 人、省基层名中医 168 人。选拔近 500 名中医临床骨干人才进行重点培养；开展住院医师和全科医生培训，这些人才在不同专业领域发挥了学科带头和骨干作用，引领了安徽省中医药学科的建设和发展。

3. 推进中医药高层次人才培养基地建设

督导 45 个国医大师、全国中医学术流派和名中医传承工作室按照项目目标任务加快建设，9 个名老中医传承工作室建设顺利通过国家考核验收；推进"北华佗、南新安"创造性转化和创新性发展。岐黄学者、中医药领军人才、全国中医优秀人才、西学中优秀人才等高层次人才培养培育扎实有效，发挥引领作用；组织 2020 年中医住院医师规培结业考核，考核综合合格率达 90.13%。

4. 加强中医药人才培养制度建设

一是陆续印发了《关于加强全省基层专业技术人才队伍建设的实施意见》《在安徽省高职院校分类考试中实施乡村医生定向委托培养三年行动计划方案》《关于推进中医药服务基层全覆盖持续提升服务能力的通知》《安徽省基层卫生医疗机构人员中医药适宜技术培训实施方案》等规范文件。二是健全了基层中医药人才培养的制度机制，全省各地在培养、引进、招录基层医疗卫生人员时，优先考虑中医药专业技术人员，扩大农村订单定向医学生免费培养规模，开展农村具有中医药一技之长人员纳入乡村医生管理；制定了吸引、稳定基层中医药人才的激励政策，逐步增加基层医疗卫生机构中医类别医师占比；建立健全二级以上中医医院中医类别医师下基层服务的保障机制，推进县域中医药人员"县管乡用""乡聘村用"，引导优质资源下沉基层、服务基层，逐步解决基层中医药人才紧缺问题，不断充实加强基层中医药人才队伍。三是编印了《中医药适宜技术手册》，利用县级中医院适宜技术推广平台，持续开展中医药适宜技术培训，通过培训，达到每个社区卫生服务站和村卫生室都有能够规范提供中医药服务的卫生技术人员。

（五）规范中药饮片与制剂使用

落实不取消中药饮片加成、不纳入药占比控制范围的政策。加强中药饮片使用管理，严格执行中药饮片的采购、验收、保管、调剂、煎煮等相关制度，开展中药饮片处方点评工作，促进中药饮片合理应用，规范医师处方行为，确保中成药类基本药物的合理使用。加强中药质量管理，连续多年开展中药饮片集中整治行动，规范生产、流通、使用环节经营行为，中药饮片抽检合格率由 2016 年的 88.7% 提升至 2020 年的 99.2%。

优化医疗机构中药制剂政务服务流程。实行"网上申报、网上受理、网上审评、网上审批"的全程电子化操作，对取得医疗机构制剂批准文号的中药品种，疗效确切、安全稳定、无严重不良反应且临床安全使用 2 年以上的，依据省中医药主管部门审核确定的目录，允许目录内中药品种在医疗联合体内的医疗机构间调剂使用；根据省中医药主管部门制订的名老中医经验方目录，对医疗机构申请配制目录内的中药制剂实行优先审评审批；支持医疗机构应用传统工艺配制中药制剂，对医疗机构应用传统工艺配制中药制剂实行备案管理。

（六）发挥中医药在抗击新冠肺炎疫情中的重要作用

新冠肺炎疫情发生以来，安徽省中医药全程参与、深度介入，中西医结合救治全覆盖，发布《安徽省新冠肺炎中医药治疗专家共识》，调集 112 名中医骨干专家，向 30 家省市级定点医院派驻中医治疗组，并组建由国医大师领衔的中医药高级别专家组，负责重症患者"一人一案"临床指导，提高临床治疗效果。全省中医药参与救治率达到 98.7%。

三、经验与启示

（一）坚持中西医并重，持续深化中医药改革与发展

全省中医药工作坚持新发展理念，以人民健康为中心，以高质量发展为主题，以传承精华、守正创新为主线，以深化改革为动力，着力补短板、强弱项、扬优势，坚持中西医并重，打造中医药和西医药相互补充协调发展的中国特色卫生健康发展模式，大力推动中医药技术和产业创新，不断完善中医药服务体系，促进中医药与养生保健、体育健身、文化旅游等领域融合，为"健康安徽"和美好安徽建设服务，更好地满足人民群众日益增长的健康需要。

（二）加强人才培养和研究，保持中医药事业发展的后劲

中医药医疗、科研、人才培养等一些重点领域发展速度较快，着力打造中医药医疗、保健、科研、教育、产业、文化"六位一体"高质量发展的中医药强省。人才培养制度规范，全省培养了大量中医药本科、专科毕业生，选拔优秀中青年中医人员重点培训，培养中医药学科带头人，组织中医药专业资格考试，大力培养了中医药专业人才。与国内外大学和医疗机构开展医疗、教育和科研项目合作，活跃了中医学术氛围。

（三）立足省情实际，推动中医药特色品牌建设

安徽是中医药资源大省，传承创新发展中医药有基础。在充分发挥安徽省中医药资源大省优势的基础上，借助综合医改试点平台，通过改革完善治理体系、加大政策保障支持力度、调动各方面积极性等措施，主动对接长三角，擦亮以"北华佗、南新安"为代表的安徽中医药特色招牌，打响"十大皖药"品牌，着力打造中医药健康旅游和养老品牌，充分发挥中医药在治未病中的主导作用，在疾病治疗、预防和康复中的重要作用。

（四）不断开拓创新，促进中医药事业高质量发展

贯彻落实《中共安徽省委　安徽省人民政府关于促进中医药传承创新发展具体举措》，"十四五"时期安徽省中医药发展的重点工作，特别是要把组织实施促进中医药传承创新发展"十大专项行动"纳入"十四五"中医药发展规划，实现工程化和项目化。一是建立健全中医药服务网络，加快中医药资源提质扩容，着力打造中医药的"国家队"，充分发挥中医药在疾病防治中的独特作用。二是强化中医药创新平台和机制建设，推进"北华佗、南新安"创造性转化和创新性发展。三是创新中医药人才培养模式，主动对接沪苏浙，加快高素质中医药人才培养引进，为中医药发展提供智力支持。四是大力推动中药产业转型发展，着力打造亳州"世界中医药之都"。五是推动中医药文化传播和开放发展，促进安徽中医药走向世界。所有这些，为安徽省中医药事业的发展提供了可靠的保证。

把党的领导融入医院治理全过程
——安徽着力加强公立医院党的领导和党的建设

摘要：公立医院是我国医疗服务体系的主体，是党联系人民、服务群众的重要窗口。新形势下如何加强公立医院党的领导和党的建设，真正发挥公立医院党委把方向、管大局、作决策、促改革、保落实的领导作用，实现党建工作同业务工作有机结合，是当前公立医院面临的重大挑战和考验。近年来，安徽省以推动落实党委领导下的院长负责制为重心，积极推动公立医院章程制订和修订工作，健全医院党委与行政领导班子议事决策制度，切实加强医院领导班子、干部队伍和人才队伍建设，不断提升公立医院基层党建工作水平，持之以恒净化党风、政风、行风、医风。各级公立医院党的领导和党的建设不断强化，抓党建、强党建的积极性主动性显著提高，以人民为中心的发展思想树得更牢，人民群众健康获得感持续增强。

一、改革背景

在医疗改革初期，医院基本上是党委领导下的院长负责制，后来逐步推行院长负责制。20世纪90年代，《中共中央、国务院关于卫生改革与发展的决定》提出"卫生机构要通过改革和严格管理，建立起有责任、有激励、有约束、有竞争、有活力的运行机制。卫生机构实行并完善院（所、站）长负责制。"

党的十八大以来，党中央统揽全局、系统谋划，从党和国家事业全局出发，作出推进健康中国建设的重大决策部署，推动医药卫生体制改革由易到难渐次突破，为民族复兴的光荣梦想不断夯实健康之基。党的十九大以来，公立医院改革已逐步步入"深水区"，到了啃"硬骨头"的攻坚期，党和政府对公立医院提出了强化公益属性的要求，广大人民群众对看病就医的获得感和满意度也有了更高标准。在这样的时代背景下，当前公立医院党的领导体制机制同全面加强党的领导、全面从严治党的要求还不完全适应，同全面深化公立医院综合改革、健全现代医院管理制度的要求还不完全适应，公立医院党的建设方面还存在一些薄弱环节。在安徽，也存在卫生健康行业党的领导核心作用不强、重业务轻党建、"两个责任"落实不力等问题，迫切要求公立医院以习近平新时代中国特色社会主义思想为指导，加强党的领导和党的建设工作，从管理体制上将公立医院与非公医院进行有效区别，确保"毫不动摇把公益性写在医疗卫生事业的旗帜上"。

二、主要做法

（一）为推进卫生健康行业党的建设树标定向

2018年6月和9月，中共中央办公厅及安徽省委办公厅先后出台《关于加强公立医院党的建设工作的意见》及《贯彻〈关于加强公立医院党的建设工作的意见〉实施办法》。2020年8月，安徽省委、省政府出台了《关于着力加强卫生健康行业党的建设　推进医药卫生治理体系和治理能力现代化的若干意见》（简称"《若干意见》"），从加强公立医院党建拓展到加强卫生健康行业党建，以强公卫、补短板、抓改革、重创新、优资源、聚人才、强党建、建机制八个方面为重点内容，推动建设优质高效的医疗卫生服务体系。《若干意见》注重关于党建的"两个融合"：一是注重管行业与管党建的融合，解决行业党建管理职责分工问题；二是注重党建与业务的融合，解决公立医院党建与业务结合不紧密问题。同时，把加强公立医院党建工作有关任务列入2020、2021年医改重点任务和全省中医药工作要点，推动将公立医院实行党委领导下的院长负责制、章程制订和修订等纳入省政府对各市政府目标管理绩效考核内容。2021年4月，省委组织部、省卫生健康委党组等五部门联合印发了《安徽省公立医院党建工作重点任务清单》，明确坚持和加强党对公立医院工作的全面领导、公立医院章程中设立党建工作专章、落实党委领导下的院长负责制等20条重点任务及责任单位，并对部分具体任务规定了完成时限，推动中央及省委、省政府关于加强公立医院党建工作一系列文件精神落实落地。

（二）完善卫生健康行业党建工作体制机制

2019年2月，针对全省卫生健康行业"问题带有系统性、工作不能系统抓"的问题，安徽省卫生健康委实行党政分设，并成立党的建设工作领导小组，加强对全省卫生健康行业和委直属机关党建工作、全面从严治党工作的有力指导和统一领导，全面提升行业和直属机关党建工作水平；领导小组下设办公室，由委机关正处级干部担任专职主任。

2020 年 10 月，经省委批准，省委组织部、省卫生健康委党组牵头成立省卫生健康行业党建工作指导委员会，主要职责是认真贯彻落实党中央及国家卫生健康委和安徽省委关于加强卫生健康行业党建工作决策部署；指导和推动全省卫生健康行业党的建设各项工作落到实处；协调解决全省卫生健康行业党建工作重大问题，完成省委交办的其他任务。指导委员会主任由省卫生健康委党组书记担任，副主任由省委组织部、省直机关工委、省委教育工委、省国资委党委分管负责人担任，成员为上述单位相关处室负责人、各市卫生健康委党委（党组）书记。

2021 年 4 月，召开安徽省卫生健康行业党建工作指导委员会第一次全体会议，印发《安徽省卫生健康行业党建工作指导委员会工作规则》《成员单位职责》和年度工作要点，实现指导委员会由架梁立柱、组建搭台进入实体运作、规范运转阶段。会议要求各市、县比照省级规格成立本地区行业党建工作指导委员会，建立上下贯通、执行有力的行业党建工作领导体制，确保中央及省委决策部署得到末端落实。截至 2021 年 9 月底，全省 16 个省辖市及部分县区已相继成立卫生健康行业党建工作指导委员会。

（三）推动落实党委领导下的院长负责制

落实党委领导下的院长负责制是加强公立医院党的建设工作的重心。安徽省卫生健康委制订《安徽省公立医院章程范本》，要求公立医院章程中应当设立党建工作专章，明确公立医院实行党委领导下的院长负责制，明确党组织的设置形式、地位作用、职责权限和党务工作机构、人员配备、经费保障等内容要求。转发中共中央组织部、国家卫生健康委党组《公立医院党委会会议和院长办公会议议事规则示范文本》，印发《安徽省公立医院党委书记和院长经常性沟通制度示范文本》，对各级公立医院两个议事规则和党政主要负责人沟通制度制订和修订工作提出明确要求，确保党委领导下的院长负责制真正落到实处，有效提升重要决策和重大工作推进的规范、质量与效率。

全面推进二级及以上的公立医院、市属及以上的公立医院、设党委的公立医院实行党委书记、院长分设；党委书记、院长分设的，党委书记一般不兼任行政领导职务，院长是中国共产党党员的同时担任党委副书记；设党委的公立医院设立纪委，并配备专职纪委书记。要求公立医院领导班子成员要在民主生活会、任期述职、年度工作总结中报告党委领导下的院长负责制执行情况，医院领导班子也要结合年度考核向主管部门和举办主体专题报告党委领导下的院长负责制贯彻执行情况，同时抄报卫生健康行政部门。

（四）大力加强干部队伍和人才队伍建设

近年来，全省卫生健康系统高度重视公立医院干部队伍和人才队伍建设，努力为医疗卫生事业改革发展提供坚强的组织保障。坚持党管干部原则，按照政治强、促改革、懂业务、善管理、敢担当、作风正的标准，选优配强公立医院党政领导班子；要求各级卫生健康行政部门负责人一律不得兼任公立医院领导职务、公立医院负责人不得兼任临床医技科室（含病区）负责人。健全完善医院内设机构负责人选拔任（聘）用具体办法，落实"凡提四必"要求，严把人选政治关、品行关、能力关、作风关、廉洁关。坚持思想淬炼、政治历练、实践锻炼和专业训练。健全干部培养教育、交流锻炼、监督约束和激励关爱等各项制度，完善考核评价体系。

落实党管人才要求，完善公立医院人才使用和引进管理办法，鼓励公立医院加大引才用才平台建设力度，通过加强与国内外名校名院名科合作，采取访学研修、联合公关、合作交流等多种方式加强人才培养和使用。贯彻落实新时代"江淮英才计划"，依托"江淮名医""徽乡名医"等卫生人才培养项目，搭建不同层次人才发展平台，加强对重点对象的培养。建立公立医院领导班子成员联系专家制度，党员领导班子成员直接联系服务专家。探索建立以医德、能力、业绩为重点的人才评价标准，建立以同行评价和社会效益为基础的业内评价机制，注重考察人才的医德、能力和实际贡献。

（五）全面推进公立医院基层党组织建设

坚持以《中国共产党章程》《中国共产党支部工作条例（试行）》为根本遵循，根据中央及省委有关文件要求，推进公立医院基层党组织标准化、规范化建设，推动基层党建工作与中心工作、日常工作有机融合。坚决推动各级公立医院把党支部建在科室上，凡有3名以上正式党员的科室，应当成立党支部；正式党员不足3名的，可成立联合党支部；党支部党员一般控制在50人以内。积极推广党支部书记参加科室管理核心组等做法，建立党支部参与科室业务发展、人才引进、薪酬分配、职称职级晋升、评先评优、设备配置等重大问题决策的制度机制，并注重在医疗专家、学科带头人、优秀青年医务人员中发展党员。要求公立医院按照不低于年度经费预算0.1%的比例，将党建工作经费列入医院年度经费预算。同时，为更好发挥典型引路作用，示范带动全省卫生健康行业基层党建工作高质量发展、创新发展，实施卫生健康行业基层党建工作"领航"计划，培育选树有示范引领作用的先进基层党组织，形成一批党建工作品牌，以点带面推动卫生健康行业基层党建工作全面进步、全面过硬。目前，有7个基层党组织进入省级示范库，有19个基层党组织进入行业示范库。

（六）持续深化党风廉政建设和行风建设

2018年，安徽省委对卫生健康系统开展省、市、县三级联动巡视巡察，发现了一些具有普遍性的问题，主要包括：系统内一些"关键少数"存在一定的"权力腐败"，"以药养医""靠医吃医"情况突出，行政审批、工程建设、招标采购、人事管理等环节廉政风险较大等。2019年，安徽省卫生健康委党的建设工作领导小组以党章党规党纪和医疗卫生行风建设"九不准"为根本遵循，通过深入分析问题症结，针对案件多发易发的领域、岗位、环节、节点，制订了《加强新时代全省卫生健康系统党风廉政建设十条要求》，作为整治不正之风的一剂猛药。《加强新时代全省卫生健康系统党风廉政建设十条要求》从落实"两个责任"、执行民主集中制、医德医风教育、交流任职制度、学会协会监督等方面列出"正面清单"，明确哪些事情必须坚决做；对违规招标采购、收受"回扣"、违规接受社会捐赠、收受"红包"和吃拿卡要、滥发津补贴等方面列出"负面清单"，明确哪些事情绝对不能做。省卫生健康委就该做法在2020年全国卫生健康工作会议上作经验交流。

2021年，根据省监委有关监察建议要求，省卫生健康委深刻反思和汲取太和县医疗机构骗保问题教训，结合党史学习教育、中央巡视安徽反馈意见整改等工作，以视频会形式组织召开"规范诊疗服务行为 维护医保基金安全"专题培训会，向全省卫生健康系统印发《安徽省医疗卫生领域违纪违法典型案例警示录》，组织开展规范医疗机构诊疗行为、进一步改善医疗服务、强化行业综合监管"三大行动"，着力提升医疗卫生服务质量、坚决打击欺诈骗保，有效巩固新一轮深化"三个以案"警示教育成果，不断提升群众就医获得感和满意度。

三、取得成效

截至 2021 年 9 月底，全省纳入统计调度的二级及以上、市属及以上、设党委的公立医院共计 253 所，其中三级医院 89 所、二级医院 164 所；设党委的 180 所、设党总支的 45 所、设党支部的 30 所；在岗职工 21.24 万人（其中，党员 5.2 万人，占比 24.5%），在编职工 8.13 万人（其中，党员 2.56 万人，占比 31.5%）。

（一）建章立制情况

全省 253 所公立医院全部在章程中设立党建工作专章，明确实行党委领导下的院长负责制，全部完成党委会会议和院长办公会议议事规则制订和修订，227 所公立医院已经建立党委书记和院长经常性沟通制度，占比 89.7%。

（二）领导班子建设情况

全省 215 所公立医院实行党委书记、院长分设，占比 85%；党委书记兼任行政领导职务、领导班子成员由卫生健康行政部门负责人兼任、班子成员兼任临床医技科室（含病区）负责人等现象得到有效改善。

（三）基层党组织建设情况

全省二级及以上、市属及以上、设党委的公立医院共有临床医技科室党支部 1 918 个，科室负责人担任临床医技科室党支部书记的人数为 1 511 人，占比 78.8%；业务骨干担任支部书记的数量为 1 821 人，占比 94.9%；211 所公立医院建立党支部参与科室业务发展、人才引进、薪酬分配、职称职级晋升、评先评优、设备配置等重大问题决策的制度机制，占比 83.4%，均有大幅度提升。

（四）党风廉政建设责任制落实情况

249 所公立医院做到每半年至少开展一次廉政风险点及隐患排查，占比 98.4%。180 所设党委的公立医院中，163 所设立纪委，占比 90.6%；151 所配备专职纪委书记、占比 83.9%。

四、经验启示

（一）旗帜鲜明讲政治

要进一步提高政治站位，不断强化政治判断力、政治领悟力、政治执行力，坚持把加强公立医院党的领导和党的建设作为一项重要政治任务，抓出成效、抓出特色、抓出亮点。特别是要坚决执行、严格落实公立医院党委领导下的院长负责制，防止庸俗化、歪曲化，确保医院党委把方向、管大局、做决策、促改革、保落实的领导作用得到充分发挥。医院改革发展重大问题和"三重一大"事项，必须由党委会会议决策；对重要行政、业务工作，要先由院长办公会议讨论通过，再由党委会会议研究决定，切实解决好党政议事决策边界不清、相互扯皮等问题。要正确处理党委领导和院长负责的关系，党委领导是集体领导，不是书记个人领导；院长负责是对党委集体领导负责，不是院长个人说了算。

（二）建好班子强队伍

认真贯彻落实《公立医院领导人员管理暂行办法》等相关政策规定，坚持正确用人导向，以选优配强公立医院党委书记和院长为重点，切实把选配标准、程序要求落到实处。要全面提升书记和院长的履职能力，既要提高书记作为党组织负责人驾驭和领导医院的能力水平，又要增强院长把讲政治的要求落实到兴医办院全过程的意识，真正使两人都成为党委领导下院长负责制的忠实维护者和带头实践者。要健全医院管理人员选拔和准入机制，明确医院管理任职条件和准入资格，探索建立公立医院领导人员人才储备库，搞活医院用人机制。认真汲取新冠肺炎疫情防控工作的经验教训，鼓励综合医院吸收公共卫生和传染病防治等专业的专家进入医院领导班子。

（三）重心向下强基础

要全面加强公立医院各层级党组织建设，坚持把支部建在科室上，确保党组织全面覆盖医院各内设机构及所属各单位，并及时选强配齐支部书记、副书记和支部委员等专、兼职党务工作人员。要坚持把政治标准放在首位，一体推进将党员培养成业务骨干、将业务骨干培养成党员，切实加大在医疗专家、学科带头人、优秀青年医务人员等群体中发展党员的力度，将更多更优秀的人才凝聚在党的周围。要针对医院工作专业性强、工作强度大、人员难集中等特点，创新"三会一课"、主题党日等组织生活的形式和内容，不断增强吸引力和实效性。

（四）严明纪律正风气

运用好近年来公立医院发生的违纪违法典型案例，加强党风廉政教育，严明纪律红线，帮助党员干部职工提高拒腐防变的能力。督促公立医院党委和纪检部门认真履行好"两个责任"，聚焦重点领域、关键岗位强化监督检查，切实构建廉洁从医、风清气正的政治生态。突出抓好医德医风建设，大力弘扬伟大抗疫精神，深入宣传抗疫先进事迹，教育引领广大医务工作者恪守医德医风医道，进一步塑造医术精湛、医德高尚、医风严谨的行业新风。同时，关心关爱医务人员身心健康，维护医务人员合法权益，做好经常性思想政治工作，引导医务人员不断增强职业荣誉感。

第三部分

地方及单位改革经验

天长市推进紧密型医共体建设情况报告

天长市（县级市）位于安徽省最东部，全市总面积1 770平方公里，总人口63万人，辖14个镇，2个街道办事处，1个省级经济开发区。全市共有2家县级公立医院（市人民医院、市中医院），14家镇卫生院，3家社区卫生服务中心，154个村卫生室和7家民营医院。

一、改革背景

天长市高度重视发展医疗卫生事业，2009、2012年分别开展了基层医疗卫生机构和县级公立医院综合改革试点。经过2轮改革，市、镇、村三级医疗卫生机构运行得到有效保障，县域整体医疗服务能力得到明显提升，但是深层次困难问题仍然需要进一步解决。一是镇、村两级医疗卫生机构诊疗水平较低，县域内无序就医矛盾突出。2013年，天长县域内就诊率达到90%，但其中70%由2家县级医院承担，17家乡镇医疗机构仅承担了20%的份额，县级医院一床难求；一些乡镇卫生院患者门可罗雀，医务人员收入较低；一些村卫生室设备陈旧、人员老化，基层网底急需筑牢。二是县域外医保支付额度较大，医保基金不堪重负。天长距扬州46公里，距南京城区75公里，两地三甲医院有40多家，对天长群众看病形成巨大虹吸效应。患者向大医院流转，医保支出也随之增加。改革前，全市医保报销费用平均每年增长20%，医保筹资年均增长仅17%，2014年医保基金超支1 000万元。问题"倒逼"改革。2015年10月，天长市积极争取列入安徽县域医共体改革试点，着力重构县域三级医疗卫生服务网络，推进分级诊疗，努力实现"小病不出村、大病不出县"的目标。

二、主要做法

（一）不断完善政策管理机制，让医共体内同向发力

1. 强化组织保障

一是坚持将医改作为"一把手"工程。成立市深化医药卫生体制综合改

革领导小组和市医共体管理委员会，作为医疗系统管理决策机构，实行市委书记、市长双组长制。同时将"医保、医疗、医药"归口一位副市长分管，统一领导综合医改日常事务。市医改工作领导小组各成员单位都由主要领导担任成员，市委编办、市委组织部、市人力资源社会保障局、市财政局、市医疗保障局等部门履职尽责，全力支持配合，形成推进改革合力，营造支持改革氛围。二是建立政府办医责任清单和外部治理综合监管清单。明确政府对公立医院在规划、发展、建设、补助、债务化解等方面的责任，全市卫生支出占财政支出比重一直保持在15%以上，同时将医改前公立医院债务全部纳入政府性债务统一管理；按照政府对医疗机构的管理责任和监督责任，加强行风建设，建立综合监管清单，厘清监管内容、监管要素、监管流程等，完善外部治理体系，规范相关部门对医疗机构的管理责任和监督责任。

2. 优化医共体管理结构

一是建立医共体牵头医院现代医院管理制度。2020年，全市两家医共体牵头医院全面落实了现代医院管理制度，实行党委领导下的院长负责制。二是健全医共体内部运行管理清单。两个医共体充分发挥牵头医院"龙头"作用，分别成立"两办十三中心"，全面履行对基层医疗卫生机构的管理职责，医共体内部真正做到行政、人事、财务、质量、药械、医保、公卫、信息等"八统一"管理。三是强化医共体绩效考核。完善紧密型医共体考核细则和公立医院院长年薪制考核办法。将公立医院绩效考核融入紧密型医共体考核，考核结果作为公立医院党委书记和院长选拔任用、管理监督、激励约束的重要依据。同时，医共体牵头医院对成员单位实施年度考核，实施绩效奖励和中心卫生院院长年薪制。

3. 充分发挥医保杠杆作用

一是优化医共体预算管理，不断深化医保支付方式改革。完善总额预算，合理确定下一年度医共体的包干基金预算总额；实行二级预算管理，注重向基层倾斜，每季度根据医共体内基金预算方案将基金拨付到医共体内各医疗机构；同时动态开展临床路径管理下的按病种付费、日间手术等一系列复合式医保支付方式改革。二是强化医共体医保监管，合理引导患者就医流向。首先，利用医保政策引导。医共体内住院上下转诊只收一次起付线，省外、省内、市内分层次等级制订住院起付线，实行住院额度逐级递减，医疗费用报销比例逐级提高，未按规范办理市外转诊报销比例下浮。其次完善市外转诊备案制度。实行逐级转诊、双向转诊和转诊转院制度，在尊重参保居民选择权的基础上，合理引导患者就医流向。这样，医共体内各医疗机构变被动控费为主动控费，医共体三级医疗机构之间建立起共同的利益链，外流患者越少、下转患者越多，县域内留存基金就越多。

（二）不断强化医院能力建设，让分级诊疗落到实处

遵循"县强、乡活、村稳"的原则，努力提升县域医疗卫生服务能力。全市两家紧密型医共体按照"上联三甲、下带乡村"的方法，强化分工协作，做到"大病有人看，小病有人问，健康需要有人帮"。

1. 壮大牵头医院能力

一是把外面的力量请进来。天长市人民医院建立了王学浩院士工作站、江苏省人民医院内镜中心天长分中心等6个能力提升科室；天长市中医院建立南京中大医院呼吸病诊疗中心天长分中心和血液病多学科诊疗中心天长分中心等5个能力提升科室，极大地提升了牵头医院的救治能力。二是把自己的能力提上去。市政府强化对县级公立医院硬件提升，总投资约11.65亿元，新建天长市中医院新区和天长市人民医院健康综合楼项目，增强后劲和保障；同时，加强能力内修，明确县级医院122种不轻易外转病种，要求2家牵头医院组织相应团队参与各个分中心工作，争取3年内全部把技术学到手。目前，全市两家公立医院均获批三级医院，正在积极开展卒中中心、胸痛中心、肿瘤中心等"六大中心"建设。2020年12月，胸痛中心已经通过国家（基层版）的认证；2021年6月，卒中中心通过安徽省卫生健康委脑卒中防治工作委员会授牌，其他4个中心都在积极创建中。同时，建立公立医院人才自主引进机制，对高层次人才、紧缺专业人才引进，市人才办给予政策倾斜，保障人才梯队的培养。

2. 加强基层专科建设

一是制订中心卫生院特色专科实施方案，以医共体为上下级医疗机构业务协作平台，利用牵头医院的技术能力来提升基层医疗卫生机构服务能力，通过加大投入、牵头医院协作帮扶等措施，重点加强乡镇卫生院儿科、妇产科、康复医学科等特色科室建设，实现特色专科的业务增长，提升基层诊疗

服务能力。二是建立绿色通道落实上下转诊。明确镇卫生院确保"50 + N"收治病种的同时，制订了县级医院41个下转病种和15个康复期下转病种清单。牵头医院医共体办公室安排专人24小时负责上下转诊工作，对村、镇需上转的患者优先安排住院，对下转患者床位医生必须跟踪查房一次，确保患者享受到县级医院同质化医疗服务。

3. 稳定乡村医生队伍

足额发放国家基本公共卫生服务经费、药品零差价补助、家庭医生签约服务工作补助、一般诊疗费补助等，制订落实乡村医生养老政策和到龄退出乡村医生补助政策，保障乡村医生收入、稳定乡村医生队伍。同时，实施村卫生室基础设施建设"三年行动计划"，2018—2020年，市财政投入3 000万元对全市150个村卫生室实施标准化改造，达到了不低于200平方米、"八室分开"的标准。

（三）不断创新健康服务模式，让老百姓尽量少生病

1. 建立"双处方"制度

在公立医院设置健康管理中心，向就诊患者开具用药处方和个性化健康处方，已覆盖630个病种。

2. 做实家庭医生签约服务

建立"三重签约、三级联动"的团体服务模式，对全市所有居民家庭（户）实现服务全覆盖，对重点人群进行全管理，引导居民养成"有序就医、履约转诊"的习惯。目前，全市家庭医生签约服务总签约人数达到24.10万人，总签约率38.72%。

3. 做好疾病筛查，进行健康干预

2016年，天长市就开展了"上消化道癌早诊早治项目"试点，2019年又将儿童口腔疾病综合干预和妇女"两癌"筛查列入"政府为民办十件实事"之一，投入近1 000万元为群众提供免费干预、筛查服务。

4. 实施免费发药

天长市自2016年以来，对高血压和2型糖尿病患者实施免费送药，每年根据群众使用效果动态调整药品品规。财政投入由当初的每年400万元增加到现在的800万元，受惠群众由当初的2.5万人增加到4.5万人，"两病"

管理率和控制率显著提高。

5. 开展中医治未病活动

制订并下发《天长市推进中医药服务基层全覆盖工作方案》和《关于成立天长市基层中医药适宜技术专科联盟的通知》，全市积极开展冬病夏治和中医药适宜技术工作，利用中医非药物疗法项目达 90 多种，乡镇卫生院、社区卫生服务机构和村卫生室都能运用中医药技术解决常见病、多发病。

三、取得的成效

通过持续不断地深化医改，天长市取得了显著的成绩，获得国家和省级表彰。2016、2017 连续 2 年获得国家落实有关重大政策措施真抓实干成效明显的表彰奖励，2018 年获得安徽省督查激励表彰。具体成效表现在以下几点。

1. 医疗资源不断丰富

2020 年底，全市拥有床位数 3 711 张，执业医师（助理医师）1 535 名，注册护士 1 800 名，较 2016 年分别增长了 22%、3%、78%。

2. 群众得到实惠

群众就医问诊更加方便，县域内就诊率始终保持在 90% 以上；医保报销实际补偿比持续在 71% 左右；医保资金县域内使用率保持在 75% 左右。

3. 县级公立医院内部运行指标不断优化

2020 年，药占比 22.32%，百元耗材收入 17.02 元，医疗服务收入占比 43.77%，三、四级手术占比 58% 左右。

4. 基层医疗卫生机构得到发展

全市基层医疗卫生机构在牵头医院的帮助下建立特色专科 7 个，开展新技术 1 项，6 家中心卫生院获得国家"群众满意的乡镇卫生院"称号，1 家社区卫生服务中心被命名为"国家示范社区卫生服务中心及全国百强社区卫生服务中心"，2020 年，基层医疗卫生机构住院 9 830 人次，较医改前增长 12.7%。

5. 医务人员工作积极性增加

2020 年，2 家县级公立医院医务人员支出占比达 42.98%，平均年收入

16万元，较医改前翻了两番；公立医院院长年薪达44万元，中心卫生院院长年薪达16万元；基层高资历临床医生年收入10万元，其他医务人员7万元以上，极大地提高了医务人员工作积极性。

四、经验与启示

1. 改革需要连续性

天长市委、市政府高度重视、持续不断强力推进医改工作。始终由市委书记和市长担任市医改领导小组"双组长"。按照国家和安徽省委、省政府综合医改的部署和要求，一张蓝图绘到底，一任接着一任干，始终保持高昂的改革干劲和良好的改革效果。

2. 改革需要系统性

多年来，天长市委、市政府在深化医药服务价格改革、推进现代医院管理制度改革、医保支付方式改革和推进医防融合等多个重要领域和关键环节持续发力，改革系统性不断增强，改革集成水平不断提高。

3. 改革需要协同性

天长市在综合医改工作上体现出高度的协同性，纵向到边、横向到底。各部门齐抓共管合力强，医共体上下分工、合作有序。

4. 改革需要坚定性

天长医改较早进入深水区，面对改革利益藩篱等难点问题和"瓶颈"问题，天长市不绕"弯子"、不踩刹车，敢于迎难而上，坚持深入推进医改不放松。

5. 改革需要能动性

医务人员是改革的主力军，调动医务人员深化改革的积极性，是改革成败的关键因素。一是健全利益共享责任共担机制；二是引入沪苏浙等地优质资源，让医务人员靠知识、靠技术、靠劳动获得阳光、合理、体面、有尊严的报酬；三是改革完善人事薪酬制度，充分调动医务人员的积极性。

濉溪县推进紧密型县域医共体建设情况报告

濉溪县位于安徽省北部，为淮北市唯一辖县，全县辖 11 个镇和省级濉溪经济开发区、濉溪芜湖现代产业园区，总面积 1 987 平方公里，总人口 114.2 万人，常住人口 93.2 万。全县共有医疗机构 374 家，其中县级医疗机构 3 家（县医院、县中医院、县妇幼保健院），社区卫生服务机构 19 家（其中社区卫生服务中心 1 家），民营医院 9 家，个体诊所 70 家，乡镇卫生院 18 个（其中中心卫生院 5 个），村卫生室 255 个。全县卫生技术人员 4 536 人（每千人卫生技术人员 4.87 人），执业医师（助理）2 056 人，注册护士 2 164 人，现每千人口床位数 4.58 张、注册执业医师数 2.2 人、注册护士数 2.32 人。

一、改革背景

党的十八大以来，健康中国上升为国家战略，明确提出了"以基层为重点，以改革创新为动力，预防为主，中西医并重，将健康融入所有政策，人民共建共享"的新时期卫生与健康工作方针。《国务院关于印发"十三五"深化医药卫生体制改革规划的通知》（国发〔2016〕78 号）提出了建立分级诊疗制度，推进医药卫生治理体系和治理能力现代化。

2016 年，濉溪县被列为安徽省第二批县域医共体试点县，县委、县政府高度重视试点工作，始终坚持以"人民为中心"，紧紧围绕医共体利益、绩效、工作 3 个方面机制建设，在着力解决"看病难、看病贵" 2 大关切方面出实招，推动县域医疗服务体系建设由"以治病为中心"向"以健康为中心"转变。按照"两包三单六贯通"的建设路径，经过 5 年的建设周期，县域医疗资源得到了持续优化，分级诊疗格局基本形成，人民群众获得感、满意度逐年提升。

二、主要做法

（一）坚持高位推动，形成工作合力

濉溪县 2016 年组建医共体，成立由县政府主要领导任组长的县域医共体试点工作领导小组。制订出台了《濉溪县县域医疗服务共同体试点实施方案（试行）》（濉政办〔2015〕37 号）、《濉溪县医疗服务一体化建设行动计划（2018—2020 年）》、《濉溪县医师培训统筹资金实施方案》等政策性文件，积极协调解决困难和问题。医共体各成员单位认真履职，协同配合，制订落实相关政策措施。2017 年，探索医共体牵头医院托管卫生院试点，2018年扩大试点，2019 年开始紧密型县域医共体试点，县医院、县中医院作为牵头医院分别与 12 个和 6 个乡镇卫生院联合。逐步理顺管理体系，形成了强大改革合力，2020 年成立医共体管理委员会，医共体牵头医院党委书记同时担（兼）任医共体党委书记，实行党委领导下的院长负责制，牵头医院中层干部以及医共体成员单位负责人由院长提名，经牵头医院党委会研究确定后由牵头医院履行聘任手续。

（二）坚持加大投入，强化财力保障

濉溪县委、县政府持续加大医疗卫生的民生事业投入，2016 年以来累计投入 4.5 亿元用于 2 家县级公立医院标准化建设，筹资 3.75 亿元提升基层卫生院能力；2020 年，利用政府专项债 18.8 亿进一步优化县域医疗资源布局，补齐县域医疗服务短板。全面落实乡镇卫生院"公益一类保障、二类绩效管理"机制，实现乡镇卫生院人员经费（包括绩效工资、目标考核奖、十三个月工资等）全部由财政保障。

（三）坚持完善机制，增强服务保障

一是建立利益共享机制。医共体建设初期实行医保基金总额预付机制，2019 年建立基本公共卫生经费包干机制，2021 年探索常见慢性病门诊按人头总额包干机制。二是建立工作推进机制。完善相关政策，印发了《医共体乡镇卫生院及村卫生室帮扶实施方案》《医共体县、镇、村三级师带徒指导意见》《医共体乡镇卫生院和村卫生室医务人员进修管理办法》《医共体驻点

医师管理办法》等系列文件，明确了奖惩措施，两家医共体牵头医院成立了紧密型医共体"运营奖补"专项资金，主要用于下沉医务人员奖励补助和分院院长奖励性绩效，确保了帮扶举措落地见效。三是建立绩效考核机制。印发了《濉溪县紧密型县域医共体综合绩效考核实施方案》，将考核结果与包干结余经费、院长年薪、绩效总量核定、收支结余总量、财政补助性经费分配挂钩。制订《濉溪县乡镇卫生院绩效考核办法（试行）》《乡镇卫生院内部绩效考核分配指导方案》，建立"公益一类保障与公益二类激励相结合"的运行新机制，统一医共体内的卫生院运行考核机制，建立绩效考核信息系统，全面推进卫生院内部绩效考核试点工作。四是建立综合医疗保障机制。自 2018 年 8 月 1 日起，对参加城乡居民基本医疗保险的非贫困人口患者，在省内定点医疗机构年度住院合规医疗费用经基本医疗保险、大病保险报销后，个人自付部分超过规定限额的，政府予以再保障，即县内医院年度累计自付合规医疗费用超过 1.5 万元的，在市级医院年度累计自付合规医疗费用超过 3 万元的，在省级医院年度累计自付合规医疗费用超过 5 万元的，对超过部分予以再保障。年度再保障封顶线为 20 万元。这项政策的实施对防止因病返贫、促进分级诊疗政策落实，以及提高城乡居民参加基本医疗保险的参保率具有积极的推动作用。截至目前，有 731 人受益，保障资金支出 132.6 万元。

（四）坚持配优资源，提升整体水平

一是优化功能布局。根据乡镇地理位置和医疗资源现状，调整优化乡镇卫生院布局，合理确定其功能定位，推进乡镇卫生院标准化建设及中心卫生院特色专科建设。县域内重点建设 6 个医疗服务区，由医共体牵头医院在全面托管的基础上，集中优势资源快速建设。二是构建急诊急救体系。根据分级规划、择优设置、辐射带动的原则，按区域地理位置，启动基层 12 个急救站点建设，2 家医共体牵头医院采购的 19 辆急救车已经投入使用，对辖区居民急救转诊全部实行免费服务，初步建立了 15 分钟医疗服务圈。自 2018 年以来，已免费转运辖区居民近万人次。三是提升县级医院水平。利用县医师培训统筹资金聘请院外专家手术、会诊、带教指导，邀请省内外知名专家在县级医院设立名医工作室，积极引进县外优质的医疗资源，提升县级医院能力。截至 2020 年底，共聘请专家会诊、手术 1 893 人次，人员进修学习 199 人次，聘请专家培训讲座 88 人次，并且成立了 5 家名医工作室，县级综合医疗服务水平显著提升。

（五）坚持补短强基，夯实基础支撑

一是落实基层首诊。全县 213 个行政村设置 255 家村卫生室，均配齐了有资质的乡村医生执业，配置了乡村一体化信息系统、健康一体机等软硬件设备。镇卫生院试行"大额普通门诊办法"，让群众能够就近就医，有效推动了基层首诊的落实。乡镇卫生院的诊疗人次数由 2016 年 61.0 万人次上升至 2020 年的 106.7 万人次。二是引导双向转诊。印发了《关于开展分级诊疗工作的实施方案》和《濉溪县县域医共体转诊管理实施细则（试行）》，建立了逐级转诊与医疗保障制度和县、乡、村三级转诊信息系统，结合县内急救转诊体系，引导居民合理就诊。三是推进急慢分治。乡镇卫生院均成立慢性病科，统一了基层卫生院与县级牵头医院用药目录，依托医共体中心药房，将慢性病常规用药下沉至村镇，2020 年度医共体中心药房共向辖区分院配送 2 170.42 万元药品。为乡镇卫生院配备了 24 台签约服务车，方便了慢性病患者就近诊治，对于超出自身诊疗能力的急症患者及时给予转诊，2019 年共计免费急诊转运辖区患者 3 565 人次，2020 年共计转运 5 538 人次。四是做实技术帮扶。医共体牵头医院将技术骨干派到乡镇卫生院进行带教和手术，帮助卫生院建设特色专科 18 个，协助创建一级甲等医院 5 个、二级医院 1 个。2020 年，医院派出 63 人次开展驻点服务，驻点帮扶开展各类手术 212 例，门诊坐诊 52 508 人次，查房 3 950 人次，技术讲座培训 21 次、接收乡镇医院医生及乡村医生进修 110 人次，走访村卫生室 821 次。2 家医共体牵头医院各项帮扶累计投入资金 5 200 多万元。五是建立编制周转池。乡镇卫生院编制周转池一期规模 47 名，将招聘的专业技术人员重点充实到 6 个医疗服务区，已完成编制周转池人员招聘，为优化基层人员布局提供了支撑。

（六）坚持数据先行，打造智慧平台

一是强化业务支撑作用。推进信息化升级改造，建设全民健康平台，初步实现了县、乡、村医疗信息互联互通，医疗服务检查检验结果在县域内实现共享，六大业务协同中心初步联通。2019年，医共体影像诊断中心共完成会诊2 429例，CT、MRI共上传539例，检验中心完成会诊报告1 029例，病理中心完成会诊报告193例。2020年，消毒供应中心为成员单位提供消毒布包和器械包共3 248包，检验中心共计完成会诊3 069例，病理中心完成会诊报告776例。二是补齐信息业务应用短板。加快与妇幼保健信息业务系统、预防接种信息系统、县医院信息系统、中医院信息系统、市级全民健康平台对接，启动全民健康平台二期建设。结合濉溪县慢性病管理模式，县医院启动互联网医院建设，为辖区居民提供预约诊疗、线上复诊提供便捷方式。三是加强智慧医疗建设。目前，已在全县18家乡镇卫生院、255家村卫生室、19家社区卫生服务站部署"智医助理"系统，覆盖率达到100%，常态化使用，为基层医生在诊断、随访方面起到了"赋能、增效、支撑"的作用。四是推行"两卡制"。依托县域全民健康平台，推行"两卡制"工作，为所有的村卫生室配备移动公共卫生终端平板电脑，全面取消纸质档案，为乡村医生减负，提高了基本公共卫生服务的效率。

（七）坚持健康中心，促进医防融合

一是推进专业公共卫生机构融入医共体建设。印发《濉溪县公共卫生专业机构融入紧密型医共体建设实施方案》，在医共体管理委员会办公室下设基本公共卫生管理中心，统筹管理13项基本公共卫生的考核与资金拨付，专业公共卫生机构参与医共体建设，分享结余资金。二是推进公共卫生和临床服务队伍的融合。全县有96名公共卫生医师，247名临床医生参与"1＋1＋1"签约服务团队，服务中强化健康管理；同时，县级医生定期到村卫生室开展义诊，协助做好重点人群慢性病管理。2020年，共开展技术培训21次、村卫生室义诊821次。三是推进公共卫生和基本临床医疗服务融合。推行医疗处方和健康处方"双处方"制度，促进重点疾病的预防控制，降低重点人群的发病率及重症率。所有乡镇卫生院设立慢性病科，将10.41万高血压患者、2.78万糖尿病患者纳入门诊管理，结合医保政策加强临床服务干预。四是推进公共卫生和临床医疗信息融合。发挥居民电子健康档案的核心作用，初步实现临床诊疗和公共卫生数据在居民健康档案中的动态归集，通过全民健康平台对医疗机构诊疗信息的智能分析，实现对重点人群健康管理情况智能提醒，大大提升了签约医生对重点人群干预的精准度。

三、初步成效

通过近5年的县域医共体建设，县、乡、村三级医疗机构分工协作机制基本建立，随着专业公共卫生机构的加入，县域内医疗服务体系更加立体，以责任、管理、服务、利益共同体为核心的整合型县域医疗服务体系基本确立。

（一）分级诊疗制度逐步落实，有效就医格局基本形成

一是双向转诊机制逐步建立。2020年通过转诊系统县域转诊共计24 572人次。其中，上转17 110人次，下转2 009人次，外传5 453人次，与2019年相比上转增加1 435人次，下转增加1 116人次，外传减少3 542人，有序就医格局逐步形成。二是住院率维持较低水平。2018年和2019年全县参保居民住院率分别为12.3%和12.4%，低于全国参保人员住院率16.6%。2020年，住院率进一步降低，全年住院率在11.36%。三是县域内就诊率达到90%以上。2018年和2019年县域内就诊率分别为96.9%和96.4%，基层医疗机构诊疗人次占比达到85%以上，县外就医住院人次由2019年的50 379人次下降到2020年的44 630人次，省外就医住院人次由11 567人次下降到9 682人次。

（二）医疗服务能力和医务人员收入实现双提升

一是县乡服务能力得到提升。2019年县医院成功创建三级医院，正在争创三甲医院，县中医院完成三级医院的设置许可，今明两年争取完成三级医院登记。乡镇卫生院达到国家基本标准的9家，达到国家推荐标准的4家，2家被评为二级综合医院。二是乡、村两级医务人员收入得到提升。乡镇卫生院职工人均收入从2016年的6.7万增加到2020年的17万元（全口径人员经费），乡村医生从2.5万元增加到5.5万元。

（三）医保包干经费有结余，居民就医负担得到减轻

一是医保基金实现四年结余。2017年、2018年和2019年医共体医保基金分别结余2 119万元、3 632万元和1 426.23万元，2020年再创新高，结余达6 373.9万元。按照省级相关政策，根据市卫生健康委考核结果，以6：3：1的比例给予县级医院、乡镇卫生院、村卫生室兑现结余分配。二是医保资金占医疗收入比例增加，减轻了居民的就医负担。县域医共体内医保资金占医疗收入比例从2018年的84.5%提高到93.5%，城乡居民就医负担减轻。

四、经验与启示

濉溪县全面贯彻落实国家、省、市卫生健康政策方针，坚持以"人民为中心"，按照"县要强、乡要活、村要稳、上下联、信息通"的要求，在县域医共体建设方面出实招，攻坚克难，推动县域医疗服务体系建设由"以治病为中心"向"以健康为中心"转变，形成了具有濉溪特色的医疗卫生体制改革经验。

一是党委政府高位推进，形成工作合力是医共体建设的首要条件。濉溪县委、县政府高度重视医共体建设，认真落实政府办医责任，加强党建引领，强化财力保障，充分体现"以人民为中心"的发展思想。同时注重顶层设计，印发《濉溪县县域医疗服务共同体试点实施方案（试点）》《濉溪县紧密型县域医共体建设实施方案》等系列文件。

二是创新医保支付方式，建立包干机制是医共体建设的核心举措。按人头包干的医保支付方式改革，实现了医生的医德、医院的经营目标和患者的利益吻合，从根本上解决了医患者之间的利益矛盾。以医保资金包干为核心，把县、乡、村三级医疗卫生服务网整合起来，为县域居民提供连续、协同、全面的健康管理服务，构建了"以健康为中心"的医疗卫生服务体系，促进分级诊疗政策有效落地。

三是建立健全配套机制，激发发展改革活力是医共体建设的关键所在。围绕医共体利益、工作、绩效等方面建机制，建立以公益性质和运行效能为核心的绩效考核体系，完善以服务质量、数量和患者满意度为核心导向的内

部分配机制。充分激发县、乡、村医疗卫生机构的积极性和能动性，加大综合医疗保障力度，推动县域综合医改稳步高效发展。

四是注重数字智慧建设，赋能信息智力是医共体建设的重要保障。大力推进县域医疗信息平台建设，为基础医疗服务、协同服务开展助力。通过建立全民健康信息平台，实现电子健康档案、电子病历的连续记录和信息共享，实现医共体内诊疗信息互联互通。依托牵头医院，建立医共体内临床检验中心、病理诊断中心、影像诊断中心、消毒供应中心等，节约成本，提高效率。通过在医共体内部建立会诊中心，连接牵头医院专家为在基层医疗机构就诊患者进行远程诊治，填补基层医技人才"空白"这块短板，提高患者就医质量和满意度。

岳西县推进基层医改情况报告

岳西县地处大别山腹地、皖西南边陲，是全省唯一一个集革命老区、贫困地区、纯山区、生态示范区、生态功能区"五区"于一体的县份。全县总面积2372平方公里，辖24个乡镇、182个行政村、6个居委会，总人口40.1万人。现有医疗机构246个，全县共有医疗卫生人员2132人。

一、改革背景

随着经济社会的不断发展，医疗卫生服务体系和运行机制已经不能适应时代的步伐，难以满足人民群众日益增长的基本医疗服务和公共卫生服务需求，人民群众对"看病难、看病贵"问题的诉求越来越多。新一轮医改以来，安徽省开展了以建立国家基本药物制度、实行药品零差率销售为突破口的基层医药卫生体制综合改革试点。岳西县农村卫生工作基础较好，2009年11月被安徽省列为32个试点县之一，着力扎实推进基层医改。

二、主要做法

（一）落实国家基本药物制度，实行药品零差率销售，让药价降下来，让用药更规范，使群众得实惠

一是多措并举，确保药品零差率销售政策落实到位。2010年1月1日，全县210家政府举办的基层医疗卫生机构全面实行基本药物零差率销售。为增加群众知晓并参与监督，县级统一制作药品零差率销售宣传横幅和药品价格公示牌，在基层医疗卫生机构醒目处悬挂，利用电视字幕将药品零差率政策和监督举报电话向全社会公布。岳西县委、县政府主要负责同志及政府有关部门领导带队，以实施药品零差率销售工作为重点开展督查，岳西县卫生监督所对全县基层医疗卫生机构药品零差率政策的执行情况开展日常监管，确保政策全面执行到位。改革后，药品价格大幅下降，彻底切断医疗机构与

药品销售间的利益关系，群众得到了实惠。

二是开展基本药物制度培训，转变医务人员和群众用药习惯。推行基本药物制度后，为应对医务人员在诊疗过程中用药不习惯、群众不信任和不认同等问题，岳西县及时举办基本药物制度培训班，让医务人员善用目录药、合理用药，同时通过医务人员和各种渠道宣传推行基本药物制度的意义，转变群众的用药观念，保证了基本药物制度的顺利推进。

（二）推行综合体制改革，使基层医疗卫生机构回归公益性，保护医务人员的积极性，确保新的体制可持续发展

一是推行管理体制改革，明确基层医疗卫生机构的公益性质。对原有机构进行调整，设置了 24 个乡镇卫生院和天堂镇社区卫生服务中心，并明确了其为公益性事业单位，主要提供基本公共卫生服务和基本医疗服务，由县卫生行政部门统一管理；村卫生室由所属乡镇卫生院实行一体化管理。

二是推进人事制度改革，优化卫生人才队伍结构。岳西县编委根据安徽省政府文件精神，分乡镇测算了全县乡镇卫生院和社区卫生服务中心编制 526 个。岳西县卫生部门通过公开选聘确认了 24 个乡镇卫生院院长，对全县乡镇卫生院人员进行了摸底、核实、登记，确定 471 名人员进入竞聘范围，对 110 名人员实行分流并按政策妥善安置。人员竞聘和分流坚持做到"三榜公示""三关审核""三级监督"，在组织基层医疗卫生单位讨论制订竞聘上岗工作方案的基础上，24 个乡镇卫生院结合实际制订各自的竞聘上岗方案，通过竞聘上岗使基层医疗卫生机构人员结构得到了优化，专业技术人员比例从改革前的 78% 上升为 90%。

三是推进分配制度改革，保护医务人员的积极性。实行药品零差率改革后，为解决医务人员积极性不高、推诿患者等问题，岳西县率先制订基层医疗卫生机构内部绩效工资的指导意见，探索制订了乡镇卫生院效益工资方案，即将乡镇卫生院年度超额收入部分的 50% 作为医务人员的效益工资，纳入绩效工资一并考核，实行基础性绩效工资 + 奖励性绩效工资 + 效益工资的"三效"叠加的工资模式，将医疗机构收支结余与绩效考核内部分配挂钩，将医务人员收入与工作效率、服务能力、服务数量和质量相挂钩，提升医务人员工资待遇，体现"多劳多得、优劳优得"，有效防范了推诿现象。

四是推进财政保障制度改革，确保医疗卫生机构正常运转。《岳西县基层医疗卫生机构国库支付管理实施细则》和《岳西县村卫生室财务管理办法》等文件的出台，规范了基层医疗卫生机构的财务管理。岳西县财政保障基层医疗卫生机构的人员工资、保险以及基本建设、设备购置、人才培养等专项经费，按月及时将人员经费、村卫生室补助款划拨到基层医疗卫生机构。并根据实际将收支结余的85%用于职工福利和奖励，15%用于单位持续发展，有助于保护医务人员的利益和调动医务人员积极性。

（三）加强基层医疗服务能力建设，巩固完善乡村卫生服务一体化管理，夯实基层医疗卫生网底，方便群众就近看医

一是加强乡村两级医疗卫生机构基础设施建设。乡镇卫生院房屋得到了新建或改扩建，店前、白帽、来榜等乡镇卫生院配备了CT、彩色多普勒超声、数字X射线摄影等大型设备；同时，鼓励支持边远乡镇卫生院发展，基础设施及硬件设备建设经费由政府全额保障，收支结余奖金采取保底政策，每年奖金不低于1.5万元，建设职工食堂保障职工生活和工作。

二是加大中医药服务能力建设。岳西县以巩固完善全国基层中医药工作先进单位创建成果，大力实施中医药服务能力提升工程，全县乡镇卫生院（社区卫生服务中心）均设有中医相关科室，所有乡镇卫生院（社区卫生服务中心）和村卫生室均能够开展中医药服务。

三是加强乡村卫生服务一体化管理。《关于进一步加强乡村医生队伍建设的实施方案》和《岳西县乡村医生培养方案》出台，鼓励乡村医生参加高等学历教育和进修培训，并发放奖励补助资金。对1 107名退出乡村医生的身份进行认定，及时兑现退出乡村医生补助，维护了基层人员的稳定。

三、取得的成效

（一）人民群众切实得实惠

一是群众医药负担减轻。药品收入大幅减少，让利于民，切实减轻了群众的医药负担，受到了群众的拥护和欢迎。

二是合理用药。改革前，药品加成高，存在用药不合理的现象；改革

后，通过组织医务人员学习基本药物目录、强化业务培训，促进了合理用药、合理诊疗。

三是公共卫生服务得到落实。公共卫生服务任务的明确、补助经费的及时到位、乡村卫生服务一体化的全面实行，使乡、村两级医疗卫生机构相互补充，基本公共卫生服务任务得到了落实。

（二）基层医疗机构公益性质得到体现

改革前，财政补助资金不足，卫生院为了生存和发展，不得不以盈利为目标。改革后，国家对卫生院收入集中管理，支出由财政负担，明确了卫生院的公益性质，规定了卫生院的服务范围和任务，人员工资和卫生院运行费用得到保障。这样，基层医疗卫生机构从困境中解放了出来，乡镇卫生院的公益性质得到了体现，医疗卫生机构的社会形象得到了提升。

（三）卫生人才结构得到优化

改革前，岳西县基层医疗卫生机构部分在岗人员专业不对口或缺乏执业资格，人才队伍结构不够合理。改革后，不具备资格的人员被清退或分流，卫生专业技术人员比例提升至90%，卫生专业人才结构得到了进一步优化。

（四）医务人员待遇水平得到提升

改革前，卫生院属财政差额补助事业单位，在编人员财政补助仅能配置三大保险，非在编人员工资全靠医疗卫生机构创收。改革后，明确了医务人员工资水平不低于改革前，81个临时聘用的专业技术人员获得编制，走上了正式医务岗位，所有医务人员工资纳入财政全额供给，医务人员的价值得到重视和体现，积极性得到了保护和提高。

四、经验与启示

试点以来，岳西县深刻体会到，要顺利推进改革，关键要把住"四关"。一是要把住"药品零差率销售关"，确保药品采购配送到位，确保药品零差率销售政策执行到位，是让群众切实受益，解决"看病难、看病贵"问题的关键。二是要把住"服务能力提升关",基层医疗卫生机构服务能力是解决群众治得好病,深入推进医改的基础。三是要把住"绩效考核关",合理制订考核方案,充分调动医务人员的积极性,防止"大锅饭"现象,防范推诿患者现象的产生,是确保人民群众享受到优质医疗服务的根本。四是要把住"财政保障关",合理核定基层医疗卫生机构财政保障项目和额度,确保医务人员工资不低于改革前,确保基层医疗卫生机构正常运转,是确保新的体制和机制可持续发展的前提。

岳西县基层医药卫生体制综合改革目标基本实现,"以药补医"旧机制已经废除,新的体现公益性的管理体制和运行机制已经形成。改革只有进行时,没有完成时,岳西县将进一步研究解决出现的新问题,不断深入推进基层医药卫生体制综合改革,确保"坚持公益性、调动积极性、保障可持续"的基层医疗卫生机构新机制的健康运行,让人民群众持续在深化改革中共享改革成果。

肥西县推进基层医改情况报告

2009 年底，肥西县乡镇以上医疗卫生机构 35 个，其中县直医疗机构 7 个、乡镇卫生院及其分院 28 个；在职人员 1 650 余人，床位 1 025 张；村卫生室 207 个，在岗乡村医生 603 人，全部实行乡村一体化管理。先后荣获"全国初级卫生保健先进县""全省农村卫生示范县""全省新型农村合作医疗先进县""全省卫生系统先进集体"等称号。

一、改革背景

2009 年 11 月，肥西县被确定为全省 32 个基层医药卫生体制综合改革试点县（市、区）之一。县委、县政府将该项工作摆上重要位置，全面部署、快速启动、周密组织、稳步实施，各项工作按照安徽省委、省政府要求的时间节点平稳有序推进，取得了阶段性成效。

二、主要做法

（一）加强组织领导，大力强化宣传发动

为积极有效地推进医改工作，肥西县委、县政府成立了以县委书记任组长，县长任第一副组长，18 个相关县直单位负责人为成员的医改领导小组。严格按照安徽省政府的具体要求和统一部署，细化工作任务、明确部门责任，并组成 4 个督查组分片督导推进医改。结合实际，积极制订了《肥西县基层医药卫生体制综合改革试点工作方案》《肥西县基层医药卫生体制综合改革人事制度改革及人员分流实施方案》等文件。为营造良好的医改氛围，肥西县着力加强对医改工作的宣传报道。

（二）率先启动零差率，全面破除"以药补医"

安徽省委、省政府要求，全省 32 个试点县 2010 年 1 月 1 日起实行药品零差率销售。肥西县在省动员会后，于 2009 年 12 月 1 日在全县 28 个乡镇

卫生院和 207 个村卫生室同步执行药品零差率销售，速度之快、力度之大均为全省领先。同时，肥西县严格执行国家和省规定的基本药物目录，通过药品零差率销售，初步实现了人民群众得实惠、党和政府得民心的改革初衷，较好地体现了基层医疗卫生机构的公益性回归，彻底根除了"以药补医"的旧机制。目前为止，肥西县药品零差率销售得到严格执行，未出现反弹现象。

（三）强化财政保障，实行国库集中收付

根据安徽省政府规定，肥西县及时成立了县会计核算中心卫生分中心，撤销了乡镇卫生院的所有银行账号，统一在卫生分中心开设专户，实行所有收支集中管理。并制订了《肥西县基层医疗卫生机构国库集中收付细则》和《肥西县乡镇卫生院收支和备用金管理办法》，加强对乡镇卫生院的财务收支管理，细化预算编制，保证应收尽收，不遗不漏，收入及时入库，支出合理规范。切实保证了财务运行规范有序、资金管理高效节约。

（四）充分酝酿研究，稳步推进人事改革

为保障人事制度改革顺利推进，县委、县政府高度重视，多次专题调研人事制度改革问题，充分讨论酝酿，制订了一系列人事制度改革文件，对岗位设置、人员竞聘上岗、分流安置等工作做出了明确具体的规定。同时，对全县乡镇卫生院的后勤服务全部进行社会化，通过招标确定 3 家物业公司承担服务，进一步规范了乡镇卫生院的人事管理。

（五）加强基层医疗卫生机构绩效考核

印发《肥西县乡镇卫生院绩效管理方案》《肥西县乡镇卫生院内部绩效考核指导方案》《肥西县村卫生室绩效管理指导方案》《肥西县乡镇卫生院绩效考核标准》《肥西县村卫生室绩效考核标准》，并开发绩效考核信息管理系统，实现信息化考核，注重考核结果运用。

（六）实行乡镇卫生院分类管理

提出乡镇卫生院分类管理规划，在完善乡镇卫生院基本医疗和基本公共

卫生服务的基础上，6个中心乡镇卫生院按照二级综合医院标准建设，使其成为区域医疗服务中心，辐射周边。

（七）落实乡村医生退出生活补助政策

建立乡村医生到龄退出机制，对退出乡村医生按照每工作一年40元的标准，给予每月总额不超过400元的补助；对老"赤脚医生"按照每工作一年20元的标准，给予每月总额不超过300元的补助，共对892人兑现生活补助，并建立动态调整机制，2016年退出乡村医生补助最高标准调整至440元。2019年调整至528元。全县符合条件的在岗乡村医生全部参加职工基本养老保险，解决乡村医生的后顾之忧。

（八）完善村卫生室经费保障机制

全面落实村卫生室药品零差率、一般诊疗费、基本公共卫生服务经费、运行经费等补偿政策，其中药品零差率在省补助的基础上，肥西县按每1000农业人口补助4000元的标准进行补助；一般诊疗费已纳入医保报销范围；基本公共卫生服务经费根据省里安排的比例，用于村卫生室补助；运行经费按照每年每室3600元补助。上述经费除运行经费直接拨付外，其余均需根据考核结果分配。财政补助新增的基本公共卫生服务经费，以政府购买服务的方式全部用于乡村医生，提高乡村医生的收入。

（九）开展村卫生室处方集试点工作

肥西县自2014年1月起，在全县所有村卫生室全面开展处方集试点工作，进一步规范村级医疗行为，"三素一汤"（抗生素、激素、维生素、静脉输液）使用情况得到有效控制。

（十）强力推进临床路径和按病种付费管理

县医院开展临床路径病种171个，2020年总出院患者28 810人次，完成临床路径患者占出院患者总数的70%，入径率90%，完成率93%，路径患者均次费用4 486元（全院同期患者均次费用为5 301元），均次药费1 479元（全院同期患者均次药费1 869元）。肥西县中医院入径病种158个，总出院患者 4 861 人次，完成临床路径患者占出院患者总数的 57%，入径率 73%，完成率 57%，路径患者均次费用 6 511 元，均次药费 2 390 元。推进按病种付费管理。按病种付费种数不断扩大，县级医院由 13 种扩大到 82 组 160 种、乡镇卫生院由 9 种扩大到 50 组 100 种，实行不同级别医疗机构差异化报销比例，越到基层报销比例越高。建立激励约束机制，按病种付费结余费用的 60% 以上可奖励到科室和个人。

（十一）全力推进家庭医生签约服务

肥西县将家庭医生签约服务列为深化医药卫生体制综合改革的重点任务之一，加大工作推进力度。科学设置签约服务内容，针对不同人群属性设置 12 个服务包，内容包括基本公共卫生服务、基本医疗、健康管理等，满足居民健康需求。加大政策支持力度，有偿签约费用由医保资金、医疗机构、居民个人按 4∶3∶3 比例承担，签约居民享受免一般诊疗费自付部分以及优先门诊预约、优先检查、优先转诊等服务，免除乡镇卫生院特殊慢性病门诊起付线、免除乡镇普通住院起付线、享受家庭医生"长处方"等系列优惠政策，吸引居民主动签约。为居民提供基本医疗、预约体检、慢性病筛查、用药指导等多重服务。到 2021 年初，肥西县共签约家庭医生服务 23.8 万人，签约率 31.61%，有偿签约 14.22 万人，有偿签约率 18.89%；其中，重点人群签约 15.25 万人，签约率 67.53%，重点人群有偿签约 12.17 万人，重点人群有偿签约率 53.89%。目前，全县 12 所乡镇（中心）卫生院分别与县级医院签订了医共体协议。根据双方协议，医共体医院与基层医疗卫生机构建立门诊挂号预约制，患者经基层医疗卫生机构接诊后，根据病情需要直接预约医共体专家门诊号；需转院治疗的，通过绿色通道进行转诊。以家庭医生签约服务为依托，以优质资源下沉社区为契机，肥西县将加快构建"小病在基层、大病不出县"的就医秩序，努力实现人人享有全方位、全生命周期的健康服务。

（十二）进一步提升基层医疗服务能力

加快推进肥西县人民医院二期、肥西中医院新区、肥西县精神病院二期、肥西县妇幼保健计划生育服务中心门诊楼建设，推进上派镇、花岗镇、官亭镇、山南镇等卫生院迁址新建工作，提升县乡医疗机构服务能力；根据肥西县城镇化快速推进新形势，改变"一村一室"的粗放设置，科学调整村卫生室和社区卫生服务中心布局。同时，积极协助配合做好安徽省妇女儿童医疗保健中心建设的前期工作。

（十三）继续推进人事薪酬制度改革

推进县级公立医院编制周转池制度，稳妥实施肥西县精神病医院编制周转池，积极申报建立肥西县中医院编制周转池、社会化用人规模。着力解决县级医院编外人员退休问题，完成县级医疗卫生机构和乡镇卫生院人员招录工作，强化村卫生室人员招引工作，织牢肥西县医疗卫生村级网底。

（十四）切实加强卫生健康信息化建设

继续完善人口健康信息平台，整合全员人口信息、电子健康档案和电子病历 3 大数据库资源；建立区域实验室检验系统，拓展医疗机构之间的业务协同，探索与安徽医科大学第二附属医院卫生健康信息资源共享；加强信息安全防护，按照国家三级等保测评标准，建设标准化机房，完成主要系统的定级、备案、整改、测评工作，提升信息安全水平。

三、取得的成效

一是建立在岗乡村医生养老保险制度；二是落实全县医疗机构住院临床路径管理；三是建立基本医疗保险、大病保险、医疗救助"一站式"同步结算系统，将基本医疗保险和大病保险交由商业保险公司经办，统一受理医保经办业务；四是建立与医院信息系统（HIS）、医保结算系统互联互通的分级诊疗管理系统，实行电子转诊；五是建立依托健康信息平台的基层医疗卫生机构绩效管理系统，实现绩效考核信息化；六是以县为单位进行医用耗材集中带量采购，降低医疗服务成本；七是建立县级急救站，实现院外与院内急救水平双提升；八是建成医患纠纷调解中心、理赔中心，所有医疗机构参加医疗责任险，医患纠纷调解和理赔对接服务，提高医患纠纷调解成功率；九是建立全县消毒供应中心和检验中心，实现优质医疗资源全县共享，提升医疗质量；十是探索建立"县管乡用"的编制周转池制度，创建人才引进和培养机制，实现人才合理流动，提升职业发展空间。

四、经验与启示

肥西县紧扣省、市医改工作要点和任务清单，全面贯彻落实县委、县政府决策部署，重点围绕人民健康这个中心，对照省医改重点工作和市医改办医改重点工作任务，结合实际，提出了年度医改重点工作。肥西县以基层医改为契机，推动就医流程再造，打通基层机构与大医院之间的"循环通道"，为破解百姓看病难题作出不懈探索。注重基本医疗与健康管理"两翼齐飞"，让医患重回和谐与融洽，让医生重获价值与尊严，让患者重建理解与信任，最终推动居民健康水平不断提高。

芜湖市推进医药分开和公立医院改革情况报告

医药卫生体系是国家经济社会发展的重要组成部分，医药卫生体制改革的理念和政策措施也受到不同时期经济社会体制改革的重要影响。我国的医改理念随着国家整体改革的不断发展完善，2005年国家提出"认真研究并逐步解决群众看病难看病贵问题"；2006年提出"坚持公共医疗卫生的公益性质，深化医疗卫生体制改革，强化政府责任，严格监督管理，建设覆盖城乡居民的基本卫生保健制度，为群众提供安全、有效、方便、价廉的公共卫生和基本医疗服务"，2007年提出"人人享有基本医疗卫生服务"。公立医院是医疗卫生领域的主力军，是解决群众看病难、看病贵问题的主战场。

一、改革背景

芜湖的公立医院改革始于2007年的医药分开，从破解民生领域突出问题入手，采取一系列举措切断"医"与"药"之间的利益，被称为医药改革"芜湖模式"。2010年2月，芜湖市成为首批国家公立医院改革试点城市之一。多年来，在贯彻落实中央和省委、省政府关于医改一系列部署的基础上，实施了药品零差率销售、建立补偿机制、推进人事薪酬制度改革、建立现代医院管理制度、优化整合医疗资源等措施，持续、深入推进医药卫生体制改革工作，成功摸索出了一条被誉为"芜湖模式"的医改之路，人民群众得实惠，卫生事业得发展，医务人员受鼓舞的成效初步显现。

二、主要做法

（一）创新体制机制，率先推进医药分开

2007年底，在全国治理药品流通领域的商业贿赂的大背景下，芜湖市率先启动医药分开改革，成立了市医疗机构药品管理中心。实行决策、执行、监督三权分设，成立了芜湖市医疗机构药事专家委员会。药管中心行使

药品采购、配送执行权，市相关部门组成监督管理委员会，行使监督权。2011 年，制订《芜湖市医疗机构医用耗材集中采购管理暂行办法》，将医用耗材纳入药管中心统一采购、统一管理。同年 10 月，在市、县两级公立医院全面实施药品零差率销售。对公立医院由此减少的合理收入，采取适当提升医疗技术服务收费标准、降低部分大型设备检查费用、增设药事服务费、由药品配送企业提供药品配送增值服务费、加大政府投入等补偿政策。同时，通过改革医院收费结构，提高业务服务水平，控制药品使用比例，增加医务人员收入等措施，使公立医院从"以药补医"转向"以技养医"的良性发展轨道。2015 年 9 月 1 日起，芜湖市 21 家公立医院、716 家基层医疗卫生机构全部实现了药品带量采购，2017 年全面落实公立医院药品采购"两票制"。

（二）加强组织领导，高位推进医药卫生体制改革

2009 年底，芜湖市在实施医药分开改革的基础上，召开了全市深化医药卫生体制改革工作会议，印发了《关于芜湖市深化医药卫生体制改革的实施意见》等文件，成立了相关改革领导机构，加强对改革的协调指导。市深化医药卫生体制改革领导小组由市委书记任组长，市公立医院改革试点领导小组由市长任组长，市医疗集团管理委员会由常务副市长任主任，分管卫生副市长兼任医改办主任，并抽调专人进行日常办公。2010 年 2 月，卫生部等五部委联合发布《关于公立医院改革试点的指导意见》，芜湖市及时对《芜湖市公立医院改革试点实施方案》进行了细化完善，明确工作职责，确保预期完成改革任务。

（三）建立法人治理结构，推进公立医院管理体制改革

2009 年底，为整合盘活医疗资源，组建了三大医疗集团，探索建立法人治理结构，取消公立医院行政级别，党委书记、院长、纪委书记由市委任命，副职由院长提名，报备后聘任。实行总会计师制度，加强成本核算，为医院的经营决策服务。2011 年，芜湖市探索建立政事分开、管办分开的公立医院管理体制，将原"芜湖市医疗集团管理委员会"调整为"芜湖市公立医院管理委员会"（简称"芜湖市医管委"），成立医管局承担芜湖市医管委办

公室职能。2015年，调整芜湖市医管委组成人员，市长任芜湖市医管委主任，加强对芜湖市医管委的组织领导。制订《芜湖市公立医院管理委员会章程》，明确芜湖市医管委为市委市政府领导下的负责公立医院投资、管理、运营的议事决策机构。2016年印发《芜湖市公立医院管理委员会议事规则》《芜湖市公立医院管理办法》《芜湖市公立医院功能定位及主要任务的指导意见》等政策文件，定期召开会议，审议公立医院重大发展规划、基本建设项目、大型设备购置、人员招聘计划等重大事项，研究公立医院综合改革。2018年印发《芜湖市建立现代医院管理制度实施方案》《市属公立医院领导人员管理办法》，2019年修订芜湖市医管委章程，印发《芜湖市市属公立医院总会计师管理办法》，市属三级公立医院全部配备总会计师。

（四）坚持公立医院公益属性，推进补偿机制改革

芜湖市始终坚持公立医院的公益性质和社会效益原则，完善公立医院经济补偿政策，采取有效措施，加大对卫生事业的投入。从2008年起，连续5年政府每年投入不少于5 000万元的资金，用于整合医疗资源，支持医疗机构加快基础设施建设。2012年出台了《芜湖市市属公立医院改革补偿暂行办法》，落实政府办医责任，明确市财政在保障经常性补偿经费的基础上，建立市属公立医院改革发展专项资金，用于市属公立医院经市政府批准的医院基本建设项目贷款贴息、大型设备购置、重点学科建设、离退休人员费用、政策性亏损补偿、承担公共卫生任务和财政奖励性补偿经费，对具有公共卫生服务性质的传染病医院、精神病医院和中医院（中医药项目）加大投入。2017年印发《关于加强公立医院债务化解及管理工作的实施意见》，综合运用债券置换、财政补助、自筹资金、协商谈判、争取政策支持等多种途径，有效解决公立医院债务问题，实行"一院一策"，支持公立医院多渠道化解二类、三类存量债务。

（五）改革公立医院运行机制，推进人事薪酬制度改革

结合2008年全市事业单位改革，芜湖市对公立医疗卫生单位重新定岗定编，实行全员聘用。制订了《芜湖市公立医院医疗集团人事管理指导意见》，对岗位总量按机构编制部门核定的人员控制总数确定，岗位实行动态

管理。实行社会保险全覆盖，退休人员全部纳入社保系统。2018年出台《芜湖市市属公立医院工作人员自主招聘实施办法（试行）》，落实公立医院用人自主权。作为第二批公立医院编制周转池试点城市，2018—2020年，933名编外骨干已纳入编制管理，为医院人才队伍建设提供可持续的编制保障。2020年出台《芜湖市卫生高层次人才引育实施办法（"华佗计划"）》，计划5年内引进（含柔性引进）100名卫生高层次人才，分层培养350名市级名医、卫生优秀人才和骨干人才。

2016年，芜湖市医管委印发了《市属公立医院工资总额管理办法》和《市属公立医院院长年薪管理办法》，实行公立医院工资总额管理和院长年薪制。按照落实"两个允许"的原则，在绩效考核的基础上，确定各公立医院的职工工资总额和院长年薪，院长年薪在财政预算中安排。医务人员的收入由各公立医院根据内部绩效考核管理办法进行分配，重点向学科带头人、有突出贡献的专家、临床一线倾斜，逐步提高人员经费在医院支出中的占比。2020年修订了工资总额和院长年薪的管理办法，巧解公立医院工资总额核算的全国性难题，制订了《芜湖市公立医院薪酬制度改革参考方案》，采取医、护、药、技、管5类岗位切块绩效分配方法，创造性地解决了不同岗位绩效分配平衡的问题。

（六）健全公立医院监管机制，加强绩效考核体系

按照"综合分析、合理评价，奖惩挂钩、强化激励约束"的原则，从2011年开始，芜湖市即制订了《芜湖市公立医院年度绩效考核办法（暂行）》，以成本费用控制和患者满意度为绩效考核主线，以医疗质量与安全、依法行医与执行指令性任务、学科建设与可持续发展等为主要内容进行量化评分，科学设置公立医院年度绩效考核指标体系，做到考核与监管相结合、日常检查与重点监控相结合。并分别于2013年和2016年进行修订完善。

2019年，国家卫生健康委启动公立医院绩效考核工作，芜湖市及时依据国家考核指标，调整完善相关的指标体系，涵盖党的建设、医疗质量、运营效率、持续发展、满意度评价、医改及政府指令性任务六个方面，并体现考核指标"四个分开"：即综合与专科医院分开、三级与二级医院分开、中医与西医分开、横比与纵比指标分开，做到了国家考核与芜湖市既往考核的有

效衔接。并逐步将业务考核指标定量化，考核模式由集中现场考核转变为日常业务数据监控，由现场查阅纸质材料转变为从信息系统直接抓取数据，使考核工作更精准，并减轻公立医院工作负担。2020 年，在全民健康信息平台的基础上，搭建芜湖市公立医院绩效考核数据中心，建立了医院经济运行监测信息系统和基于 DRG 的医疗服务质量与绩效分析评价系统，应用病例组合指数（case mix index，CMI）等先进的管理方法，对公立医院医疗服务水平和质量进行分析评价，数据来源更加客观真实，评价标准更加公正科学，考核结果更加规范有效。

（七）探索医保付费方式改革，推行按病种付费

为建立健全多元化的医疗保险费用结算体系，积极引导医疗机构因病施治、合理检查、合理用药，合理收费，提高医疗保险基金使用效力，控制医疗费用不合理的增长，减轻参保人员的个人负担。自 2011 年以来，芜湖市加强临床路径管理，实施 137 个病种临床路径。市人力资源社会保障、卫生部门制订了城镇医保 70 个、新农合 10 个按病种付费的临床路径。2013 年修订了 102 种病种临床路径，把骨科、心血管介入等高值耗材应用比例较高的病种纳入重点管理。2014 年 10 月起，芜湖市城镇职工医保实行"按病种分值结算"的付费方式，采取"病种赋值，总量控制，按月结算，年终决算"的综合结算模式。

2019 年，芜湖市获批全省单病种付费改革试点城市，确定居民医保按病种付费第一批 200 组病种定额标准和支付比例，并将日间手术纳入单病种付费体系，实行同病同价。2020 年，获批区域点数法总额预算和按病种分值付费国家试点城市，印发《芜湖市基本医疗保险住院费用按病种分值付费管理办法（试行）》，2021 年 1 月开始在全市城镇职工和城乡居民医保推广总额控制下按病种分值付费改革。

（八）坚持党建引领，建立健全现代医院管理制度

充分发挥公立医院党委的领导作用。2019 年成立芜湖市卫健系统党的建设工作指导小组，加强卫健系统党的建设，在省内出台《关于加强全市公立医院党的建设工作的实施办法》《芜湖市公立医院领导人员管理办法（试行）》

《芜湖市公立医院党委会、院长办公会议事规则基本要求（试行）》等文件。取消公立医院领导人员行政级别，落实党委领导下的院长负责制，明确党委书记和院长的职责界限，全市设党委的公立医院均实行党委书记和院长分设。

2018年，芜湖市第二人民医院被列为国家现代医院管理制度试点医院之一，芜湖市第一人民医院和芜湖市第四人民医院为省级试点医院，2019年在全市20所公立医院同步开展试点，统筹推进芜湖市14项试点工作任务。加大区域医疗中心建设，启动皖南肿瘤防治中心、安徽省公共卫生临床中心（芜湖）（皖南传染病防治中心）建设，并申请设立皖南神经外科、儿童医学、精神卫生、康复医学、中医骨伤和泌尿外科等6个区域医疗中心；2020年11月，华东师范大学附属芜湖医院与华东师范大学听力与言语医学中心（芜湖）同步挂牌，市属各医院与长三角地区知名医院进行合作，融入长三角一体化建设发展。

（九）创新"分区包段"，推进紧密型城市医联体建设

2010年9月，芜湖市探索建立医疗集团化改革向区级医疗机构延伸新机制。2014年，加快推进临床路径管理和分级诊疗工作，在全市二级以上医疗机构全面开展临床路径管理试点工作，积极建立分级诊疗制度，出台《芜湖市建立分级诊疗制度实施方案》，加强不同层级医疗机构之间分工协作。鼓励和推动医疗机构组建医联体，2015年在南陵县、繁昌县先行试点，2016年各县、区积极规范医联（共）体建设。

2019年6月，优化城市医联体布局，以市辖区（含开发区）为单位，分区包段，整区推进，印发《芜湖市紧密型城市医联体建设试点方案》，市属3所三甲综合性医院作为牵头医院，分别与5个区（含开发区）启动紧密型城市医联体建设试点。陆续出台城市医联体医疗资源下沉、家庭医生签约、家庭病床服务规范、医防融合等8个配套文件及公共卫生资金打包方案、政府办医责任清单、外部治理权力清单、内部管理任务清单和"六贯通"指导评估方案等5个配套文件。市卫生健康委出台了城市医联体分级诊疗指导意见，启动实施"智医助理"、远程心电诊断、区域检验、妇幼健康等信息化项目，牵头医院通过专家下沉，积极实施代教帮教、教学查房，提升基层医

疗服务水平，努力实现资源共享、优质医疗资源上下贯通机制。

（十）加快信息化建设，助力公立医院改革

2010年11月，芜湖市启动实施了"金医工程"（区域卫生信息系统），以居民健康档案、电子病历和远程医疗系统建设为切入点，统筹推进适应医改要求的公共卫生、医疗服务、新农合、基本药物制度和综合管理等信息系统建设，构建统一高效、互联互通的医疗卫生信息平台，并加强与"金保工程"衔接。2015年，芜湖市通过了国家区域卫生互联互通成熟度四级甲等的测评。2018年印发了《芜湖市全民健康信息化提升行动计划（2018—2020年）》，明确架构"26113"（两级平台、六项应用、一个数据中心、一个惠民窗口、三个保障体系）医疗健康信息体系，升级改造全民健康信息平台，着力打造医疗健康大数据中心，夯实标准化数据资源库。2018年，芜湖市第一人民医院、芜湖市第二人民医院通过了互联互通成熟度测评，分获"四级乙等"和"四级甲等"。2019年，在全省率先完成了"智医助理"人工智能辅助诊疗系统在基层医疗机构的全覆盖，降低了基层诊疗的漏诊、误诊率，提高了医疗服务效率和服务能力。

三、取得的成效

（一）医疗卫生资源总量稳步增长

2020年，芜湖市共有医疗卫生机构床位21 717张。全市卫生健康系统从业人员27 664人，其中，高层次人才（副高以上）1 305人，近3年仅市属9家公立医院招聘引进医疗人才190人；每千人口卫生专业技术人员5.93人，每千人口执业（助理）医师数2.71人，排名全省前列；每万人口全科医师数2.29人，居全省第2位，超出国家要求的每万居民2名全科医生的考核目标；每万人口公共卫生人员数达3.66人；每千人口医疗卫生机构床位数为7.01张，居全省第2位。

（二）医疗能力和质量安全大幅提升

到2020年，市属公立医院DRG组数达690组，CMI增长至0.82，疑难

病例数（RW > 2）达到 5 961 例，三、四级手术占比增加到 54.2%，微创手术占比为 20.34%，医疗技术能力显著提升。抗菌药物使用强度为 24.10DDD，低于国家要求的 40DDD，大型设备检查阳性率总体为 79.67%，达到国家要求的 > 70%。基层诊疗服务量占比增长到 65.68%，县域内就诊率增长至 63.31%，基层医疗服务能力不断提升。

（三）公立医院运营效率明显改善

公立医院医疗费用平均增长幅度控制在 4.8%，达到增幅在 10% 范围以内标准，药占比由改革前的 49% 降到 30% 以下，远低于全国平均水平。医疗服务收入占医疗收入比例为 33.75%，人员支出占医疗支出比已达 42.3%，均优于国家确定的参考目标值。资产负债率总体为 61.75%，逐年下降。二、三级公立医院和基层医疗卫生机构在岗医务人员年均工资性收入较 5 年前分别增长了达到 77.27%、70.64%，医务人员积极性显著提升。

（四）学科建设推动医疗事业可持续发展

各公立医院重点学科建设形成错位发展，"十二五"时期芜湖市第二人民医院骨科、芜湖市第一人民医院儿科、芜湖市中医医院高血压中心被确定为国家临床重点专科（病）建设项目，实现了市级医院国家重点学科建设零的突破。6 个学科获得"十三五"时期省级重点学科，30 个学科获得"十三五"时期市级重点学科。"十四五"时期，有 8 个学科获得省级临床重点专科建设项目，重点建设 40 个市级医学重点专科，扶持 23 个市级医学重点专科。

（五）人民群众医改获得感稳步提升

2020 年，卫生健康支出为 44.57 亿元，占财政支出的比重达 9.18%，较 5 年前增长 43.77%；个人卫生支出占卫生总费用的比重较 5 年前已降低至 28% 左右。人均预期寿命逐年提升到 80.63 岁，较全省平均预期寿命高出 2.41 岁；居民健康素养水平从 5 年前的 17.5% 上升到目前的 25.1%，提前 2 年达到目标值，主要健康指标趋于优化；超过 90% 的居民 15 分钟内能够到达最近的医疗点，患者就医满意度达 96%，健康服务的可及性、公平性逐步改善。全市基本医疗保险参保人数共 386.25 万人，参保率达 98%，基本完成了"建立健全覆盖城乡居民的基本医疗卫生制度，为群众提供安全、有效、方便、价廉的基本医疗卫生服务"的总体目标。

四、经验与启示

（一）政府主导是核心

芜湖市委、市政府始终把医疗卫生作为关系百姓健康幸福的重要民生事业来抓，加强对公立医院改革的组织领导和协调指导。成立专门的领导小组，市领导任组长，市卫生健康、发展改革、人力资源社会保障、财政、编办、物价、审计、药管中心等单位负责同志任成员，集中专人办公。根据公立医院改革试点工作进展，分析医改中存在的问题，研究出解决问题的办法，全力推进公立医院的相关工作。充分体现了"领导重视、部门协调、措施有效、财力保障"的改革效应作用。

（二）坚持创新是动力

医药卫生体制改革没有现成模式，只能"摸着石头过河"，在"大胆设想的同时，必须小心求证"，通过探索和尝试闯出新路。芜湖市公立医院改革试点，从"医药分开"开始，在破除"以药补医"机制方面迈出了关键性一步，探索建立了公立医院运行补偿新机制，并且在公立医院的管理体制上持续创新，进一步明确政府办医职责，完善公立医院发展投资、运行评价、绩效考核等政策体系，建立健全现代医院管理制度，推进人事薪酬分配制度改革，优化整合医疗资源，将芜湖医改向更深的领域推进。

（三）"三医"联动是关键

医药、医保、医疗"三医"联动，系统改革调结构是改革成功的必由之路。按照"腾空间、调结构、保衔接"的路径，2007年芜湖市以医药分开、降药价为突破口，同步推进医疗服务价格、人事薪酬制度、医保支付方式等综合改革，不断加大政府投入，深入推进公立医院综合改革和建立健全现代医院管理制度，推动了公立医院的高质量发展，让医院和医保相向而行，医、患、保三方共赢。

（四）人人参与是基础

一方面，充分调动广大医务工作者的积极性，动员发动他们投身到改革中来；另一方面，加大宣传力度，让广大人民群众理解、支持和参与到医改中来。有了这两方面的基础，芜湖市的公立医院改革进展顺利，而且不断深入和完善。

马鞍山市推进公立医院改革情况报告

公立医院是我国医疗服务体系的主体，公立医院综合改革，为持续改善基本医疗卫生服务公平性可及性、防控新冠肺炎等重大疫情、保障人民群众生命安全和身体健康发挥了重要作用。但是，公立医院改革是一项长期艰巨复杂的系统工程，当前还存在一些比较突出的矛盾和问题，公立医院逐利机制有待破除，外部治理和内部管理水平有待提升，符合行业特点的人事薪酬制度有待健全，结构布局有待优化，合理的就医秩序尚未形成，人民群众就医负担依然较重等，迫切需要通过体制机制改革逐步加以解决。

一、改革背景

马鞍山是中华人民共和国成立后建设和发展的一座新兴工业城市。4家政府办公立医院和2家企业办的三甲医院构成主城区医疗资源基本架构，所辖三县设立6家二级公立医院，医疗资源布局基本均衡，但学科能力不强、优质医疗资源相对稀缺、基层医疗卫生服务能力满足不了居民需求等问题依然突出，加上与南京、合肥、芜湖等优质医疗资源相对集中城市接壤，每年跨省、跨市就医人群居高不下，进一步挤压了城市公立医院发展空间，急需通过公立医院改革作为突破口，强基固本，引源入流。2010年，国务院深化医药卫生体制改革领导小组办公室、卫生部发布《关于确定公立医院改革国家联系试点城市及有关工作的通知》（卫医管发〔2010〕23号），马鞍山市被确定为参加国家第一批公立医院改革试点城市之一，开展医药分开、政事分开等医改探索实践。

2015年，安徽被确定为国家首批综合医改试点省，省委、省政府召开全省深化医药卫生体制综合改革试点工作会议，提出以城市公立医院改革为切入点推动综合医改试点工作，提出了转换机制、加强管理、改善服务的城市公立医院改革总体思路.即"12345"。

二、主要做法

（一）做好公立医院综合改革的系统谋划

一是坚持高位推动，成立市公立医院管理委员会，由市政府主要负责同志担任主任，各有关部门参加，主要负责公立医院编制和人员规模管理、资产管理、财务监管、法定代表人聘任等重大事项。所辖各县参照市政府成立县级公立医院管理委员会。二是坚持政策引领，出台《马鞍山市推动公立医院高质量发展行动计划（2022-2025）》（马政办秘〔2022〕51号）《马鞍山市深化医疗保障制度改革的实施办法》（马发〔2021〕30号）《马鞍山市关于着力加强卫生健康行业党的建设加快推进医药卫生健康发展的实施意见》（马医改〔2020〕3号）等一系列政策文件，推进医疗、医保、医药和公立医院联动改革。三是强化督查考核，公立医院综合改革列入市委深改委工作要点和市政府对部门、县区考科目标，并注重考核结果应用。

（二）持之以恒抓好公立医院党建工作

一是强化制度建设。马鞍山市组建了市卫生健康行业党建指导委员会，市、县两级卫生健康委全部成立了党的建设工作领导小组和公立医院党建指导委员会。全面加强对医院党建工作的指导督导。二是强化组织建设。坚持把"支部建在科室上"，加强党支部标准化建设，引导党支部创新工作开展方式，充分发挥战斗堡垒作用。三是实行"双向培养"制度。把业务骨干培养成党员，把党员培养成业务骨干，把党员骨干输送到重要岗位。四是强化督查指导。根据公立医院党建工作特点，制订科学合理简便易行的考评标准，指导公立医院建立健全对本单位党建工作的考核机制，在医院内形成"抓好党建是本职、不抓党建是失职、抓不好党建是不称职"的共识。深化党组织书记抓党建述职评议考核制度，每年听取公立医院党组织书记党建工作述职，推广好经验、好做法。

（三）推进现代医院管理制度改革

一是试点先行。市人民医院（综合性医院）、市妇幼保健院（专科医院）2家三甲医院先行试点，推进现代医院管理制度改革试点，加强医院党的建设，完善法人治理结构，完善绩效考核制度，建立健全各项管理制度。二是开展总结评估。按照现代医院管理制度改革重点任务，精心制订评估细则，2021 年组织行业专家对 2 家试点医院工作推进及成效开展全面评估和总结，市医改领导小组印发简报介绍 2 家医院试点经验，为全市二级以上公立医院提供借鉴。三是全面推开。2021 年印发《关于在全市二级以上公立医院全面启动现代医院管理制度改革实施方案》，实现二级以上公立医院现代医院管理制度改革全覆盖。

（四）推进药品和医疗服务价格改革

自 2015 年 4 月 1 日起，全市所有公立医院和参加改革的医院取消药品加成。不同等级的医院，按照药品、耗材收入占医院总收入的比重设置了不同的量化目标，列出了具体的时间路径。建立充分体现医疗技术服务价值的价格动态调整机制，保障医院良性发展，基本医疗保险制度持续健康运行，群众就医负担不增加。2019 年，印发《马鞍山市基本医疗保险医疗服务项目目录》，进一步理顺了全市各级医院医疗服务比价关系，对全市医疗服务价格实行"三同步"管理，即同步实行目录统一，同步实行分级定价，同步实行统一价格。2020 年，市医保局、市卫健委共同印发《关于调整马鞍山市公立医疗机构部分医疗服务价格的通知》，涉及护理费、中医辩证诊治费以及 973 项临床诊疗类项目，全面与省级医院最高限价对接，其中医护人员技术服务的门诊费、住院诊察费价格上调幅度达到 50%～80%，2021 年，进一步将门诊诊察费、住院诊察费、护理费、重症监护费等 21 项医疗服务价格与省级医院对接，积极申报 193 项新开展医疗服务项目保障马鞍山市公立医疗机构合理成本收益。

（五）推进人事薪酬制度改革

探索全市公立医院机构编制管理改革，创新推进编制周转池制度试点工作，制定《马鞍山市级公立医院编制周转池管理暂行办法》，形成"盘活存量、动态调整、周转使用、定向流转"的编制管理新模式。加大公立医院自主权，编外人员通过公开招聘后，在薪酬绩效、职称评聘等方面与编内同岗位、同条件人员享受同等待遇。积极推行岗位管理改革试点，各公立医院在广泛征求职工意见的基础上，按照医、护、药、技、管等不同类别分别编制岗位责任书，并制定相应岗位管理考核细则和绩效管理办法。同时，对贡献大、技术要求高、风险高、社会效益好的岗位适当予以倾斜，激励优秀人才脱颖而出。设置专岗强管理，三级公立医院全部设置总会计师制度，发挥其在医院经济管理中的主导作用；实行医院工资总额与服务质量、数量挂钩，与医疗服务收入占医院总收入的比重挂钩，与控制基本医疗保险费用增长挂钩，与控制医院资产负债率挂钩。实行绩效工资制，健全绩效考核体系，拉开收入差距，体现"多劳多得、优绩优酬"。稳妥推进各级公立医院养老保险制度改革。实施"老人老办法、新人新办法"，对改革前已退休人员，保持现有待遇并参加今后的待遇调整；对改革后参加工作的人员，通过建立新机制，实现待遇的合理衔接；对改革前参加工作、改革后退休的人员，通过采取过渡性措施，保持待遇水平不降低。

（六）完善政府投入和资产管理制度

公立医院基本建设项目经发展改革部门立项后，纳入全市城乡建设项目"四合一"计划，依据年度投资情况列入财政预算予以保障。在对公立医院在职人员的养老保险、医疗保险单位缴费额实行全额保障的定项补助政策的基础上，每年根据公立医院的诊疗服务人次和服务质量，核定财政绩效补助经费，统筹用于公立医院大型设备购置、重点学科发展、人才培养、政策性亏损补贴，承担公共卫生服务和紧急救治、支边支农等公共服务。逐步提高财政补助水平，投入情况纳入市政府年度医改目标考核。2019—2021年，全市公立医院财政拨款收入累计98 732万，市级公立医院一般公共预算资金达到51 094万；新冠肺炎疫情发生以来，追加了市级公立医院疫情防疫专项资金和防疫物资设备投入，截至2021年底，已安排定点救治医院改造项目建设总投资为5 217.7万元，用于疫情防控设备、物资、核酸检测等累计投入7 387万元公立医院长期债务纳入同级政府性债务统一管理，逐步化解。财政、卫生健康等部门履行资产监管职责，加强医院资产监管，提高资产使用效率。

（七）建立医联体医共体，落实分级诊疗制度

在城市，以公立医院为主体，建立"331"医联体架构（3个综合性医联

体、3 个专科联盟和 1 个市级医联体资源共享平台），发展成员单位 29 家，其中县级医疗机构 11 家，乡镇（社区）医疗机构 18 家，医联体建设实现全覆盖；并以 2 家综合性三甲医院（马鞍山市人民医院、马鞍山十七冶医院）为牵头医院，建立了紧密型城市医联体，优化双向转诊通道，安排专家、高年资护士下沉，建立远程会诊系统，与公共卫生、疾控等部门建立紧密联系，促进医防融合。在所辖 3 县，分别以县人民医院、县中医院为牵头医院，整合了 27 家乡镇卫生院和 393 家村卫生室，实现紧密型县域医共体全覆盖，按照"两包三单六贯通"建设路径，促进医疗资源共享、基层医疗机构服务能力提升，落实分级诊疗制度。

三、取得成效

（一）公立医院党建工作显著加强

通过制度建设，全市 11 个二级及以上公立医院章程全部设立党建专章，落实党委领导下的院长负责制，实行书记、院长分设，书记、院长经常性沟通制度、党委领导下的院长负责制执行情况报告制度、"三重一大"事项决策制度等相关制度全部建立，党的领导落实到医院工作的各个方面。通过组织建设，二级以上公立医院纪委全部设立，纪委书记全部配备到位，公立医院的基层党组织得到切实加强，党支部标准化建设达到 100%，业务科室的党支部书记又是业务骨干的达到 95%；市属 4 家公立医院全部完成党支部建在科室工作，支部书记全部由党员身份的科室负责人担任并享受中层正职待遇。

（二）现代医院管理试点初显成效

马鞍山市以市人民医院、市妇幼保健院被列为现代医院管理制度省级试点为契机，积极构建公立医院"坚持公益性、调动积极性、保障可持续"的公立医院运行新机制。一是公立医院决策运行制度建立健全。两家试点医院按照要求建立了党委领导下的院长负责制，规范修订完善了医院章程，制订党委议事规则和行政议事规则，初步构建医院内部决策、执行、监督运行机制。二是公立医院管理制度体系逐步完善。两家试点医院分别完善 43 个内部规章制度，健全了 11 个医疗质量管理专业委员会运行规则，内部制度管理持续规范。三是医院重点学科建设持续加强。市人民医院建成国家胸痛中心，积极推进国家高级卒中中心建设，提升心血管内科和骨科两个国家重点专科周边辐射能力；市妇幼保健院组建了危重新生儿救治和危重症孕产妇急救 2 个中心，有效提高对危重新生儿和危重症孕产妇两个重点人群救治的能力。四是医院人事分配制度改革稳步推进。按照"多劳多得、优绩优酬"的原则推进医院内部人事薪酬制度改革，持续提升人员支出占比，市人民医院达到 38.2%，市妇幼保健医院达到 48%，均超过 35% 的基本要求。五是医院便民为民服务持续改善。市人民医院门诊一楼设立综合便民服务中心，将投诉接待窗口前移，方便群众，减少奔波；市妇幼保健医院使用不同颜色区分就诊区域，合理分布专业诊室和医技科室，方便患者就诊。通过精简流程、优化服务，2 个试点医院患者满意度均达 95%。

目前，在对市人民医院、市妇幼保健院试点开展阶段性评估的基础上，全市二级以上公立医院、三甲医院全部启动了现代医院管理制度改革，各项工作按照市医改领导小组印发的《关于在全市二级以上公立医院全面启动现代医院管理制度改革实施方案》有序推进。

（三）公立医院人事薪酬制度明显优化

一是编制管理改革实现了创新。制订《马鞍山市级公立医院编制周转池管理暂行办法》（马机编办〔2018〕63 号），建立"动态调整、周转使用、人编捆绑、人走编收"的编制管理新模式。完成首批 509 名员额池人员择优纳入周转池编制管理工作，及 238 名周转池编制人员动态流转至自建池工作。二是人事制度改革进一步深化。马鞍山市政府印发《关于进一步深化全市公立医疗机构编制和人员管理改革的意见》（马政办〔2017〕60 号），分层次开展"打捆组团"招聘，推行"县招院聘"的招聘机制，在人才引进上抢得先机。三是薪酬制度改革有效推进。会同市人力资源社会保障局、编办等部门出台了《关于完善公立医院人事薪酬制度的实施意见》，同时出台《关于建立市级公立医院现代医院管理制度的实施方案》《市级公立医院绩效考核实施办法》《市级公立医院院长年薪制实施办法》，公立医院绩效体系和薪酬制度改革进一步深化。据测算，马鞍山市各公立医院人员支出占业务总支出比例逐年提升，目前占比平均数 41.16%。四是人才队伍建设得到加强。马鞍山市人民医院成功申报省级博士后科研工作站，全市现有国家中医人才 4 人、省"江淮名医" 7 人、徽乡名医 3 人、省中医人才 20 人、原安徽省卫生计生委"青年领军人才" 1 人、省"乡镇卫生院优秀骨干医师" 11 人、"诗城名医" 28 人。2020 年以来，共有 315 人通过卫生系列高级职称评审。

（四）公立医院高能质量发展的关键指标持续改善

以 2021 年和 2019 年度作为比较：公立医院平均住院日 8.55 天，下降 0.86 天；市级以上重点临床专科增加 8 个；引进临床专科团队增加 7 个，引进高水平临床博士、硕士数量增加 19 名，柔性引进省外专家数量增加 10 名，长三角名医工作室增加 11 个；三级公立医院出院患者四级手术比例提升至 18.4%，上升 2.13 个百分点；实现收支平衡的公立医院占比 90.9%，上升 18.2 个百分点；管理费用占公立医院费用总额 12.91%，下降 0.64 个百分点；公立医院门诊和住院次均费用增幅控制在 5% 以内；长期负债占负债总额的比例 22.74%，下降 11.15 个百分点；县域内住院量占比 82.29%，提升 7.95 个百分点；跨省异地就医占比 11.01%，下降 4.19 个百分点。

（五）城市医联体、县域医共体持续发力

城市医联体方面：双向转诊通道进一步畅通，2020 年以来，医联体内实现上转患者 4 756 人，下转患者 1 019 人。资源下沉长效机制基本建立，每年安排专家 100 余人，服务基层超过 8 500 个工作日；服务同质化长效机制初步建成。各牵头医院通过 6 个医联体医疗质量控制中心，按照"统一标准、统一制度、统一管理"的要求，医联体成员内的科学化、规范化、精细化管理水平持续提升；医疗远程会诊体系建立，成功实现了牵头医院专家对基层医疗卫生机构的零距离远程会诊，在一定程度上缓解了患者及家属的奔波之苦，提升了基层对疑难危重患者的救治能力。

县域医共体方面：在人员、财务、医疗等 8 个方面实现统一管理，县域医疗实现集团化管理，年节省运行成本 1 200 万元。2020 年以来，6 家医共体下派专家近 3 710 人次，指导乡镇开展各类手术 200 多例，建设特色专科 15 个，基层医疗卫生机构医疗服务人数增长了 21%。

四、经验与启示

从被纳入国家第一批公立医院改革试点城市开始，马鞍山市委、市政府高度重视，市、县两级政府主要领导担任市医改领导小组组长和市公立医院管委会主任，医疗、医保、医药由政府同一位领导分管负责，系统谋划，高位推动，在公立医院管理和运行机制、区域资源整合、分级诊疗、补偿机制和推动多元化办医方面进行了有益探索。

（一）探索公立医院管理体制

按照政事分开、管办分开的要求，马鞍山市于 2008 年组建了市立医疗集团，将市人民医院、市妇幼保健院、市中医院、市传染病医院等 4 个公立医疗机构整建制纳入集团统一管理。改革后，市卫生行政部门负责区域卫生规划、准入、许可、规范标准和全行业监管。集团代表市政府履行出资人职责，承担政府办医职能，负责公立医院的资产管理、财务监管、绩效考核和院长任用等。医院实行去行政化，取消行政级别，设执行院长，实行任期责任制，由集团聘任，负责医院经营管理。市立医疗集团前后运行 11 年，借助市立医疗集团"人、财、物统一管理平台"，合理配置资源，实现降本增效。近年来，先后组建了集团药品器械采购管理中心、临床检验中心、信息中心、临床技能培训中心和多个学科中心，实现了优质资源共享，为公立医院集团化、集约化发展积累了实践经验。

（二）开展上下联动新实践

结合市情特点，构建城市医联体"331"架构，推动市级公立医院与基层医疗卫生机构上下联动、分级诊疗、双向转诊和优质资源下沉。近年来，各医联体牵头医院坚持"龙头带动、上下联动、城乡一体"的原则，托管、帮扶了 11 家二级医院、18 家社区卫生服务中心（乡镇卫生院），下沉专家和高年资护士，在各医院、社区之间建立双向转诊、远程诊疗的数字化平台，在资源共享、人员培训、信息化等方面对社区进行全方位帮扶。极大地提升了基层医疗卫生机构的服务能力，方便了居民就近就医，并减轻了患者的医疗负担。

（三）在公立医院补偿机制上进行了探索

一是改革经常性经费补助方式，由定项补助改为政府购买服务。参考以前年度市财政补助经费额度和各医院诊疗、住院服务人次，合理确定次均补助定额，按当年医院预计提供服务的数量，核定财政购买服务经费预算总额，年终根据服务质量目标考核结果进行清算。二是改革"以药补医"机制，逐步取消药品加成。市属公立医院实行基本药物零差率销售，市财政按基本药物销售收入的 15% 给予补贴。三是落实政府办医责任，加大财政支持力度。市财政承担公立医院离退休人员费用，对公立医院承担的公共卫生和公共服务任务按照实际进行补贴。同时，加大对公立医院基本建设、大型设备购置、重点学科发展的财政支持力度。四是推进医保支付制度改革。将医保支付方式由原来住院人均定额标准为主的费用结算后付制，调整为总额付费、按人头付费和按病种付费的综合结算办法，2021 年，在全市公立医院全面实施 DRG 医保支付方式改革，促进定点单位主动管理，增加控费意识。

（四）构建多元化社会办医格局

出台《关于进一步加快民营医院发展的意见》，在土地、财政、金融、价格、医保定点、人才培养等方面，对社会办医给予政策优惠，全面开放医疗服务市场。市财政每年安排 100 万元社会办医发展奖励基金，扶持社会办医工作发展。积极引导 2 家大型央企综合医院（原马钢医院、马鞍山十七冶医院）完成股份制改革。基本形成了公立医院、股份制医院、民营医院并存发展的多元办医格局，形成医疗服务良性有序竞争的局面。

（五）建立医疗纠纷第三方调处机制

出台《医疗纠纷预防与处置暂行办法》，成立了马鞍山市医疗纠纷人民调解委员会和马鞍山市医疗纠纷理赔处理中心，建立医疗纠纷第三方调处工作机制，使患者权益得到及时有效、公平公正的保障，有效地减轻了医院在处理医疗纠纷方面的负担。各医疗机构按照《医疗纠纷预防和处理条例》要求，建立投诉接待制度，设置统一的投诉管理部门或配备专（兼）职人员。通过不断完善，群众对医疗纠纷第三方调处机制的认可度逐步提升。

蚌埠市公立医院综合改革工作情况报告

蚌埠市地处皖北，全市总面积5 951平方公里，现辖怀远、五河、固镇三县，龙子湖、蚌山、禹会、淮上四个行政区，国家级蚌埠高新技术产业开发区和蚌埠经济开发区两个功能区。全市常住人口329.6万。蚌埠区位优势明显，医疗资源较为丰富，是安徽省重点打造的皖北医疗服务中心城市。

一、改革背景

自2017年8月，蚌埠市被确定为全国公立医院综合改革首批国家级示范城市以来，蚌埠市抓住机遇，积极探索具有地方特色的医改工作模式，强力推进人事薪酬制度改革、分级诊疗制度建设、城市医联体和优质资源下沉、医保管理体制改革等重点工作，努力提升皖北医疗服务中心城市能级，取得较好的成效，医疗卫生服务公平可及、群众受益的改革目标初步显现。2017年，因公立医院改革真抓实干、成效明显，获国务院办公厅督查激励表彰。

二、主要做法

（一）健全完善医改工作推进机制

一是健全领导体系。确定以市委书记、市长任市医改领导小组组长的"双组长"制，一位副市长分管"三医"工作，形成医改的组织领导体系。综合医改纳入市委深化改革重要内容和考核指标，定期专题研究。2017年，以医保管理体制改革试点为契机，市县同步成立医改办，落实机构和人员编制，统筹推进综合医改和医保工作。二是健全政策体系。先后制订完善162个综合医改配套文件，推进和巩固8个方面各具特色的改革项目。制定"1 + 6"体系文件，全力打造皖北医疗卫生服务中心。印发《"十三五"区域卫生和医疗机构设置》等10个规划，促进"城市一刻钟、农村半小时"医疗卫生服务圈的形成。充分发挥医保的杠杆和导向作用，打通部门和政策障碍，促进医改健康发展。三是健全责任体系。坚决贯彻国家、安徽省医改工作总体决策部署，细化年度重点工作任务，制订推进路线图和实施计划，落实责任单位和时间节点，严格督查考核制度，不折不扣抓好各项改革任务落实。

（二）改革公立医院运行管理模式

一是全面加强党的建设。全面推进党委领导下的院长负责制，二级以上设党委的公立医院全部配齐配强医院党委书记、纪委书记，充分发挥党组织把方向、管大局、作决策、促改革、保落实的领导核心作用。二是建立健全现代医院管理制度。进一步完善医院章程、修订相关制度、实施绩效考核，围绕 14 项重点任务，对标对表，确保任务按期完成。坚持改革与管理并重，积极推进权责清晰、管理科学、治理完善、运行高效、监督有力的现代医院管理制度建设。三是推进公立医院薪酬制度改革。建立公立医院绩效考核制度，优化内部岗位目标绩效考核，充分调动医务人员的积极性、主动性和创造性。赋予院长人事管理、干部聘任、机构设置、经济分配权和年度预算的执行权，建立院长年薪制度，制订 5 类 67 项绩效考核指标，连续 4 年完成市属公立医院院长绩效考核，2019 年兑现公立医院院长年薪平均 38.57万元，并根据考核结果每年按 8% 递增绩效工资总额。

（三）建立医药价格协同推进机制

一是实施药品集中带量采购。全面取消药品加成，破除"以药养医"，促使医生回归看病。2016 年，实施药品集中带量采购，单品种药价降幅25%，打包带量采购药价平均降幅 19%，一次性节约资金约 1.65 亿元，市属公立医院药占比迅速降至 30% 以内，有效减轻群众看病负担。全力做好国采、省采药品耗材采购政策落地工作，确保药品保质保量及时采购和配送。开展短缺药品公开询价，已完成 22 种临床短缺且用量较大的药品公开询价，有效解决临床短缺药品供需矛盾，减轻患者就医用药负担。组建医用耗材集中带量采购联盟，确立临床使用量较大的 4 个不同型号的留置针作为蚌埠市首次带量谈判的标的，采购政策成功落地执行。二是推进医疗服务价格改革。建立医疗服务价格调整机制，适时调整，降低大型检查价格，优化医疗收入结构，体现医务人员技术劳动价值，医疗机构收费价格更趋合理，医务人员积极性得到充分调动，医院收入结构得到优化。鼓励和支持乡镇卫生院提升服务能力，8 家成功创建二级综合医院的中心卫生院，对本院开展的成本较高且达到二级医院服务标准的项目进行备案后，按二级医院收费标准收费，药品目录按照二级医疗机构政策执行，医保患者起付线和报销比例按照一级医院政策执行。三是深化医保支付方式改革。全面实施医保总额预算管理，大力推进按病种付费，进一步优化按病种收付费政策，将按病种结算病种统一调整为 548 个，日间手术病种统一调整为 6 个，新增 10 个"同病同保障"病种。推进 DRG 付费改革试点，完成医保信息系统的升级改造，建立完善按 DRG 付费政策。

（四）力促分级诊疗格局形成

一是做实医共体医联体。省内率先实现县域医共体建设全覆盖，成立 7 个县域医共体。落实"两包三单六贯通"的工作要求。组建城市医联体，以蚌埠市第一、第二、第三人民医院为核心医院的 3 大医疗集团和城市医联体，覆盖 76 家基层医疗卫生机构。二是优化家庭医生签约服务。精心设计个性化健康服务包，实现医疗服务和健康管理"私人订制"。全市组建家庭医生团队 1 212 个，落实签约服务"369"模式：即构建三级签约网，形成24 小时咨询、就诊转诊等六大服务体系，实现了健康宣传教育、慢性病管理、中医康复等九大功能。合理确定签约服务费用，实行医保基金、基本公共卫生服务经费和签约居民个人自付共同承担的筹资方式。目前，全市家庭医生共签约 102.5 万人，签约率 30.21%，重点人群签约 111.96 万人，重点人群签约率 73.8%，群众满意率达 92.6%。三是提升基层服务能力。建立退出乡村医生待遇保障机制，实行薪酬加补贴制度，多渠道乡村医生补偿，优化乡村医生执业环境。实施乡村医生 5 年轮训，每年安排 120 万元共计 600万培训经费，用于基层医疗卫生机构人才培养。加强基层医疗卫生机构基础设施建设，提升基层医疗卫生机构能力建设水平。

（五）推进医保管理体制改革

一是集中"三医"行政管理职能。2017 年底，将人力资源社会保障部门的城镇居民基本医疗保险、城镇职工基本医疗保险、大病保险、生育保险管理职责，卫生计生部门的新型农村合作医疗和药械集中采购配送管理职责，民政部门的城乡医疗救助管理职责，物价部门的医疗服务和药品价格管理职责统一划转调整，实现职能和管理统一高效运行。二是统一城乡居民医保制度。制订城乡居民基本医疗保险实施办法，统一城乡居民基本医疗保险制度，推进"六统一"管理，实现"并轨、提标、扩面"工作目标，城乡居民报销比例 75% 以上。三是积极发挥医保的杠杆作用。提高市级、省级三级医院住院起付线，引导参保人员到基层医疗卫生机构就医。对纳入大病保险报销、自付费用超过 5 万元的部分，报销比例提高 5 个百分点，支持大病重病在高等级医院诊疗。加大医保对紧密型医联（共）体的支持力度，紧密型城市医联体基层医疗卫生机构不受医保定额预算限制；落实县域医共体医保基金包干使用政策，提高紧密型医联（共）体医保基金使用效率。在紧密型医联（共）体内，对自觉遵守基层首诊的有偿签约居民，通过系统逐级转诊住院的，上转患者补齐上级医院起付线差额；下转患者不再支付下级医院住院起付线，同时报销比例提高 5 个百分点。

（六）统筹推进关键领域改革

一是建立资源共享机制。组建区域医学（病理）检验中心、影像诊断中心，实现资源共享。医联体医共体内建立远程诊疗系统，远程诊疗服务实现三县全覆盖。制订城市医务人员到基层医疗卫生机构服务待遇，打破上下级医院之间的医疗服务价格、药品保障供应、医保支付等政策壁垒，引导城市优质医疗资源下沉。选拔 24 名优秀的护理人员下沉到 8 个社区卫生服务中心，指导"三类人群""四类疾病"的"健康—诊疗—康复"连续个性化服务。二是强化学科人才建设。按照高于财政增长幅度增加学科投入，提高国家级、省级临床重点学科、专科建设水平。建立公立医院编制周转池制度，基层医疗卫生机构实行"县管乡用"，对高层次人才培育和引进给予政策性倾斜。近年来，全市公立医院自主公开招聘医护人员 1 200 余名，引进博士、正高级职称等专家 20 余名。2021 年，通过《蚌埠市引进和培养医疗卫生人才实施办法》的政策引领，蚌埠市第一、第二、第三、第四人民医院及蚌埠市中医医院共引进来自天津医科大学、南京中医药大学、厦门大学、中南大学等院校的 7 名博士和 8 名副主任以上职称的医师，分别服务于各市属医疗机构的眼科、肿瘤内科、口腔科、骨科、皮肤科、病理科等。市疾控中心引进 7 名来自新疆医科大学、东南大学等院校的公共卫生专业人才和 1 名来自上海交通大学生物化学博士，有效缓解了公共卫生队伍服务能力不足的现状。三是积极融入长三角一体化发展。借助与同济大学附属第十人民医院深度合作的有利契机，积极推进柔性引才策略，共签约长三角地区知名专家 51 人（含同济大学附属第十人民医院 39 人），均为高级职称，博士 95% 以上，含博士生导师 20 人，正高级职称 24 人，学科带头人和亚学科带头人近 30 人。设立了心内科、内分泌科、泌尿外科、神经外科等 7 个名医工作室，首批合作了消化内科、重症医学科、眼科、口腔科、儿科等 19 个重点学科。

截至 2021 年 9 月初，蚌埠市第一、第二、第三人民医院门、急诊人次同比上升 33.91%，三、四级手术量同比上升 36.84%，业务收入同比上升 20.93%，已经能够合作开展米克植皮术（Meek 植皮术）、腔镜微创等手术，并首次在骨科、超声科应用了热消融、超声骨刀等新技术，本地患者就医获得感全面增强。

三、取得的成效

（一）公立医院得发展

通过调整医疗服务价格，公立医院收入结构得到优化，医疗服务价格补偿率大幅提升。推进后勤服务社会化，建立区域检验中心、影像中心等，公立医院运行效率提升，运行负担减轻。各级政府加大投入，推进公立医院基础设施建设项目，公立医院设施条件和就医环境将得到极大改善。2021 年上半年，蚌埠市属公立医院手术人次同比上升 16.1%，其中三、四级手术完成占比为 68.1%，同比上升了 6.7 个百分点。

（二）医务人员受鼓舞

建立公立医院编制周转池制度，落实养老保险、岗位设置、职称评审等配套政策，公立医院无编可用的问题得到有效地解决。落实"两个允许"政策，以各医院上年度工资总额为基数，核定公立医院工资总量，结合绩效考核，每年递增 20% 以上。2020 年，市属公立医疗机构人员支出占总支出比例为 42.1%，同比增长 3.6%。

（三）人民群众得实惠

公立医院高质量发展，政策引导分级诊疗，城乡居民享受到双向转诊带来的便利，得到一体化、便利化的疾病诊疗—康复—长期护理连续性服务。群众在基层看病，即可享受到大医院优质快捷的医疗卫生服务，报销比例高、费用低，避免不必要的费用支出。通过调整医保报销比例、改革医保支付方式、强化综合监管等措施，控制不合理费用增长，降低医疗成本，切实减轻患者的就医负担。2020 年，患者门、急诊次均费用、住院次均费用分别同比下降 9.2%、2.2%，患者在社区住院医疗费用个人支付比例严格控制在 20% 以内。

四、经验与启示

（一）领导重视是关键

政府"一把手"负责统筹"三医"联动，才能让改革平稳推进。蚌埠市将综合医改作为政府工程的重中之重，市委书记、市长同时任市医改领导小组组长，针对综合医改工作中存在的难点问题，市委书记和市长适时、定期、同步调度，统筹推进综合医改稳步健康发展，充分发挥党委、政府对综合医改的领导责任、保障责任、管理责任、监督责任。通过市委书记和市长"双调度"，进一步统一思想、找准方向、明确责任，有效保障医改各项重点工作和任务落地。

（二）稳步推动是根本

一项改革举措或政策在全市范围内整体推进，可能有失误风险，必须要经过认真调研、反复酝酿、科学论证。如蚌埠市在调整医疗服务价格时，充分听取医疗机构和人民群众的需求，结合实际，动态调整。对于弱势群体和长期患病群体，提高任何一项费用都再三斟酌，所有上调项目力求进入医保支付范围，不增加患者个人负担。

（三）改革创新是核心

蚌埠市高度重视公立医院综合改革国家级示范城市建设，围绕发挥示范作用，强化功能定位，加强组织领导，做好顶层设计，创新实施药品集中带量采购、市属公立医院院长年薪制、乡村医生 5 年轮训、短缺药品公开询价、医保支付方式改革等工作，成效明显。

（四）政府投入是保障

蚌埠市财政对公立医院改革进行了极大的支持，增加对公立医院"六项基本投入"并予以长期保障。组织审计认定公立医院债务总额 3.6 亿元，纳入政府性负债统一管理，减轻公立医院负担。此外，对乡村医生 5 年轮训、院长年薪制等改革举措，均予以财政资金保障，保证改革效果。

（五）患者满意是目标

坚持以人民为中心，是新时代深化综合医改的基本遵循。在推进综合医改的进程中，蚌埠市始终把为人民谋幸福作为检验改革成效的标准，让改革成果更好地惠及广大人民群众，让群众有更多的获得感、幸福感、安全感。每次重大改革举措或政策制定前夕，都会向社会各界公布改革的内容、范围、目标及就医可能出现的结果，争取患者的支持和新闻媒体的正面宣传报道。

宣城市推进综合医改和
乡镇卫生院分类管理情况报告

宣城市位于安徽省东南部，地处苏浙皖三省交会区域，北临江苏，东临浙江，2000 年撤地建市，现辖 1 个市辖区、2 个县级市、4 个县，全市总面积 12 340 平方公里，常住人口 266 万。截至 2020 年末，全市共有医疗卫生机构 1 453 个，其中市属公立医院 1 个、县级公立医院 14 个、乡镇卫生院和社区卫生服务中心 98 个、一体化管理的村卫生室 784 个。

一、改革背景

近年来，在国务院和省医改领导小组秘书处的大力指导下，在世界银行贷款促进医改项目资金的有力支持下，宣城市医改工作取得明显成效。作为全国第三批城市公立医院改革试点市之一，宣城市高度重视医改工作，成立以党政主要负责人为"双组长"的医改领导小组，将综合医改工作纳入党委全面深化改革考核和政府年度目标管理考核的重要内容，在全国或全省率先探索了乡镇卫生院分类管理、县域医疗卫生振兴等改革。2017 年，宣城市公立医院综合改革真抓实干成效明显，受到国务院办公厅通报表扬。2018 年，宣城市"提高区域内就诊率　严控医疗费用不合理增长"入选第五次国务院大督查发现的 130 个典型经验（5 个医改典型经验）之一，再次受到国务院办公厅通报表扬。宣城市医改做法被国务院深化医改领导小组简报多次刊登；在国家卫生健康委举办的医改专题新闻发布会等会议上作典型经验发言；2019 年，中央电视台《焦点访谈》栏目播出《辅助用药——从滥用到规矩用》，报道宣城市在加强辅助用药管理方面的做法。宣城市县域医疗卫生振兴工程被世界银行项目列为典型案例之一，在 2021 年全国医改经验交流培训班上进行交流发言，向全国推广宣城经验。

由于受地理位置、基础条件、服务人口等诸多因素的影响，宣城市医疗卫生发展不平衡不充分的问题较为突出，主要表现在：一是资源总量不足、资源结构不优、优质资源紧缺。2016年，全市每千人口床位数、每千人口执业（助理）医生数、每千人口注册护士数等指标均处在全省中等偏下水平；市级传染病医院、妇幼保健院、中医医院等医疗卫生机构处于空白，专科医院发展相对滞后，儿科、精神卫生、康复、老年护理等服务领域资源短缺。卫生专业技术人员短缺、乡村医生年龄偏大且后继乏人。医疗卫生资源配置结构呈现"倒金字塔"状，资源集中在城市，基层资源不足、卫生技术人员短缺，乡村医生队伍不稳定和后继乏人的问题较为突出，城市医院超负荷运转与基层医疗服务资源相对闲置现象并存。高学历、高职称的专业技术人才较为缺乏，研究生以上学历、副高及以上职称人员占卫生技术人员的比例均较低。二是县级医疗机构服务碎片化严重。城乡二元化结构严重，县、乡、村三级医疗机构呈现分离的状态，各级医疗机构之间以及医疗机构与公共卫生机构之间各自为政，未形成上下贯通、城乡融合、医防融合的体制机制，亟待建立整合型的服务体系。三是临床医学重点学科建设薄弱。全市无国家和省级重点学科，县级医院各临床专科整体实力与技术水平不强，临床科研整体水平偏低，创新后劲不足。肿瘤、儿科、心血管、外科等专科医疗技术水平薄弱，市域和县域就诊率不高。人才引进机制和培养体制不健全，培养方式落后，学术梯队建设存在断层或后继乏人的现象。四是基层医疗卫生服务能力较弱。市级医院专科优势不明显，县级公立医院危急重症救治能力不强、乡镇卫生院服务能力普遍较弱，致使疑难疾病患者转外就诊比例较高。为解决这些突出问题，宣城市先后创新实施乡镇卫生院分类管理改革、县域医疗卫生振兴工程等改革举措，以建立整合型县域医疗卫生服务体系，着力提升县域医疗卫生服务能力。

二、主要做法

（一）围绕"整合"，坚持县、乡、村一体化，全面实施紧密型县域医共体和城市医联体

一是试点探索紧密型县域医共体。2016年，在宁国市、郎溪县等地开展紧密型县域医共体试点，由县级医院牵头与部分乡镇卫生院成立医共体，在"四不变"（机构性质不变、人员编制不变、责任义务不变、政策保障不变）

的前提下实行"四统一"(财务统一管理、人员统一调配、药品耗材统一配送、绩效统一考核);同年,在全省率先组建紧密型城市医联体,由宣城市人民医院与旌德县人民政府实行"院府合作"(市人民医院与县政府签订合作协议),市人民医院以协同服务为核心,以医疗技术为支撑,以利益共享为纽带,以支付方式为杠杆,以管理、技术、人员、流程、信息等业务整合为切入点,全面托管旌德县人民医院,帮扶其创建成二级甲等综合医院。

二是实现紧密型县域医共体全面覆盖。2019 年,按照"两包三单六贯通"的改革路径,全面推开紧密型县域医共体工作,全市共组建了 16 个医共体,覆盖了县、乡、村三级所有医疗机构。

(二)围绕"县强",坚持强投入补短板,大力推进公立医院高质量发展

一是推进公立医院转型升级。充分履行政府办医职责,三年来,市、县两级财政共投入 110 多亿元,新建市中医院、市妇幼保健院、市公共卫生临床中心,实施县级医院能力提升工程,积极鼓励符合条件的县级医院创建三级医院,将县级公立医院建设成为县域医疗中心。围绕县域内群众急需、医疗资源短缺和异地就医人次较多的专科医疗需求,制订医疗卫生重点专科建设项目方案;充分发挥地域优势,各级医疗机构与长三角地区知名三甲医院建立 43 个医联体或专科联盟,柔性引进省内外知名医疗专家,设立"长三角名医工作室",实现"患者不动、专家动",让疑难重症患者留在本地治疗。县级医院全面开展"五大中心"(胸痛中心、创伤中心、卒中中心、重症孕产妇中心、危重儿童中心和新生儿救治中心)建设。同时,依托世界银行项目建设肿瘤专科、精神专科、检验中心、影像诊断中心。截至 2020 年末,全市建成省级重点学科 4 个、市级重点学科 52 个;全市 14 所县级公立医院中,有 3 所创建成三级医院、3 所被批准设置为三级综合医院。县级医院整体服务能力和水平得到明显提升,群众"大病不出县"的目标初步实现。

二是全面开展现代医院管理制度建设。宣城市在 1 所现代医院管理制度国家级试点医院和 2 所省级试点医院的基础上,在全市 15 所公立医院全面开展现代医院管理制度建设工作,全市共新增和修订完善公立医院章程等1 000 余项规章制度。针对公立医院编制不足的突出问题,按照"试点先行、

分类指导、统筹推进、以点带面"的原则，全面实施公立医院编制周转池制度改革，按照"一院一策"原则，确定每家医院编制周转池数量。截至 2020 年末，全市 16 家公立医院新增周转池编制规模 3 681 名，有力地保障了公立医院专业技术人才的用编需求。

三是开展二级以上医院综合绩效考核。成立 32 个市级医疗质量控制评价中心。自 2016 年以来，创新开展二级以上医院综合绩效考核"双百"考评，制订医院管理和费用控制 2 个考评细则，分值各 100 分，其中医院管理考评指标为 15 项，费用控制考评指标共 18 项。季度考评和年终考评相结合，每季度调取全市 20 所二级及以上医院（包括民营医院）的运行数据，进行排名；年终考评结果与医院绩效工资、目标管理、信息公开、行业监管等挂钩，医院将考评结果作为内部绩效、科室及个人年度考核的重要依据。通过持之以恒的"双百"考评，各医院内部管理的积极性和主动性明显增强，实现从"要我管理"到"我要管理"、从"要我控费"到"我要控费"的转变。全市公立医院平均住院日从 2016 年末的 8.2 天下降到 2020 年末的 7.7 天，医疗服务收入占比从 30.5% 上升到 35.1%，医务人员经费支出占业务支出的比例从 35.2% 上升到 42.7%。

四是严控重点药物管理。出台《宣城市重点监控药品管理十条规定》，对辅助药物、抗菌药物等重点药品实行动态管理，对不合理使用的重点药物进行通报、预警、限量采购或纳入"黑名单"管理。每个季度共抽取医院 2 000 余份出院病历、10 000 余张门诊处方进行集中点评，对点评发现的问题予以通报。截至 2020 年末，宣城市共对 156 名违反药品分级使用原则、超范围用药和无指征用药等违规行为的临床医师，暂停 3 个月以上的处方权并予以经济处罚。全市公立医院药占比从 2016 年末的 33.1% 下降到 2020 年末的 22.6%，抗菌药物使用率从 85.0% 下降到 51.4%，抗菌药物使用强度从 85.0DDDs 下降到 37.5DDDs。

（三）围绕"乡活"，坚持建机制强弱项，充分激发乡镇卫生院运行活力

一是积极探索基层人事制度改革。为有力破解招人难和用人难的突出困境，将乡镇卫生院和社区卫生服务中心的"招人权、用人权、分配权"全部交给卫生健康部门。基层医疗卫生机构所需人员由卫生行政主管部门实行自

主招聘，根据岗位需要自主放宽岗位条件，简化招聘程序，招聘结果报人力资源社会保障等部门备案；实行"县管乡用"，基层医疗卫生机构人员由卫生行政部门在全县范围内统一调配和使用。

二是建立基层医疗卫生机构"岗位池"。由县级人力资源社会保障部门统一核定县域内所有基层医疗卫生机构的专业技术岗位总数，建立"岗位池"，县级卫生健康委根据各基层医疗卫生机构的实际需求，在"岗位池"内自主统一调剂分配专业技术岗位，全市基层医疗机构的专业技术岗位使用率由 2016 年末的 71.2% 上升到 2020 年末的 88.9%，提高了基层医疗机构专业技术岗位使用效率，充分发挥专业技术人员工作积极性。

三是开展乡镇卫生院分类管理。为改变乡镇卫生院"大而全"和"全而弱"的现状，解决资源不足和浪费并存的突出问题，2018 年开展乡镇卫生院分类管理，实行"机构分类设置、资源分类配置、财政分类补助、发展分类考核"。机构分类设置是指根据服务人口、基础条件、与城区的距离等因素，将卫生院分为三类：一类卫生院以中心卫生院为主，覆盖人口 4 万人以上（山区县 2 万人以上），定位为综合型卫生院，发展目标为二级综合医院，打造为县城医疗服务次中心；二类卫生院以服务能力较强卫生院为主，服务人口 1 万~4 万（山区县 1 万~2 万），定位为医防型卫生院，以一级甲等医院为目标；三类卫生院主要是距离县城较近或位于偏远山区的卫生院，服务人口 1 万人以下，定位为公卫型乡镇卫生院，以一级医院为目标。截至 2020年末，全市共设置一类卫生院 22 所、二类 40 所、三类 29 所。资源分类配置是指对卫生院的科室、人员、岗位、设备设施等资源实行分类配置，在科室设置上按照卫生院的功能定位分类设置科室，在人员配置上，按照全市医疗卫生服务体系规划及各类卫生院功能定位，重新核定各卫生院的床位与人员编制；在岗位配置上，根据各类卫生院的发展目标，重新核定各卫生院的岗位设置；在设备配置上，根据各类卫生院的发展目标和功能定位需要配置设备设施。财政分类补助是指各县级财政部门对各类卫生院分别给予相应的专项补助并纳入财政年度预算，截至 2020 年底，全市财政给予 2 000 余万元。发展分类考核是指对各类卫生院进行分类考核，并根据考核结果对各类卫生院进行分类奖励和补助。

四是全面实施"公益一类保障、绩效二类管理"。深入贯彻落实"两个允许"政策，结合实际，对基层医疗卫生机构实施"四个允许"：允许突破公益一类事业单位工资调控水平，按公益二类事业单位管理；允许医疗收入扣除成本并按规定提取各项基金后主要用于人员奖励；允许基层医疗卫生机构在核定的绩效工资总量内自主调整基础性和奖励性绩效工资比例；允许基层医疗卫生机构结合实际需要，发放加班、值班等补助。全市乡镇卫生院（社区卫生服务中心）医务人员年平均收入从2016年的5.82万元上升到2020年的10.59万元，增长了81.96%。

五是开展乡镇卫生院订单定向医学生免费培养。乡镇卫生院订单定向医学生学杂费由财政承担，住宿费由学校全免；健全待遇保障机制，在培养协议规定的基本工资和社会保障的基础上，增加定向生规培期间绩效工资，建设乡镇卫生院周转房，为定向生提供免费住宿。截至2020年末，全市累计招录订单定向免费生362人，已毕业入编到乡镇卫生院211人，有效弥补了乡镇卫生院专业技术人员的不足。

（四）围绕"村稳"，持续夯基础堵漏洞，织密织牢医疗卫生服务网底

一是实施村卫生室标准化建设。开展全市村卫生室标准化建设，对全市村卫生室集中实行"五统一"（统一环境整治、统一功能定位、统一设施设备配置、统一规章制度、统一宣传规范），每个行政村均建成1所80～120平方米的标准化村卫生室，实现诊断室、观察室、治疗室、药房、资料室、值班室独立分开，费用由县级财政保障，同时县级财政按月给予每个村卫生室200元的运行保障经费。

二是完善乡村一体化管理模式。对村卫生室实行"院办院管"，由乡镇卫生院领办村卫生室，在乡镇卫生院设立乡村医生工作岗位，对乡村医生实行县招"乡管村用"，所需人员由县级卫生健康委统一招聘后，由乡镇卫生院将乡村医生统一派驻到村卫生室，承担乡村医生的工作职责，现有乡村医生由乡镇卫生院实行聘用管理，解决乡村医生的身份问题。拓宽乡村医生的发展空间，对年龄在45周岁以下、在村卫生室连续执业3年以上、取得执业医师（助理）资格的乡村医生，可由县级卫生健康委在空岗内根据岗位需要经考核后直接录用到乡镇卫生院。

三是实施乡村医生育才工程。与相关医学院校联合开展乡村医生免费培

养，全市计划 2020—2022 年招录 360 名具有本地户籍的高中毕业生，2020 年已录取 102 名、2021 年计划招录 231 名。学生毕业后安排到乡镇卫生院乡村医生工作岗位，6 年服务期满后可参加乡镇卫生院定向入编招考并在医共体内部交流。

四是建立"三保险三补助"乡村医生稳定保障机制。为在岗乡村医生购买基本养老保险、医疗责任保险和人身意外伤害保险，给予在岗乡村医生工作岗位补助、偏远地区乡村医生专项补助和到龄退出乡村医生补助，相关费用纳入县级财政预算，确保乡村医生收入水平不低于本地区在岗职工平均工资水平。以年度最低工资标准或固定标准按月发放在岗乡村医生工作岗位补贴；设立偏远山区乡村医生专项补助，对地理位置偏远、常住人口较少的村卫生室给予财政专项补助；对具有乡村医生资质、从事乡村医生工作 10 年以上、到退休年龄，且未购买城镇职工基本养老保险的乡村医生，给予每月不低于 300 元的生活补助。

三、取得的成效

一是医改工作取得明显成效。作为全国第三批城市公立医院改革试点市，宣城市高度重视医改工作，成立以党政主要负责人为"双组长"的医改领导小组，创新探索乡镇卫生院分类管理、县域医疗卫生振兴工程等改革，并取得明显成效。

二是居民健康状况明显改善。全市人均预期寿命从 2016 年末的 78.77 岁增长到 2020 年末的 79.24 岁；5 岁以下儿童死亡率 4.07‰，婴儿死亡率 3.20‰，长期保持在较低水平。

三是县域服务能力快速提升。全市每千人口医疗卫生机构床位数从 2016 年末的 5.5 张上升到 2020 年末的 5.92 张，全省排名从第 9 位上升到第 5 位；每千人口执业（助理）医师数从 2.13 人上升到 2.48 人，全省排名从第 7 位上升到第 3 位；每千人口注册护士数从 2.66 人上升到 2.87 人，全省排名从第 9 位上升到第 6 位。县级公立医院开展三级及以上手术占比达 62.43%，比 2016 年增长了 8.9 个百分点。全市县域就诊率从 2016 年的 75.5% 上升到 87.2%，有 3 个县（市、区）的县域就诊率接近或超过 90%。

四是基层服务网底得到夯实。全市乡镇卫生院中具备"50 + N"种疾病诊疗能力从 2016 年末的 47.3% 上升到 2020 年末的 82.3%，增长了 35 个百分点；开展外科手术的占比从 33.8% 上升到 55.7%，增长了 21.9 个百分点。全市基层医疗卫生机构创建了 22 个特色专科，有 4 个乡镇卫生院创建为二级医院。新建 5 个村卫生室，全面消除了村卫生室的"空白点"；全市医共体牵头医院和乡镇卫生院共派驻 38 人到村卫生室，消除了村卫生室乡村医生的"空白点"。全市基层医疗卫生机构门诊量占比从 2016 年末的 54.6% 上升到 2020 年末的 65.1%，增长了 10.5 个百分点。

五是中医药服务能力不断增强。全面开展全国基层中医药工作先进单位创建工作，有 5 个县市区创成先进单位，创成数量位居全省第二。财政投入 1 500 余万元建成 98 个规范的基层中医馆，为村卫生室配备拔罐、针灸、特定电磁波谱治疗仪（TDP）等中医诊疗设备，实现乡镇卫生院（社区卫生服务中心）基层中医馆覆盖率 100% 和 100% 的基层医疗机构（含村卫生室）能提供中医药服务。2017 年，宣城市被确定为国家社会办中医试点地区；2020 年底，全市社会办中医类医疗机构 92 家、床位数 701 张，较 2016 年分别增长 207.4%、44.8%，床位数占中医医疗机构床位数 29.8%。

四、经验与启示

（一）坚持以人民为中心，找准问题症结

每个市域和县域的经济发展水平、居民健康素养和地理交通等都不一样，产生了与其他地区不同的医疗卫生保健服务需求。要满足这种需求，要求我们对需求进行充分了解和细致分析，找准自身问题症结，明确改革方向。为此，宣城市多次委托科研院所开展相关课题研究，如在推出县域医疗卫生振兴实施意见前，委托安徽医科大学开展了全市医疗卫生服务现状调查和居民需求调查，应用项目因果理论，确定了"县域成体系、县级强能力、乡级增活力、村级广覆盖"的基本策略，为改革目标的实现提供了理论支撑。

（二）坚持实事求是，制订改革举措

近年来，国家和省出台和制订了很多医改政策，对全国和全省具有普遍

的指导性，如何有针对性地开展医改工作，就需要坚持实事求是，制订符合自身实际的医改措施。国家和省提供了包括各种改革措施的政策"工具箱"，宣城市根据实际，在"工具箱"中选择最适合该市实际情况的政策措施组合，这是国家医改政策在宣城市落地且富有成效的关键所在。

（三）公平效益兼顾，释放改革红利

改革不能完全依靠资源投入满足居民的医疗卫生服务需求，要做到公平效益兼顾，需要注重两个方面：一是将资源投入到边际效益最高的方面。在县级，将资源投入到最能减少病患流向县域外的专科、项目和技术；在乡级，将资源按照乡镇性质进行分类投入，提高资源的配置效率；在村级，将资源投入村卫生室的标准化建设、乡村医生保障和人员培养上，增强基层发展后劲。二是优化资源存量。通过资源调配方式解决问题，以减少资源的投入。如通过建立乡镇卫生院分类管理，建立乡镇特色专科，聚集具有相关专长的医生，逐步形成区域县级"医疗副中心"，可减少"一刀切"、均衡化带来的资源浪费。

铜陵市推进城市医联体建设情况报告

　　铜陵市地处安徽省中南部，总面积3 008平方公里，辖一县三区。2020年，全市常住人口131.17万人，60岁及以上人口占22.69%。2020年，全市地区生产总值1 003.7亿元，人均生产总值76 519元/人，财政总收入182亿，卫生健康支出占财政总支出的10.04%。目前，全市每千人口床位数、执业（助理）医师数和注册护士数分别为7.34张、3.15人、3.48人。

　　2018年，铜陵市启动紧密型城市医联体建设，并持续优化铜陵市人民医院"1 + 4 + 16"（1家三甲综合医院、4家二级医院、16家基层医疗机构）、铜陵市立医院"1 + 2 + 36"（1家三甲医院、2家二级医院、36个基层医疗机构）的紧密型城市医联体，强化制度设计，通过创新签约服务"小切口"，组建"1 + 1 + N"家庭医生签约服务团队，引导优质医疗资源下沉、深化医防融合，撬动改革创新"大动作"，立足提供医联体"一体化"服务，不断优化、完善共享机制和双向转诊机制，推进医保支付方式和政府财政补偿机制改革，深化分级诊疗制度建设，积极构建整合型健康服务体系。医联体运营2年多来，初步实现了辖区慢性病管理率上升、基层就诊率上升、高质量的双向转诊率上升，患者、医疗机构和政府满意的良好局面。

一、改革背景

　　2017年出台的《国务院办公厅关于推进医疗联合体建设和发展的指导意见》（国办发〔2017〕32号），要求全面启动多种形式的医联体建设试点，三级公立医院要全部参与并发挥引领作用，综合医改试点省份每个地市以及分级诊疗试点城市至少建成一个有明显成效的医联体。《安徽省人民政府办公厅关于推进医疗联合体建设和发展的实施意见》（皖政办〔2017〕95号），对相关工作提出要求。铜陵市立医院和铜陵市人民医院前期先行探索与基层社区医疗机构、外地专科医院组建医联体，但具体运行过程中，在体制机制、政策保障、协同服务等方面存在许多问题。主要表现在以下几个方面。

一是体制机制问题，未实现"联体联心"。医联体成员单位没有从本质上实现真正的一体化，人员、资源、信息的整合利用不到位，特别是利益共享、责任共担的机制没有建立，普遍缺乏积极性、主动性和创造性，导致各成员单位内生动力不足。"签约"与"非签约"居民在看病就医便捷、优惠等方面没有差异，签约居民不能充分享受签约带来的优质贴心服务，导致签约居民依从度不高，签约人员75%左右的就医需求发生在医联体外。

二是政策保障问题，未实现有效引导。与发展需求相比，在政策保障方面主要存在两个不充分问题。一方面，医保的杠杆作用发挥不充分。支付方式单一，不能有效引导、激发医疗机构主动规范诊疗行为；不能有效引导居民形成合理就医习惯，特别是不能有效推进签约服务的深入。2017年，医联体医保支付采取总额管理制，签约人口在医联体内实际发生统筹费用1 400万元，仅占签约人口实际发生统筹总费用的24.6%。家庭病床费用未纳入医保支付范围。另一方面，财政补偿作用发挥不充分。工作任务重了，群众需求多了，硬件要改造，软件要提升，都需要财政及时提供合理补偿。

三是协同服务问题，未实现分级诊疗。2013—2017年，基层首诊率、门诊人次均呈递减趋势。其中，2017年基层卫生服务机构门诊20.69万人次，较2016年下降9.5%。双向转诊流程不畅，特别是下转少、下转难。其中，2017年，出院下转650人次，仅占出院人次数的3.2%。下转住院只有2人次，未设立家庭病床。基层适宜技术推广应用与基层需求有较大差距。

四是基层能力问题，优质医疗资源可及性较差。原有家庭医生服务团队中，40%的全科医生为退休返聘人员，并且普遍缺乏公共卫生人员、专科医生和经验丰富的护理人员。特别是核心医院专家下而不沉，流于形式，未形成制度化、常态化，存在被动下基层、服务形式单一、服务成效不能满足基层需求等问题。2017年，专家下沉仅30余人次。

为解决上述问题，2018年3月铜陵市人民政府办公室出台《关于推进紧密型医疗联合体试点改革的实施意见》（简称"《意见》"），确定在铜陵市立医院率先启动医疗联合体改革试点，打造全省可推广、全国可借鉴的医疗联合体新模式。2019年，为推进分级诊疗制度建设和医联体建设，国家卫生健康委、国家中医药局联合印发《关于开展城市医疗联合体建设试点工作的通知》，同年铜陵市被国家卫生健康委确定为安徽省城市医联体建设的 5 个试点城市之一。

二、改革举措

一是强化改革组织领导。铜陵市委、市政府坚持把深化医联体改革作为保障和改善民生的重大举措，在思想认识上高度重视，明确了由市长担任组长，常务副市长和分管副市长担任副组长，统筹研究制订各项改革配套政策措施，建立定期调度、督导、考核等制度，及时研究解决改革中遇到的困难和问题。将医疗联合体改革列入全市深化改革的重点项目，纳入政府目标考核内容，明确牵头单位、配合单位及完成时限，确保改革有序推进。在城区、县域、城乡、省域打造 4 种不同模式、构建纵向到底、横向到边的整合型健康服务网络。即在城区，由铜陵市人民医院、铜陵市立医院两所三级甲等综合性医院领衔建设两个紧密型城市医联体；在县域，由枞阳县、义安区的两所县区人民医院、中医院（中西医结合医院）为龙头，与乡镇卫生院联动协作，实行纵向技术合作，组建县域医共体；在城乡，铜陵市人民医院、铜陵市立医院以技术和管理为纽带，分别跨行政区划与受援县级医院及基层医疗机构组建跨区域医联体；在省域，推动市政府与安徽省立医院合作，以技术、服务、经济、管理等要素为纽带，搭建安徽省立医院与铜陵市人民医院、县级医院的三级联动的医疗联合体。同时，结合专科发展特点，市中医院、市妇保院牵头组建市中医专科联盟与市妇幼专科联盟。

二是健全协作联动机制。在两个紧密型城市医联体内设立医联体联合党委和理事会，制订医联体章程。理事会下设秘书处，负责协调医联体日常工作事务。围绕一体化服务项目，实现医联体内人员配置、运行管理、医疗服务三个"一体化"；实现人员、资源、利益、信息"四个共享"；做到五个"统一"，即统一建立影像诊断中心、医学检验中心、心电诊断中心等中心，统一药品采购、耗材采购、消毒供应、医疗废物处理等。同时，加强医联体信息化建设，建立覆盖医联体所有成员单位的双向转诊平台，畅通双向转诊通道；推动基层 HIS、公共卫生系统等与医院信息的互联互通；提供远程会诊，为基层提供技术支撑。

三是优化家庭医生签约服务。优化服务团队，兼顾签约居民不同需求，将多学科专家纳入家庭医生团队，形成"1＋1＋N"的团队模式。突出重点人群，以"三人"（老年人、孕产妇、婴幼儿）、"四病"（高血压、糖尿病、严重精神障碍、脑卒中）为重点，为签约居民提供预防、保健、诊疗等全方位签约服务。根据签约居民健康需求，提供特色服务，开发各类适宜的特色服务包，实施个性化签约，提升多元化服务水平。

四是创新资源下沉方式。结合实际，做实做细做优专家点对点帮扶，开展坐诊、巡诊、带教查房、健康巡讲、慢性病干预，积极拓展网上联动、在线带教、在线宣讲等平台。创新专家下沉方式，建立基层"点单"平台，遴选115名专家组建流动专家库，通过手机APP"点单""评单""核单"直接预约专家。依托"仁医健康行"互联网平台开展健康大讲堂6期，面向基层卫生技术人员开展培训2 350人次。依托双向转诊信息化平台，设立接续服务中心，发挥枢纽作用，强化无缝衔接，实行分类管理，推动"基层首诊、双向转诊、急慢分治、上下联动"的分级诊疗模式。

五是探索医防融合机制。成立铜陵市医防融合指导中心，由核心医院专家与公共卫生专家、社区全科医生等人员组成。建立医防融合项目化推进机制，突出一点一策，开展"糖友之家""红手环志愿服务""IBD（炎性肠病）沙龙"等特色服务项目。依托紧密型医联体建设平台，优化疾病筛查模式及流程，提升早诊早治技术规范化程度，完善筛查工作质量控制体系，大力实施卒中、肿瘤筛查等医防融合项目，建立贯穿初步筛查、风险评估、具体干预、定期随访等环节的接续服务链；实施"千名健康生活方式指导员培训计划"，构建"自我管理、人际互助"健康管理新模式。

六是改革医保支付方式。建立签约人口总额预付制度。实行"总额预付、结余留存、合理超支补助"。医联体医保基金预付总额，实施"双控"管理，由医联体统一管理使用。完善医保优惠政策，实行"一提""一免""两减""一增"政策，推动分级诊疗，提高医联体内签约居民就医率，放大医保基金杠杆效应。

七是完善绩效考评体系。围绕医联体一体化服务项目，突出向核心医院的重点科室、重点人员倾斜，突出向基层医疗卫生机构倾斜，根据资源下沉人员的带教、培训、坐诊、会诊、健康促进、上门服务等核心指标进行考核。在城市医联体内形成"利益共享、风险共担、共同发展"的医联体利益分配新格局。对签约居民服务实行"两卡制",即居民在接受公共卫生服务时,通过居民身份证与医生绩效卡两张卡片实行"两卡制"管理。建立"全员积分值"和"特岗工分值",进行目标化工作当量。通过家庭医生"点单"、牵头医院医务处"评单"、社区卫生机构"核单"的"三单"管理,由信息系统自动进行标化工作当量,核算家医团队和助力专家团队积分,实现按劳取酬、优绩优酬。

三、取得的成效

一是家庭医生签约服务取得新进展。以铜陵市立医院医联体为例,2019年铜陵市立医院医联体合计签约人口58 755人,较2018年(40 693人)增长44.39%,其中60岁以上的老年人签约人口达24 152人,较2018年(15 843人)增长52.45%,总续约率达100%,总履约率95%以上。截至2020年,铜陵市立医院医联体24名公共卫生专家、36名临床专家、56名社区全科医生共同组建了46支"1 + 1 + N"家庭医生签约服务团队。极大地方便了群众就医,获得老百姓高度评价。

二是基层服务能力显著提升。组建医联体后,铜陵市城市社区卫生服务机构服务能力与服务量均呈上升趋势,社区卫生服务机构诊疗病种数量不断上升,"六位一体"的功能得到进一步发挥,基层诊疗量占比逐年上升。以医联体内学苑社区卫生服务中心、狮子山社区卫生服务中心、天桥卫生服务站、露采卫生服务站和机厂卫生服务站5家下级机构的数据为例,自2018年医联体成立后,5家社区医疗卫生服务机构年总诊疗人次呈增长趋势,2018—2020年年均增长率分别为4.20%、58.66%、15.47%、12.64%和21.99%,诊疗服务能力显著提升。全市基层诊疗量也从2019年的50.17%,上升到2020年的63.00%。

三是牵头医院逐步回归功能定位。建立医联体后,牵头医院收治患者的病种结构明显优化,疑难重症救治能力增强。以铜陵市立医院医联体为例,改革以来,牵头医院三、四级新增开展手术人次占比由2017年的37.73%升至2020年48.87%,上涨了29.53%。2017—2019年,年总诊疗人次数呈逐年上升趋势，年均增长 6.48%，其中年门、急诊人次和年出院人次年均增长 6.36% 和 8.04%；危急重症患者人次 2020 年较 2017 年增长了 46.93%。

四是资源下沉与转诊工作稳步推进。改革以来，铜陵市医联体牵头医院年下派专家人数不断增加，以铜陵市立医院为例，由改革前的 22 人增至 2020 年的 39 人；年下派专家合计坐诊天数由改革前的 56 天增至 2020 年的 534 天，2019 年最高达 802 天；下派专家带教查房改革前未开展，2020 年达 41 人次；医生或护士加入到下级机构签约服务团队中的人数由改革前的 5 人逐年递增至 2020 年的 51 人；为下级机构提供培训、开展讲座的次数较改革前也显著增加。与此同时，铜陵市立医院向下转诊人次数逐渐增多，已由改革前的 0 人次逐年递增至 2020 年的 2 765 人次。医联体成立后，5 家下级医疗机构向上级医院转诊工作逐渐开展，各家机构上转人次数均呈现增长趋势。

五是医防融合新机制逐步形成。铜陵市在实践中不断探索优化紧密型城市医联体医防融合工作新机制。2018 年，在铜陵市立医院医联体由牵头医院与市疾控中心、市妇幼保健院成立市医防融合指导中心，组建 6 个医防融合项目指导组，积极推进医联体内健康促进、慢性病管理和妇幼保健等基本公共卫生业务的技术指导、人员培训工作，构建医防融合工作机制，推进医疗服务从"以治病为中心"向"以健康为中心"转变。2020 年，在铜陵市人民医院医联体，依托市医防融合委员会组建肿瘤医防融合分会，以癌症筛查及早诊早治项目为突破口，构建以铜陵市人民医院为核心，医联体内二级以上医院为枢纽，基层医疗单位为网底的肿瘤预防、筛查和早诊早治网络；构建铜陵市及周边地区上消化道癌筛查及早诊早治三级医疗机构联动运行机制。探索通过紧密型医联体医防融合机制创新，向构建整合型健康服务体系不断迈进。以胃肠外科住院病例早期上消化道癌为例，改革前早诊率为 9.98%，改革后上升为 20.5%，有效地维护了群众健康，提高医保基金使用效率。

四、经验与启示

（一）坚持政府主导，建立高效有力的领导机制

构建紧密型城市医联体是一项复杂的系统工程，涉及政府支持、分工协

作、薪酬分配、医保支付等多种体制机制的改革与创新，需要政府高位推动和整体谋划。铜陵市在试点改革伊始就进行了完备的制度安排和顶层设计，由市委、市政府领导担任组长，市直有关单位和各区县政府主要领导共同参与，成立紧密型医联体试点改革领导小组，对医联体建设的责任分工、财政投入、医保支付等核心措施作出规划。这是医联体建设取得成效的必要条件和重要基础。

（二）坚持"四个集成"，突出服务体系整合性

一是坚持体系集成，筑牢纵向到底、横向到边的整合型服务网络。以家庭医生签约服务为纽带，充分整合医疗卫生资源。在纵向上，建立铜陵市人民医院"1+4+16"、铜陵市立医院"1+2+36"的紧密型城市医联体。成立医联体联合党委和理事会，制订章程，理事会下设医疗事务部、社区卫生服务事业部、人事管理部、财务管理部、综合管理部以及医联体办公室，统一管理医联体事务。在横向上，建立"公共卫生+医疗"的跨机构协同机制，由疾控、妇幼保健、精神卫生等公共卫生机构业务骨干与核心医院专家共同组成医联体医防融合指导中心；由市级公共卫生专家和核心医院专家下沉社区与社区全科医生共同组成6个医防融合工作指导组，形成两级医防融合组织网络。制订《铜陵市医疗联合体医防融合工作实施方案（试行）》，明确工作职责，建立工作例会、现场会、评估考核等各项工作机制，统筹推进。在工作中突出"一点一策"，结合社区卫生服务机构不同特点，分别制订具体的医防融合实施细则，增强工作的针对性和实效性。在医联体内部，围绕一体化服务项目，实现医联体内人员配置、运行管理、医疗服务三个"一体化"；实现人员、资源、利益、信息"四个共享"；做到"五个统一"。2020年，新冠肺炎疫情暴发以来，铜陵市紧密型城市医联体充分发挥医联体资源整合优势，强化疫情防控统一指挥，同步协调，利用医联体内机制整体化、能力系统化、信息网络化的整合模式，构筑了网格化疫情防护、分类防控、同质化接续服务的抗疫防线，体现了整合型医疗服务体系在突发公共卫生事件中的巨大优势。

二是坚持服务集成，构建多元合一的整合型健康服务模式。铜陵市坚持以群众需求为导向，突出疾病"早预防、早发现、早诊断、早治疗、早控

制"，集成涵盖预防、治疗、康复、护理等多元服务为一体的健康服务闭环，逐步实现"以治病为中心"向"以健康为中心"转变，为群众提供全方位全周期健康服务。铜陵市创新资源下沉方式，建立基层"点单"平台，遴选 115 名专家组建流动专家库，由基层根据实际提出具体需求通过手机 APP "点单"，由医联体医疗事务部进行"评单""核单"，选派专家工作室、高年资护士工作站人员和流动专家提供点对点的帮扶。铜陵市依托医联体工作机制，优化疾病筛查模式及流程，提升早诊早治技术规范化程度，完善筛查工作质量控制体系，大力实施卒中、肿瘤筛查等医防融合项目，建立贯穿初步筛查、风险评估、具体干预、定期随访等环节的接续服务链；实施"千名健康生活方式指导员培训计划"，构建"自我管理、人际互助"健康管理新模式，增强慢性病管理的实效性。新冠肺炎疫情暴发后，铜陵市医联体组建"绿马甲"志愿服务团队，56 人分成 9 个小组，奔赴各类工业企业、中小微企业、政府部门、养老机构、商店超市、学校等单位义务开展防疫指导工作，为铜陵市约 500 家单位提供防疫指导服务，协助企业复工复产。充分发挥了医联体医卫协同的服务优势。

三是坚持管理集成，建立三位一体的管理体系。为保证医联体各项机制有效运行，铜陵市抓住成本管理、绩效考核和签约服务 3 个重点环节，在医联体内实行"一贯到底"。在成本管理方面，铜陵市将预付的签约居民医保基金作为收入，签约居民当期发生的费用作为支出，分别核算到基层医疗卫生机构和核心医院科室。采取结余按比例分配、不合理超支按比例扣除，促使医保基金管理从"要我控"到"我要控"转变。同时，大力提升家庭医生履约率、慢性病管理率，规范诊疗行为，突出全程接续服务，控制医疗费用不合理增长。在绩效考核方面，铜陵市实行全员积分制。核心医院科室围绕医疗质量、医疗安全、合理用药、合理检查、合理收费、学科建设等核心指标核算总积分。基层医疗卫生机构围绕慢性病管理、老年人管理、精神残疾管理等公共卫生、基本医疗、家庭医生签约等核心指标核算总积分。根据年初预算、年度考核，最终核定各科室和基层医疗卫生机构绩效可分配额度，与积分挂钩，由各科室和基层医疗卫生机构进行二次分配。同时实行特岗工分制。针对资源下沉人员，根据带教、坐诊、健康促进、上门服务等核心指标工作核算个人总工分，结合基层病历书写规范、处方合格率、群众和基层医疗机构的满意度等方面的因素，最终核定下沉人员绩效。对签约居民的医保基金实行基层医疗机构和核心医院"双管控"，基金结余按比例兑现。在签约管理方面，围绕为签约居民提供全程接续的诊疗服务，铜陵市建立了医联体信息集成平台，对双向转诊、公卫平台、成员单位的 HIS 数据实现即时交互，实现签约识别和居民健康信息上下"双调阅"。建立了医联体预约流动专家库管理办法，规范预约管理流程，制订了医联体家庭病床服务规范、实施细则，明确了家庭病床建床基本要求、诊疗服务要求、撤床条件和程序、费用结算程序。

四是坚持保障集成，构建多方联动的政策、组织支撑。铜陵市从医疗保障、财政补助、党的建设 3 个方面突出了保障集成。在医疗保障方面，铜陵市创新医保支付方式，放大杠杆效应，建立签约人口总额预付制度。对医联体实行"总额预付、结余留存、合理超支补助"，以医联体辖区家庭医生签约服务人口为基数，以上一年度签约服务人口医保基金支付占本市全人口医保基金支付份额为比例，作为医联体医保基金预付总额，由医联体统一管理使用。同时，完善非签约人口总额管理制度。同时，优化医保结算制度，实行"一提、一免、一增、两减"。"一提"，即实行差别化支付，向基层倾斜，居民在社区看病报销比例提高 15%；"一免"，即转诊到核心医院的签约门诊患者免除门诊诊察费；"一增"，即对签约居民脑血管意外瘫痪康复期和晚期肿瘤临终关怀开展家庭病床服务，相关费用纳入医保支付范围；"两减"，即签约居民在医联体内双向转诊住院只计一次起付线，出院结算减免住院个人自付金额的 20%。同时，铜陵市医联体不限制签约居民的就医选择，签约居民采取"以脚投票"的方式，可自主选择在医联体内外医疗机构就医。在财政保障方面，铜陵市创新财政补偿机制，强化政策导向作用，促进了"三个完善"：一是完善购买服务政策，实行"三购买"。即购买基本公共卫生服务、基本医疗服务和专家下沉服务。持续加大市、区两级财政投入，合理提高购买标准。二是完善以奖代补，实行"两补助"。对社区卫生服务机构提标补助和项目补助。社区卫生服务机构的提标原则上按照社区卫生服务中心不超过 50 万元、社区卫生服务站不超过 9 万元、示范社区卫生服务中心不超过 200 万元、示范社区卫生服务站不超过 20 万元的标准给予补助。设立医防融合项目补助，每年安排项目经费，支持 6 个医防融合项目组开展工作，并明确其中 50% 的部分用于下沉公共卫生人员津补贴。对医联体质量管理、影像诊断、医学检验等中心和信息化建设项目，市财政依据运行效果给予补助。在党的建设方面，铜陵市创新医联体活动载体，抓好党建促改革。医联体联合党委实施党建"四强工程"，即强化政治建设，推进先锋工程；强化人文教育，丰富文化工程；强化"两个责任"，打造清风工程；强化行风建设，构建和谐工程。同时，开展守真心，立足岗位比责任落实；讲细心，立足规范比业务能力；拼耐心，立足服务比工作作风；献热心，面向群众比服务态度的"四心四比"主题实践活动。通过活动开展，转观念、理思路、找差距、定目标，提升服务能力，强化服务理念，发挥党员干部的先锋模范作用，促进医联体各成员单位创新服务方式，延伸服务链条，为各项改革措施有效落实提供强有力的组织保障。

在两个城市医联体运行规范化后，铜陵市为放大改革效应，2019 年借鉴城市医联体建设经验，组建了枞阳县和义安区 2 个紧密型县域医共体，2020 年组建中医医联体，2021 年组建了妇幼专科联盟。两个城市在建设紧密型城市医联体的同时，还深度融入长三角地区，与沪苏浙等地知名医院建立了远程医疗协作网。至此，铜陵市 4 种医疗联合体形式并存，医疗健康服务体系的整合型特征逐步形成。

定远县开展家庭医生签约服务情况报告

定远县是滁州市面积最大、人口最多的县，地处江淮分水岭北侧，面积3 001平方公里，人口97.5万，辖22个乡镇。2020年底，全县共有卫生机构380个，其中综合医院20家、乡镇卫生院26个，卫生监督所1个、妇幼保健所1个、疾病预防控制中心1个、社区卫生服务中心2个、社区卫生服务站17个、诊所和门诊部63个、村卫生室249个。全县卫生机构拥有床位4 771张，其中医院3 155张、基层医疗卫生机构1 536张。卫生机构从业人员4 671人；其中，医院、卫生院卫生技术人员3 920人，执业医生1 592人，注册护士1 956人，卫生防疫人员87人。2017年5月10日，国家卫生计生委召开例行新闻发布会，介绍家庭医生签约服务工作开展情况，推广全国5个地方的经验模式，定远县"按人头总额预付"家庭医生签约服务模式受到关注。2017年9月7—8日，全国家庭医生签约服务经验交流会在定远县举行，家庭医生签约服务"定远模式"向全国推广。

一、改革背景

党的十九大报告指出："人民健康是民族昌盛和国家富强的重要标志。要完善国民健康政策，为人民群众提供全方位全周期健康服务"。家庭医生签约服务正是为人民群众提供全方位全周期健康服务的一个重要切入点。

2015年8月，定远县被列为安徽省首批家庭医生签约服务试点县。定远县以"未病先预防、小病不出乡、大病不出县"为目标，以提高群众健康水平为核心，以家庭医生签约服务为抓手，以健康促进、健康管理为手段，以高血压、糖尿病等慢性病管理为切入点，依托县域医共体，做实做好"1＋1＋1"家庭医生签约服务，强化基本公共卫生服务，促使"以治病为中心"向"以健康为中心"转变。在医保资金分配上，县里将医保资金全部按人头总额预付给县域医共体牵头单位——定远县总医院，实行"按人头总额预付"和"超支不补，结余全部留用"，年度收支结余由县、乡、村三级医疗机构按 6：3：1 的比例分成使用，超支部分由三级医疗机构共同分摊，形成了"按人头总额预付"家庭医生签约服务模式。

二、主要做法

（一）构建"三个平台"，让家庭医生能力提升

一是以医共体为依托，构建一体化"技术支撑平台"。定远县总医院医共体在乡镇卫生院建立了健康管理服务中心，为当地居民提供家庭医生签约、履约、双向转诊、慢性病管理、处方延伸等协同服务，形成从健康教育、疾病预防与早期干预、慢性病管理，到医疗和康复的全过程、全周期的健康管理服务链。综合考虑居民健康需求、医疗资源配置，把开展家庭医生签约服务与建设县域医疗服务共同体同步谋划、同步推进。全面整合县、乡、村三级医疗卫生服务资源，完善服务网络功能，建立分工协作机制，组建"1＋1＋1"家庭医生签约服务团队，即县总医院 1 名专家，对应乡镇卫生院 1 个团队，与 1 所村卫生室结对组成服务团队，共同开展签约服务、履约活动，由村卫生室提供日常访视、健康指导、转诊咨询、初诊服务等；乡镇卫生院提供履约管理、普通体检及诊疗服务等；县医院负责技术培训、远程会诊、专科诊疗和向上转诊等，共同承担县域居民的健康"守门人"职责。

二是以签约服务为载体，构建县、乡、村"协同服务平台"。定远县总医院医共体积极推动县级医疗资源下沉基层，推行医防融合，加强预防控制，减少疾病发生。安排了 45 名县级医院高年资临床医务人员按户籍地与乡镇卫生院 112 名骨干人员结对子，实行"1＋N 师带徒关系"。建立多层次、多学科的沟通群，对基层医务人员在履约过程及临床工作中存在的疑问，及时做出解答。并建立了"绿色通道"，优先安排基层转诊患者，为贫困人口实行先诊疗、后付费。仅 2020 年，定远县总医院胸痛中心、卒中中心就接诊收治基层签约居民转诊患者 122 人。同时，针对部分乡镇卫生院和村卫生室医疗人员短缺、服务能力较弱的问题，安排了 2 支巡回医疗队，利用巡回医疗车，根据签约服务的要求，定期下乡为群众进行免费体检、义诊及健康宣传教育活动。2020 年，县级医院共计下乡体检 210 次，为基层群众

免费体检 20 618 人次。

三是以能力建设为基础，构建县域内"健康管理平台"。为提升乡村医疗机构家庭医生签约服务团队履约服务能力，县财政预算安排 1.3 亿元，实施基层服务能力建设"三年行动计划"，对全县 20 个乡镇卫生院和 72 所村卫生室进行新建、扩建和改造提升。为提高基本公共卫生服务"两卡制"履约服务到位率，投入 190 余万元，公开招标采购了 280 台健康一体机用于履约服务。县财政每年设立乡镇卫生院改革发展专项补助资金 2 000 万元，购置和更新放射、超声、检验、心电等医疗设备，不断提升基层家庭医生签约服务团队的签约、履约能力。定远县卫生健康委还投资 100 余万元，以居民电子健康档案管理系统为依托，建立了家庭医生签约服务 APP，对服务包设计、签约管理、医疗服务等数据进行统计分析，实现全过程监管，有效地实现了全县公共卫生、诊疗信息的互联互通。

（二）明确"三个标准"，让签约服务履约到位

一是明确服务标准。今年以来，结合实际，制订了"初、中、高" 3 个档次、14 个服务包，供城乡居民选择，并对基层医务人员上门服务的时间、服务流程、服务内容等进行了明确约定。基层医务人员手机 APP 履约，健康档案实时更新，居民"脸谱"认证，确保基层医务人员履约到位、服务到位。

二是明确考核标准。建立签约服务绩效考核和专项督查机制。将基本公共卫生服务"两卡制"管理模式与家庭医生签约服务结合起来，在信息系统中设立"签约服务关键指标"，定期统计各乡镇、村的履约服务量、到位率等，形成绩效考核结果，分配签约服务费。专项督查综合运用信息平台、定期督导、现场核查、查阅台账、入户访谈等方式，突出抓好家庭医生签约服务的服务真实性、履约到位率、健康管理率、居民满意度，考核结果与签约服务补助经费发放挂钩。

三是明确补助标准。县财政建立专项经费，用于签约服务体检补助，对低收入人口、残疾人、计划生育特殊家庭等特殊困难群体的家庭实行政府购买服务，支持引导广大城乡居民签约，2020 年县财政支付家庭医生签约服务费 671 万元。按照常住人口每人 10 元的标准，从基本公共卫生项目补助经

费中切块，与签约服务挂钩，按照签约数量、结构、类型的不同比例分配，形成"居民拿一点、公卫补一点、财政掏一点"的签约服务经费支付方式。签约乡村医生完成履约服务后，根据考核结果，分享居民自付和上级补助2项签约服务费。

（三）做好"三道加法"，让签约居民得到实惠

一是在签约对象上做加法。签约服务对象突出"老、慢、病、残、孕、贫"等重点人群，分层分类提供个性化服务，满足了不同人群的需求。结合医共体胸痛中心、卒中中心等重点学科建设，不断拓展签约服务内涵，将肿瘤、心脑血管疾病等慢性纳入签约服务重点人群，县财政每人每年给予300元的专科检验检查补助，由定远县总医院牵头开展签约服务，2021年全县共签约服务肿瘤、脑卒中、冠状动脉粥样硬化性心脏病等重点人群1.1万人。

二是在服务内容上做加法。充分发挥定远县总医院医共体的综合优势，统一设计的有偿服务包所含服务项目按单项价格累加的总价为229～1 200元不等，签约居民自付20～150元，全面为签约居民提供差异化、个性化的卫生健康服务，增加签约服务的吸引力。定远县总医院成立了恶性肿瘤等5个专家委员会，每年免签约居民4次门诊随访挂号费，并针对不同类型慢性病人群提供专科专项检查，出具个性化健康评估方案，指导乡、村两级医务人员跟踪、随访管理。对比2020年签约居民，2021年有偿签约服务续约率达84.3%。

三是在能力提升上做加法。县级医院通过开展专科联盟、远程医疗、专家坐诊、教学手术等多种方式协作与上海交通大学医学院附属第九人民医院、上海市胸科医院、上海长海医院、复旦大学附属华山医院、复旦大学附属肿瘤医院、上海东方肝胆医院等，以及省内的省级三甲医院建立了长期合作关系，大力推进肿瘤、外科、妇科、眼科、消化内镜等重点学科建设。出台了《医共体基层医务人员培训工作方案》，建立了医共体基层医疗机构医务人员轮训机制，县乡医疗机构对轮训人员给予不低于单位平均岗位绩效的补助。建立健全全科医生培养、使用和激励机制，每年发放全科医生补助60余万元，全面提高了县域全科、专科医疗服务水平，有力推动了家庭医生签约服务工作。

三、取得成效

2021 年，家庭医生有偿签约服务 118 945 人，有偿签约率 14.61%，呈逐年增长态势。通过加大家庭医生签约服务力度、一体推进县域医共体建设，本县综合医改、医疗卫生服务达到多方共赢的改革效果。主要表现在以下几个方面。

一是签约居民依从性显著提高。全县签约居民 2020 年和 2021 年 1—6 月的县内住院就诊率较非签约居民分别高 5.3 和 12.1 个百分点；签约居民在定远县总医院医共体内就诊率较高，比同期非签约居民高近 14 个百分点。

二是签约居民健康水平明显改善。2021 年上半年，签约居民住院率为 9.2%，较上年同期下降了 3 个百分点。很多慢性病患者病情、健康指标得到了有效控制，规律服药率 2020 年为 79.32%，2021 年为 80.71%，提高了 1.39%。

三是分级诊疗格局逐步形成。2021 年上半年，乡镇卫生院门诊服务共 46.5 万人次，较上年同期增加了 11.8%；基层医疗机构诊疗量占县内总诊疗量的 67.1%。如炉桥中心卫生院，2018 年门诊服务量为 45 242 人次，2020 年门诊服务量增长到 53 915 人次，增长了 19.17%。

四是医疗机构服务能力提升。医务人员下沉基层的多了，医疗服务更接地气，增强了群众对基层医疗机构和医务人员的信任度，促进了群众理性就医和有序转诊，进一步促进了医疗机构服务能力的提升。

五是基层医务人员收入稳步提升。随着家庭医生签约服务的深入推动，乡、村医务人员年人均收入逐年增加，深化医改主力军的工作积极性进一步提高。与开展家庭医生签约服务前相比，签约乡村医生年人均增收 3.5 万元左右。

四、经验与启示

（一）强化政府主导，解决配套机制"理不顺"的问题

一是建立部门协作机制。家庭医生签约服务和社区工作密切联系，服务对象中的重点人群（老年人、慢性病患者、残疾人、孕产妇和儿

童、精神疾病患者等）往往也是其他部门的服务对象，因此要建立卫生健康、人力资源社会保障、财政、残联、民政等部门协作机制，整合行政资源，提高工作效率。二是要发挥基层组织作用。充分发挥乡镇和村（社区）作用，建立起"乡镇村社区组织、卫生机构实施"的服务模式，将家庭医生签约服务工作纳入乡镇年终目标管理和考核。三是乡镇、村组建志愿者队伍，在与居民签约时起到讲解、发动、桥梁和纽带的作用。

（二）整合宣传资源，解决居民、村民"信不过"的问题

继续加大宣传力度，引导社会各方正确认识、支持家庭医生。特别是对社区居民，通过公示家庭医生信息、健康教育、舆论宣传等方式，培养居民预防保健观念，树立"未病先预防、小病不出乡、大病不出县"的意识，提高对家庭医生的依从性和信任度；另一方面，家庭医生在为村民诊疗、服务中也要深入宣传介绍家庭医生签约服务的内涵，提高村民对签约家庭医生式服务重要性的认识水平。

（三）加大资金投入，解决医疗基础"质不优"的问题

定远县对医疗卫生事业投入和医改保障投入逐年加大，但县级财力有限。需要争取国家和省级财政针对欠发达农业地区的支持，出台差异化财政补助政策。

（四）加快信息建设，解决诊疗资讯"联不上"的问题

在整合诊疗信息方面，一是提高医疗卫生服务机构信息化水平，以居民健康档案为核心，将居民健康管理和诊疗信息有机结合；二是加强区域卫生信息化建设，有效整合医院信息系统、医保、社区卫生服务信息系统，实现互联互通、资源共享，方便家庭医生及时、快速、准确掌握患者的就诊资料，同时建立完善的双向转诊系统。

（五）切实提高待遇，解决医师队伍"人不够"的问题

一是增强医疗卫生系统人员流动，充分利用双向转诊平台，将县级医院

优势资源纳入家庭医生团队，建立团队内定期沟通、分工协作机制，更好地解决签约患者的健康问题，满足其就医需求。二是鼓励公立医院医生多点执业，引导公立医院退休临床医生到基层医疗机构担任家庭医生，缓解基层医务人员供需矛盾，吸引更多居民签约。

蒙城县开展"两卡制"工作情况报告

蒙城县位于安徽省西北部，隶属于亳州市，是一代先哲庄子的故里，面积2 091平方公里，辖17个乡镇（街道）、1个省级经济开发区，人口142万人。辖区内有乡镇卫生院25家，村卫生室278个，社区卫生服务站15个。2018年8月，蒙城县被列为安徽省第二批基本公共卫生服务"两卡制"试点县，通过基本公共卫生服务"两卡制"（简称"两卡制"）抓基本公共卫生和家庭医生签约服务，达到了服务真实性高、绩效考核方便快捷、资金分配合理、乡村医生工作量减轻的目标。

一、改革背景

国家基本公共卫生服务已经运行十多年，从2009年的人均15元筹资标准提高到2021年的79元，是卫生健康领域资金量非常庞大的项目，也是惠及全人群的重大民生工程。安徽省卫生健康委在调研检查中发现，基本公共卫生服务一直存在重数量轻质量，签约服务履约流于形式，资金分配吃"大锅饭"，居民电子健康档案数据不真实、更新不及时，数据依靠人工录入效率低、错误多等问题。为了解决这些难题，实现基本公共卫生服务项目的初衷，安徽省卫生健康委探索"两卡制"工作模式，在借鉴上海、浙江等地做法的基础上，探索利用信息化的手段，抓住服务的供需双方，用两张"虚拟卡"来保证服务的真实性，通过科学记录服务工作量，彻底改变了原有的服务模式、考核模式及资金分配模式。

二、主要做法

"两卡制"是基本公共卫生服务管理方式的变革，其将项目管理工作中两个关键环节用"卡"进行形象化的描述（不发行实体卡）。其中，第一个"卡"的作用是"身份认证"，居民在接受健康服务后，通过人脸识别、刷身份证、指纹识别、电子健康卡等方式进行身份认证，确认服务真实性和服务的满意度。第二个"卡"的作用是"绩效考核",每位医生有且仅有一个工号,以自己的工号登录服务系统为居民提供服务,每做一项服务自动记录相应的工作量到工号中,资金结算按照每个人的实际工作量进行分配,确保工作分配的公平性。实行"两卡制"是为了实现基层卫生健康服务"两精准、两实现、两减免"的目标,即精准确认服务对象,精准记录服务工分值;实现服务的真实性,资金分配的公平性;减轻基层负担,免除现场绩效考核,由系统自动生成数据进行分析评价。蒙城县作为全省第二批试点县之一,采取多项措施,积极推动"两卡制"工作落地生效。

(一)坚持三到位,确保工作有序运行

一是政府重视,财政支持到位。蒙城县委、县政府高度重视"两卡制"试点工作,迅速制订了《蒙城县基本公共卫生与家庭医生签约服务"两卡制"试点工作方案》,组建了以分管副县长任组长的领导小组,抽调专人成立"两卡制"办公室,投入500万元进行软、硬件建设,购置专用服务器1台、移动终端600台、第二代一体机259台,为工作顺利推进提供了保障。

二是技术支撑,工作跟进到位。信息平台的搭建是"两卡制"工作的关键,系统开发之初,各项目组与工程师加班加点,讨论工作流程及需求,家庭医生签约服务模块仅用17天便完成上线。同时在系统使用过程中根据实际工作反馈多次优化升级,如将静态人脸识别升级为动态验证、增加乡村医生近期任务提醒等,客服全天在线收集、解决各乡镇反馈的问题,组织相关工作人员联合工程师不间断地入村实地查看APP使用情况,小问题当场解决,大问题一天一调度。各项目组配合有力,多次座谈、实地调研,确保工作有人跟进,问题有人解决。

三是整体推进,乡村医生培训到位。"两卡制"主要借助APP进行服务,蒙城县乡村医生年龄普遍偏大,能否在短时间内掌握操作流程是工作推进中的一道难题。蒙城县创新培训形式,每镇选派一名乡村医生参加县级一对一培训,确保"每镇一个明白人",镇级培训采取"村医教村医"的模式,大大提升了培训效果。仅用一周时间,全县乡村医生便形成了"天天入户,人人争分"的积极工作态势。

（二）着力五创新，务求工作取得实效

一是融入家庭医生签约。家庭医生签约服务与基本公共卫生服务在基层实际工作中高度融合，蒙城县在"两卡制"工作谋划之初，就确立了将两项服务同步推进的思路，在全省率先将家庭医生签约服务融入"两卡制"系统，将原有的纸质签约升级为电子签约，履约随访也借助平板电脑和健康一体机完成，彻底取代了以往烦琐的家庭医生签约服务手册。

二是直接抓取服务数据。以往体检、随访工作结束后，乡村医生要花费大量的时间、精力录入数据，且部分人群的基本信息需在不同记录表中多次重复录入，增加了乡村医生的工作量，降低了工作效率，分散了工作精力，增加了出错概率。蒙城县卫生健康委积极协调对接医疗及公共卫生数据平台，各类服务数据实现直接抓取，免去了重复抄录的负担，确保了数据的准确、及时。

三是升级微信便民利民。为尽早将居民健康档案向公众公开，增强群众的参与度、获得感，蒙城县卫生健康委依托"蒙城县卫生健康委"官方互联网平台，开发了档案查询、服务记录查询、电子健康券发放及信息推送四大功能，使群众得到便捷、优质、高效的服务。

四是合理分配多劳多得。科学合理的资金分配是"两卡制"破题的关键。①提高了"两卡制"项目资金占比，以乡村医生日常工作中参与较多的老年人健康管理为例，其在12大类项目总资金的占比由2018年的13.6%提升至2021年的18%，从源头上将资金向乡村医生倾斜。②将取消纸质档案节约下来的大量资金用于发放乡村医生的服务经费，间接增加了乡村医生的收入。仅家庭医生签约服务手册一项，全县每年可节省材料费用460万元左右。③实行乡、村两级公共卫生服务一体化考核，严格按工分值分配公共卫生服务经费，乡村医生服务经费由县两卡办统一核算，确保全县范围内每工分的价值统一，乡镇卫生院可修正乡村医生质量系数，每次资金拨付前均在全县工作群中进行公示，公示结束后乡村医生经费直接打卡到乡村医生的个人账户，乡村医生不再为分配不公担心，激发了服务的积极性、主动性。

五是搭建绩效评价系统。传统的人工考核模式往往以点带面，考核结果不够科学客观，无法真正衡量乡村医生的工作量。为此，蒙城县积极探索搭建绩效评价信息系统，采用系统自动抓取数据为主、人工核查为辅的方式，

综合折算出质量系数，对工分进行校正（质量系数范围为 0～1.0，绩效考核结果全部达标的得 1.0），通过逐级考核，实现了基层医疗卫生机构及乡村医生个人绩效评价的全覆盖。

三、取得成效

总结起来，蒙城县基本公共卫生服务"两卡制"的主要成效包括以下几点。

1. 做了两项工作　基本公共卫生服务和家庭医生签约服务。

2. 解决三个问题　一是确保了真抓实干；二是减轻了基层负担；三是助推了脱贫攻坚。

3. 实现三个满意

一是群众满意。"两卡制"的第一卡（居民身份认证卡）确保了服务的真实；第二卡（医生绩效卡）提升了服务的质量，群众获得了货真价实的服务，满意度大大提升。

二是村医满意。"两卡制"将乡村医生从纸质资料中解放出来，减轻了工作负担；标准化工分值的设定，使得绩效考核更科学，资金分配更合理，彻底打破了"吃大锅饭"的局面，增加了乡村医生之间的良性竞争，真正实现了"多劳多得、不劳不得"的项目初衷。2020 年，蒙城县共有 930 名乡村医生参与"两卡制"服务，获得 4 497 万工分，直接打卡到乡村医生的个人账户 2 800 万元，乡村医生最高年收入近 13 万元。

三是政府满意。通过"两卡制"，乡村医生健康服务质量、群众健康素养水平均得到提升。依托信息化的绩效考核系统，减轻了项目组的考核负担，提升考核效果，科学合理分配资金。将基本公共卫生与家庭医生签约两项民生工程有机整合，强化"健康守门人"，助力健康脱贫。

四、经验与启示

1. 财政支持是前提

政府是基本公共卫生服务的承担者，财政保障能力决定基本公共卫生服务的水平。"两卡制"的实施需要改造信息系统，需要更新换代健康一体机，需要购置移动终端，这些都需要大量的经费。同时，"两卡制"改变经费的拨付方式，也需要财政部门的认同。蒙城县作为全省第二批试点县，能迅速启动并追上第一批试点县工作进度的重要原因也是县财政的资金支持。

2. 信息化是关键

无论是身份认证还是工分值统计，无论是各项具体工作记录还是绩效考核，都必须依赖于高度的信息化。因此，必须清晰"两卡制"运行的各个流程，广泛听取基层医疗卫生机构的意见，做好需求调研和设计，并在具体运行中不断地修改完善。同时，要加强区域检验、心电、影像等系统建设，并做好互联互通。

3. 绩效考核是手段

"两卡制"要持续推进，必须要按照工分值数量和绩效考核结果兑现经费补助，乡村医生的补助必须直接到个人。蒙城县在推进"两卡制"之初，有基层工作者不相信"大锅饭"真的能打破，持观望态度，但当第一批资金按照工分值分配后，乡村医生的干劲被充分调动，甚至出现了"抢工分"的现象。

休宁县"百医驻村"助力健康脱贫情况报告

休宁县位于皖浙赣三省交界处，辖10乡11镇，总面积2 126平方公里，总人口27万。全县现有医疗卫生机构179所，其中县级公立医院2所，乡镇卫生院21所，一体化管理行政村卫生室134所。全县共有卫生专业技术人员926名，乡村医生134人（含执业助理医师以上72人，乡村医生62人）。2019年7月，安徽省实施健康脱贫"百医驻村"行动，选派21名中青年骨干医生，赴休宁县11个乡镇21个无乡村医生的贫困村和非贫困村卫生室开展为期2年的驻村帮扶，补齐村卫生室的空白短板，助力健康脱贫。

一、改革背景

安徽省始终把因病致贫、因病返贫作为扶贫"硬骨头"的主攻方向，围绕"保、治、防、提"推出一系列创新举措，着力打造贫困人口"三保障一兜底"的综合医保体系，探索建立健康扶贫的长效机制。2019年5月，安徽省利用1个月时间，建立排查电子信息化填报系统，对照基本医疗保障标准，组织对全省70个有扶贫任务的县（区）、1 198个乡镇和14 022个行政村开展大排查，逐个排查医疗机构设置、服务能力、人员配置等情况。排查发现，县级和乡镇都达到基本医疗有保障"三合格""三条线"的要求，但全省有161个行政村无村卫生室、168个行政村无乡村医生或无合格乡村医生。为实现贫困人口"有地方看病、有医生看病"，结合"不忘初心、牢记使命"主题教育，2019年7月，安徽省启动健康脱贫"百医驻村"行动，选派113名优秀骨干医师，深入全省无乡村医生的贫困村或非贫困村卫生室，开展了为期2年的驻村服务，助推"健康扶贫"。

二、主要做法

（一）做好选派驻村医生的保障和管理工作

为做好"百医驻村"相关工作，休宁县卫生健康委联合县扶贫开发局下发了《关于认真落实省健康脱贫"百医驻村"行动的通知》，并成立了休宁县"百医驻村"服务管理领导组，由县卫生健康委主要领导任组长，分管领导任副组长，委相关科室负责人、县级医院和各乡镇卫生院院长为成员，下设办公室，负责做好省级选派驻村医生的后勤保障、日常管理、督查暗访、考核考评、典型宣传等工作。

一是做好后勤保障工作。召开有关乡镇党委政府主要负责人会议，研究部署驻村医生驻村期间的后勤保障工作，要求各乡镇政府主动为选派医生做好必需的后勤保障。着力解决食宿基本保障，确保驻村医生有安全卫生的住宿环境和饮食条件；着力解决出行保障，确保驻村医生入户服务和往返居住点途中的出行便利，视情提供必要的交通工具，让驻村医生安心服务。21位驻村医生日常饮食在驻地农户家中或当地政府食堂、卫生院食堂解决，住宿安排在村委会、所在地乡镇政府或卫生院。

二是做好医疗保障工作。为保证省属选派医生驻村后能顺利开展医疗工作，由县卫生健康委牵头，各有关乡镇配合，对村卫生室进行整修，配备了基本医疗设备（健康一体机、紫外线消毒车、治疗床、治疗推车、药架等）、办公设备（电脑、打印机等）。充分发挥选派医生业务能力"领头羊"作用，以村为支点，开展医疗结对驻村帮扶，充分发挥选派医生技术专长优势，带动基层医疗服务能力和水平提升。明确县级医疗机构选派2名与派驻医生专业对口的医务人员，乡镇卫生院选派1名医务人员，组建县、乡、村三级驻村帮扶医疗团队，协同开展医疗服务。

三是明确驻村医生工作任务。驻村帮扶医生派驻期间，任村卫生室负责人，同时挂任乡镇卫生院副院长；开展"传、帮、带"，推动乡镇卫生院医疗卫生服务能力和管理水平的整体提升；为辖区居民提供基本医疗服务和公共卫生服务，全面落实健康脱贫各项政策措施，助力脱贫攻坚；开展健康教育、健康促进，普及健康知识；注重推广适宜技术，以"师带徒"培养所驻村卫生室"接班人"，确保驻村期满后乡村医生不断档。

四是做好关心慰问工作。要求各乡镇人民政府和县直有关部门积极关心选派医生的日常生活，时常上门联系，主动关心慰问，主动为选派医生解决生活不便、水土不服等问题。同时，要求各地驻村扶贫队切实发挥作用，结合贫困户结对帮扶入户工作，与选派医生多交流多沟通，确保其安心驻村。

（二）做好乡村医生队伍建设工作

为确保"百医驻村"服务期满村卫生室接续工作，休宁县未雨绸缪，多措并举，全力做好乡村医生队伍建设，稳定乡村医生队伍。

一是健全机制，保障政策到位。建立乡村医生收入托底制度和收入动态调整机制，保障乡村医生待遇；为符合条件的乡村医生参加城镇职工基本养老保险和城乡居民基本养老保险，落实乡村医生养老政策；建立健全乡村医生执业风险化解机制，为乡村医生集体购买医疗责任保险和人身意外伤害商业保险。

二是多措并举，保障措施到位。多渠道拓宽乡村医生来源，以直接考察的方式向社会公开招聘17名村卫生室医务人员，充实乡村医生队伍；开展乡村医生召回行动，共召回4名具有执业资质的执业助理医生和乡村医生，安排到村卫生室工作；实施乡村医生定向委托培养三年行动，2年来定向委托培养40人充实到乡村医生队伍；充分发挥省"百医驻村"传、帮、带作用，选派21名县、乡、村临床医生与"百医驻村"专家建立了师带徒关系跟班学习；通过省"百医驻村"专家和县级医院专家，对全县的乡村医生开展中医适宜技术培训，提升基层服务能力。

三是强化建设，保障服务到位。利用医改促进世界银行贷款项目资金，新建行政村卫生室13所，改扩建卫生室70所，完成132个行政村卫生室规范化建设；为行政村卫生室统一配备医疗办公设备；推进基本公共卫生服务"两卡制"，实现居民电子健康档案互联互通、共建共享；完善"智医助理"，充分发挥其辅助诊断、慢性病智能管理、远程会诊等功能。

三、工作成效

两年来，21位驻村医生扎根基层，秉承着"敬畏生命、救死扶伤、甘于奉献、大爱无疆"的崇高职业精神，忠实履行职责，全心服务群众，填补了休宁县部分行政村无乡村医生的空白，偏远山区特别是农村地区贫困群众的生命健康有了保障，党和国家的健康扶贫政策真正落到实处，广大村民在家门口就能享受到优质的医疗服务，切实解决了偏远山区人民群众看病就医难的问题。

一是开展基本医疗服务。两年来，21位驻村医生共接诊患者82 102人次，除诊疗农村常见病和多发病外，各位驻村医生利用自身专业特长，为农村留守老人和儿童解决疑难杂症。

二是落实家庭医生签约服务。开展家庭医生签约服务、上门履约、随访32 334人次；深入贫困户家庭，全面了解因病、因残致贫情况，建立健康脱贫档案资料，结合家庭医生有关工作，定期对贫困人口进行健康体检，送医送药，逐渐由一名专科医生转换为"全科医生"。

三是开展健康教育和培训。开展健康教育知识讲座401次，技能培训106次，培训讲座参加11 489人次，各位驻村医生通过专业理念、专业知识提高了农村居民的健康意识，深受驻地群众的一致好评。

四是带教查房和"师带徒"。在乡镇卫生院开展带教查房768人次，提升了基层医疗卫生机构的综合服务能力；为乡镇卫生院和村卫生室"师带徒"培养47人，真正做到"传、帮、带"，培养出一支带不走的合格乡村医生队伍。

五是统筹做好其他工作。各位驻村医生除承担村卫生室各项工作任务外还兼任属地乡镇卫生院副院长，协助卫生院做好医疗质量管理工作；2020年，新冠肺炎疫情期间，驻村医生均放弃休假，第一时间返回村卫生室，参加新冠肺炎疫情防控工作；参加当地乡镇卫生院新型冠状病毒疫苗预防接种医疗保障任务；积极争取派送单位的大力支持，为驻地卫生室和卫生院争取捐赠医疗设备和药品20余万元，开展大型义诊活动12次，接诊和接受咨询近5 000人次。

四、经验与启示

没有全民健康，就没有全面小康。"百医驻村"行动在一定程度上解决了全县乡村医生"空白村"村民就医难题。星星之火，可以燎原。全县21名驻村医生就像21个火种，各地利用"百医驻村"行动的契机，采取跟班学习、"以师带徒"、健康讲座等方式，留下一支带不走的乡村医生队伍。各地还结合实施村卫生室标准化建设民生工程项目，补齐村卫生室基础设施修缮、医疗设备更新补充、医疗服务能力培训等标准化建设短板。同时，依托省内高职院校分类考试招生，进行乡村医生定向委托培养，补充乡村医生队伍；积极推动为乡村医生购买养老保险，解决乡村医生的后顾之忧，稳定乡村医生队伍，有效解决了基层群众"看病难"问题。

阜阳市人民医院推进现代医院
管理制度建设的实践

阜阳市人民医院（安徽医科大学附属阜阳人民医院）始建于1949年，是阜阳市最大的三甲综合医院和医疗、教学、科研、康复、预防的中心现有南区、北区、岳家湖院区和感染病院区，总占地347.7亩（含在建），托管阜纺、临泉、开发区三个分院。开放床位2 700余张，职工近3 000人。建有安徽省脊柱畸形临床医学研究中心，省临床重点专科3个（骨科、妇产科、心内科），省重点特色专科2个（耳鼻喉科、康复科）。

一、改革背景

建立健全现代医院管理制度是推动公立医院高质量发展的关键。根据《国务院办公厅关于建立现代医院管理制度的指导意见》（国办发〔2017〕67号）和《安徽省人民政府办公厅关于建立现代医院管理制度的实施意见》（皖政办〔2018〕9号），2019年4月，安徽省卫生健康委等六部门联合下发《关于开展建立健全现代医院管理制度省级试点的通知》，将阜阳市人民医院列为安徽省建立健全现代医院管理制度试点医院之一。试点实施以来，阜阳市人民医院坚持将守护人民群众的生命安全和身体健康作为一切工作的出发点，将人民对美好生活的向往作为奋斗目标，秉持人民至上、生命至上的理念，以建立健全现代医院管理制度为基础，聚焦"四新"、强化"四能"，全面推动医院高质量发展。

二、主要做法

（一）聚焦管理创新，提高治理效能

1. 制度建设突出党委领导

坚持把党的领导全面融入制度体系建设和医院各项工作。以《阜阳市人民医院章程》为依据，明确实行党委领导下的院长负责制，建立党建工作专

章，压实党建工作责任制，全面提升党建工作水平。同时，修订完善《党委领导下的院长负责制》《关于"三重一大"集体决策制度实施办法》《党委会议事规则》等 10 余项党内制度。

2. 运行机制强化科学民主

注重发挥专家治院的作用，先后成立医疗质量安全、药事管理、医学伦理等九大专业委员会，不断完善专业委员会的建设及运行机制，重大专业事项由专业委员会审议院党委决策，有力地提升了医院专业化决策与管理水平。注重发挥工青妇等群团组织作用，引导全院参与、全民共治，保障了医院各项决策的科学化、民主化，强化了执行力。

3. 运营管理注重精细高效

坚持以信息化为支撑，用现代管理手段实施精细化管理，建立运行智能管理决策支持分析系统（BI 系统），为分析决策提供数据支撑。围绕公立医院国家考核指标，调整医院绩效考核内容，定期召开绩效考核分析会，细化考核指标，明确目标分值、责任部门和完成期限，将考核结果与绩效挂钩，确保管理细节落到实处。建立健全总会计师制度和财务管理制度，全面强化预算管理、全成本核算和内部控制。深入推进绩效改革，建立以资源为基础的相对价值比率（RBRVS）为基础的集成绩效评价体系。创新后勤管理，率先在安徽省实行医院后勤社会化、一体化管理。

（二）聚焦体系创新，深挖发展潜能

1. 推进多院区建设，提升优质医疗供给

阜阳市人民医院按照一体管理、错位发展、紧密协调、优势互补原则，构建"一院多区"优质医疗服务体系。南区为主院区，发展综合医疗服务，着力建设省级区域医疗中心。北区为妇儿＋口腔院区，围绕妇儿诊疗和口腔医学特点，强化相关配套学科建设，着力打造高水平妇儿诊疗中心和口腔医学中心。双清湾院区为独立感染病院区，完善功能设置，着力提升重大突发公共卫生事件救治能力。岳家湖院区发展综合诊疗和康养服务，着力提升基层服务水平。

2. 牵头城市紧密医联体强化域内协作

2020 年 5 月，在阜阳市卫生健康委的指导下，阜阳市人民医院牵头与阜

阳市第四人民医院、阜阳市人民医院开发区分院、阜纺社区卫生服务中心等
6 家医疗机构，组成全市首个紧密型城市医联体，建立"一体化"管理机制，成立医联体理事会，制订医联体章程，强化组织管理。授权医联体单位挂牌阜阳市人民医院分院，选派业务骨干担任负责人，制订统一的年度目标与绩效考核方案，实现"一体化"管理。打造"同质化"医疗服务，强化医联体单位质控、医院感染管理，确保医疗质量和安全。构建"协作化"分工网络，利用互联网医院平台，整合共享医联体资源，统一信息管理，实现诊疗、转诊、公共卫生信息互联互通，检查检验结果共享互认。

（三）聚焦技术创新，厚植发展势能

1. "三位一体"强化学科建设

制订出台学科发展规划，坚持"拉长板、补短板、强底板"协同并进。着力拉长重点学科"长板"，打造一批具有竞争力的优势学科群和特色品牌技术。着力补齐弱势学科"短板"，鼓励与先进医疗机构合作，推动学科建设借梯登高。着力强化支撑学科"底板"，注重高端设备引进和高素质人才培养，破解"瓶颈"制约，努力打造一批与省级区域医疗中心相匹配的优势学科群。

2. "双轨并进"建设人才队伍

突出"引""用"结合，出台《阜阳市人民医院高层次人才引进实施办法（2021—2025 年）》，强化高层次人才引进力度，提升待遇保障水平，完善人才使用和激励机制，确保以用为本、人尽其才。注重"培""育"结合，建立后备人才库，出台《阜阳市人民医院分层次人才培养实施方案》，完善人才梯队建设。大力支持继续教育，鼓励人才进修深造，提升学历水平。

3. "两个融入"筑牢科教基础

坚持"融入高水平医学院校，融入长三角一体化发展"，推动科研教学借力发力、借梯登高。积极推动成为安徽医科大学直属附属医院，促进医教研全面协调发展。制订融入长三角一体化发展实施方案，针对性遴选潜力学科、弱势学科、外转患者较多的学科，积极对接长三角先进医院，通过学科共建、建设专家工作室、专科联盟等形式，提升相关学科能力和水平。建立科研创新奖励机制，每 2 年召开科技创新表彰大会，大力支持科研创新。

4. "一着不让"抓好质量安全

坚守核心医疗制度，注重质量管理体制机制建设，强化事前监管、过程控制和结果管理，确保医疗质量安全。构建院、科、治疗组三级质控体系，严格落实总值班制度和"住院总"制度。狠抓病历质量，每年召开病历点评大会，不断提升病历质量。大力开展药品耗材专项整治，药占比、耗材占比逐年降低。建立完善处方点评和临床药师制度，严控抗菌药物使用强度。严格落实"院长管院感"制度，医院感染管理全面强化。加强平安医院建设，坚持构建机制、科学研判、防微杜渐、果断处置、持续整改，着力打造医院安全矩阵。

（四）聚焦模式创新，增强改革动能

1. "两个一"行动打造患者就医新体验

2019年，阜阳市人民医院实施改善医疗服务"两个一"行动，即"最多跑一次、一本明白账"，制订"五一五更加"工作目标，即"排队时间减一半、住院手续一站办、结算服务一单清、多项需求一趟成、智慧医疗一网通，大病救治更突出、急诊急救更高效、服务患者更体贴、优质护理更周到、医患沟通更和谐"。围绕患者就医痛点、堵点、难点，深入推进"一站服务、一单结算、一网通办"，建立门诊一站式服务中心、入院服务中心，推行"全院一张床"、电子住院卡，全面提升群众就医获得感和满意度。

2. 信息化建设赋能智慧诊疗新场景

坚持"让信息多跑路，患者少跑腿"，全面升级医院信息系统，顺利通过了国家卫生健康委电子病历五级评审。三大"微医"平台建设集成了多个服务模块，进一步拓展了"微医"服务功能。大力推行无纸化办公，建设医护人员和患者电子签名系统，智慧化、智能化手段在医疗服务中有了较为广泛的运用。建立院内智慧物联系统，自动化发药、轨道物流、智能化中药房不断提升医院智能传输水平。

3. 协作化诊疗构建健康服务新模式

大力推广多学科诊疗模式，建立运行20余个院内多学科诊疗（简称"MDT"）团队，完善会议与签到、病例筛选与提交、发言及讨论、病例反馈随访及诊疗流程等制度，从严监管评估，严格MDT质量控制。大力推广日间手术，积极协调医保部门，不断扩充日间手术病种范围，给予日间手术特别绩效。

4. 践行"两个至上"，构筑"双心文化"

坚持人民至上、生命至上，着力培育和塑造医学人文精神，打造有温度的医院，提供有关怀的医疗，培养有情怀的医生。医院党委坚持从初心使命出发，在历史传承中凝练，以实现"两个满意"为目标，围绕"医院发展为了谁"和"医院发展依靠谁"，提出了"以患者为中心、以职工为核心"的"双心文化"理念。坚持以患者为中心，为患者提供安全、适宜、优质、高效的医疗卫生服务。积极推行舒适化医疗，大力发展各类无痛诊疗技术。建立医患沟通中心，构建矛盾预防、化解和处理闭环，通过志愿者服务、社会监督等形式，与患者建立长期联系，吸纳患者参与医疗服务和健康促进。坚持以职工为核心，努力让职工工作更舒心、生活更幸福。坚持正确的选人用人导向，努力做到人尽其才。全面实施绩效改革，充分调动工作积极性、主动性。组织各类职工活动，丰富业余文化生活。举办各类学术活动，营造气氛活跃、开放宽松的学术环境。

三、取得的成效

（一）整体发展迈入全省前列

在国家卫生健康委 2018、2019 年三级公立医院绩效考核排名中，阜阳市人民医院连续两年以指标等级 A 级，位列全省综合医院第 6 名、地市级医院第 1 名，整体发展实现由全省中游向全省前列的历史性跨域。同时，医院先后荣获"全国改善医疗服务先进单位""全国厂务公开民主管理示范单位""全国敬老文明号""全国脑卒中防治与筛查先进集体""全国母婴安全优质服务单位""安徽省卫生计生系统先进集体""阜阳市文明单位"等数十项国家及省市级荣誉，得到了业内同仁和社会各界的高度认可。

（二）治理体系更加健全

以《阜阳市人民医院章程》为依据，坚持党委领导下的院长负责制，院党委会、院长办公会高效决策，专家委员会作用充分发挥，工青妇等群团组织充分参与民主管理。同时，在涉及决策机制、学科建设、人才管理、财务管理、运行保障等方面，累计新建及修订制度 108 项，基本建立权责清晰、管理科学、治理完善、运行高效、监督有力的现代医院管理制度。

（三）运营质效更加突出

2021 年医院门、急诊服务 207.68 万人次，同比增长 29.1%；出院 11.39 万人次，同比增长 6.8%；完成手术 53 834 例，同比增长 11.6%，其中三四类手术 40 759 例，占住院手术的 75.71%；平均开放床位 2 703 张，床位使用率 94.0%；平均住院床日为 7.6 天，较去年同期减少了 0.5 天，较好满足了人民群众就医需求。

（四）服务体系更加完善

截至 2022 年 8 月，阜阳市人民医院南区开放床位 2 200 张，学科设置齐全，综合实力突出；北区开放床位 480 张，学科特色鲜明，专业优势明显；双清湾院区建设已全面启动，一期工程规划设置床位 270 张，2024 年投入使用；岳家湖院区建设全面推进，计划开放床位 600 张。多院区协同发展，极大满足了人民群众对优质医疗服务的需求。同时，针对医联体单位的特点，派驻专家团队提升诊疗能力和同质化服务水平。截至目前，已累计派驻 46 名专家，支援 15 个学科建设，基层服务能力和水平显著提升，部分医联体单位医保资金每年结余超 2 000 万。

（五）诊疗能力跨越提升

截至 2021 年底，医院已建成 3 个省级重点学科、2 个省级特色专科和 27 个市级重点学科，骨科获批成为安徽省脊柱畸形临床医学研究中心，实现建设省级医学研究中心的重大突破，妇产科生殖医学中心顺利开展试管婴儿技术，心内科综合诊疗能力位居全省前列，普外科、耳鼻咽喉科、儿科、口腔科等一批优势学科达到或接近省级医院水平。医院硕士、博士研究生由 2015 年的 186 人，增加到 460 人，高级职称由 176 人，增加到 391 人。"江淮名医"达到 5 人，1 人入选省"特支计划"创新领军人才，2 人入选阜阳市"领创工程"人才，12 人入选阜阳市委市政府专业技术拔尖人才，44 人入选阜阳市高层次专业技术后备人才。硕士生导师38人，博士生导师2人，在职在读博士11人。先后建成了国家高级卒中中心、标准胸痛中心、急诊创伤中心、危重孕产妇救治中心及新生儿救治中心，"五大救治中心"建设持续增效；牵头组建了全市胸痛联盟、卒中联盟，编制了全市卒中救治地图，危险性上消化道出血救治基地顺利通过五星认证，初步构建快速、高效、全覆盖的急危重症医疗救治体系。

（六）科研教学再创新高

2021年初，医院正式挂牌成为安徽医科大学附属阜阳人民医院，在科研教学方面全方位融入"安医体系"。2015年以来，先后获省级科技奖9项，市级35项，累计发放科技创新和重点学科建设奖励3 100余万元。2020年，肾内科、呼吸科顺利通过药物临床试验机构评审。消化内科的"华山之约"、泌尿外科的"鼓楼合作"、检验科的"浙大引智"等一批融入长三角项目取得较好成效，累计签约项目或柔性引进团队11个。先后建成院士工作站、临床代谢组学联合实验室、基因检测实验室、分子病理实验室、医疗技术与转化医学联合研究实验室、3D打印中心等一批临床医学与科研转化平台。

（七）群众就医更加满意

互联网医院全天候开诊，远距离为患者答疑解惑。"星期八"医生集团初步建立，进一步盘活优质医疗资源。"互联网＋护理"深入推进，累计开展护理上门服务100余次，上门服务得到患者好评。患者预约就诊率由15%提升至40%，门诊建卡缴费平均耗时缩短至5分钟，平均就医等待时间下降至21分钟，平均取药等待时间下降至9分钟。健全院内支付体系，实现线上支付、刷脸支付、诊间支付、病区结算等，最大限度方便患者。健康管理示范医院建设工程顺利收官，累计培养了100名健康管理师和疾病管理师，新组建了疾病管理科，推动慢性病管理规范化、系统化，初步构建疾病管理有归口、健康管理有队伍、院中院后全覆盖的健康服务新模式。

（八）医院凝聚力显著增强

通过不断地实践，独具医院特色的"双心文化"已深度融入医院改革发展各项工作，凝聚起强大的思想共识和发展合力。在抗击新冠肺炎疫情过程中，全院上下认真落实党中央决策和上级部门部署，不畏艰难，尽锐出战，从逆行武汉，到支援定点医院救治，再到严格管控、科学复诊，用严实的举措，钢铁的意志，坚定的决心，生动诠释了伟大的抗疫精神，为打赢疫情防控阻击战作出了积极贡献。常态化疫情防控时期，广大职工齐心协力、众志成城，科学防控、毫不懈怠，以自觉的行动落实部署、担当尽责，以严实的举措筑牢防线、扎紧篱笆，有力守住了来之不易的防控成果，进一步巩固了复工复产的发展成果，充分展现了医院职工团结一致、敢于斗争、敢于胜利的强大力量。

四、经验与启示

制度带有全局性、稳定性，管根本、管长远，建立健全现代医院管理制度是医院高质量发展的基础和关键。用好的制度保障高质量发展，把好的做法转化为制度，才能不断巩固发展成果。未来，阜阳市人民医院将继续坚持以建立健全现代医院管理制度为目标，强化体系创新、技术创新、模式创新、管理创新，积极落实"三个转变"，大力实施"12483"高质量发展战略，建设"皖北领先、全省一流、全国知名"现代化医院和省级区域医疗中心，努力实现更高质量、更有效率、更加公平、更可持续、更为安全地发展，努力为人民群众提供更加优质的诊疗服务。

中国科学技术大学附属第一医院
推进现代医院管理的实践

中国科学技术大学附属第一医院（又称安徽省立医院，简称"中国科大附一院"）始建于 1898 年，现已发展成为一所设备先进、专科齐全、技术力量雄厚，集医疗、教学、科研、预防、保健、康复、急救为一体的省级大型三级甲等综合性医院，目前由中国科学技术大学与安徽省卫生健康委员会双重管理，以中国科学技术大学管理为主。

医院由总院（院本部）、南区（安徽省脑科医院、安徽省心血管病医院）、西区（安徽省肿瘤医院）、感染病院（合肥市传染病医院）和生殖与遗传分院组成，正在建设国家创伤区域医疗中心和老年医学康复中心。总编制床位 2 200 张，开放床位 5 450 张，2020 年集团门诊量 501.3 万人次，出院 26.5 万人次，手术 13.5 万台次。现有在职职工 7 141 人，其中高级职称 1 013 人。有特聘院士 6 人、国家级人才称号 11 人次、国务院及省政府津贴专家 124 人次、"江淮名医" 49 人次、省学术技术带头人 47 人及后备人选 61 人次、一级主任医师 24 人。现有国家临床重点专科建设项目 8 个，省临床重点专科 25 个，院士实验室 5 个，国家临床医学研究中心安徽省分中心 5 个、省临床医学研究中心 6 个、省级重点实验室 5 个。

一、改革背景

人民健康是社会主义现代化的重要标志。深化医药卫生体制改革，是实现人民共享改革发展成果的重要途径，是广大人民群众的迫切愿望。公立医院改革是新医改任务中最为艰巨的一项改革，也是整个新医改的核心内容。随着国家卫生体制改革的不断深化，国家对公立医院提出了更高要求，人民群众医药卫生需求及就医感受标准日益提高。医院高质量、内涵式发展已迫在眉睫。

中国科大附一院深刻认识到，在深化医改进程中，医院仍有诸多需要突破的难点，如当前医院同全面深化公立医院改革、健全现代医院管理制度要求还不完全适应，医院发展规模与效益不相匹配，"看病难、看病贵"现象仍然存在，患者就医获得感仍需进一步提升等。在安徽省卫生健康委和中国科学技术大学的领导下，中国科大附一院坚持党建引领，始终以人民健康为中心，强化医院"公益性"目标定位，不断推进现代医院管理制度落实，在深化医改工作中进行了积极有效的探索。

二、主要做法

（一）加强党的领导，把牢医改公益性定位

医院党委认真贯彻落实中共中央办公厅印发的《关于加强公立医院党的建设工作的意见》，明确医院党委是医院事业的领导核心，坚持和完善党委领导下的院长负责制，充分发挥医院党委把方向、管大局、作决策、促改革、保落实的领导作用，贯彻落实党的卫生与健康工作方针和深化医药卫生体制改革政策措施，确保医院改革发展正确方向。

始终坚持公益性定位，每年均举办脑卒中义诊，儿童先天性心脏病筛查，防盲、城市早癌防治等宣传教育活动，惠及百姓数十万人次。多年来积极承担政府交办任务，积极参与"百医驻村"行动，选派 7 名年轻骨干进驻黄山黟县、休宁县及安庆宿松县，圆满完成健康扶贫任务。近年来，派出 7 批 30 人次援藏、2 人援疆，选派 12 人驰援南苏丹、布基纳法索等国家，彰显大爱无疆。坚持"以党建带扶贫"，集中火力打好医院对口帮扶村的脱贫攻坚战，圆满完成年度脱贫目标，4 户 11 人顺利脱贫，村基础设施和基本公共服务明显改善。面对突如其来的新冠肺炎疫情，坚持"人民至上、生命至上"，护皖、援鄂、支援国际三线作战，较好地完成各项防疫、抗疫任务，获多项国家级、省级表彰。面对 2020 年 7 月安徽多地汛情，医院第一时间成立抗洪救灾防疫医疗组，选派 26 名队员组成 5 支医疗队赴抗洪一线，圆满完成任务，为实现"大灾后无大疫"目标贡献了中坚力量。

（二）健全现代医院管理制度，持续提升运营管理效能

一是推进现代医院管理制度落实。制订医院首部章程，引领医院科学发

展。进一步厘清医院转型发展面临的主要问题，提出"统一认识、放下包袱、轻装上阵、向前看"的号召，贯彻"有所为有所不为"的整体发展思想，通过转方式、调结构、强内涵、重质量、抓成本、提效率、促精细，努力健全现代医院管理制度，实现医院高质量发展。

二是发挥绩效管理"指挥棒"作用。制订"向一流的研究型、质量效益型、人文型医院转型"的战略目标，制订"坚持公益性、提高积极性、发展可持续、费用可控制"的绩效管理原则，明确了"体现岗位差异、兼顾学科平衡，倡导多劳多得、推行优绩优酬，调整病种结构、鼓励疑难危重，注重梯队建设、加强人才储备"的绩效管理目标。不断激发全员配合落实医院改革的主观能动性。

三是开拓运营管理新模式。医院开创性设置财务与运营管理处作为医院运营管理处室，构建四级运营管理组织体系，成立运营管理委员会，为临床、医技科室配备运营助理，全面强化流程管理、资源配置、内部控制、成本管理、预算管理、绩效管理、医保管理等运营工作。

四是明确多院区发展定位。厘清医院集团化管理体制机制，坚持多院区同质化管理，实现人、财、物、信息、管理"五个统一"。合理控制建设规模，明确各院区功能定位，实行差异化发展，形成各院区特色鲜明、方向各异、良性竞争的发展态势，不断发挥集聚效应，持续增强服务能力。

五是深化人事制度改革。推进岗位管理与职称制度改革，落实周转池编制管理，实际增加编制 197 个。探索建立行政人员职员制管理，实行职务与职级并行。创新职称评审工作方式，推行业绩量化考核。营造引才汇智良好环境，保障人才各项报酬、补贴，近五年知名院校博士研究生招聘数量显著增长。建立人才"双聘""特聘"机制，依托大学海外招聘会等，"双聘"专家 27 名，签约"特聘"专家 43 名。创新博士后培养，先后制订多部博士后管理办法，现有博士后 140 名，获科研经费资助共 3 000 余万元，目前首批博士后圆满完成研究计划出站。

（三）着力缓解"看病难、看病贵"，持续提升就医获得感

一是发挥"智慧医院"优势，着力缓解"就诊难"。建成全功能自助服务系统，预约挂号、自助发药等系统实现线上线下无缝对接，云医声、超声

语音助手、语音电子病历、智能医学影像辅助诊断等系统广泛应用，人工智能辅助诊断平台对接医疗机构增至 1 200 余家。预约挂号人次占比超 70%，自助支付占比超 50%，80% 的患者通过非窗口服务完成就医。推动医院互联网医院建设，已开通就诊科室 41 个，600 多位医、技、护人员可通过视频、图文在线接诊。启动上线安徽省首个"智慧商保服务平台"，实现医保、商保"一站式"结算，变传统保险公司理赔到线上"一键理赔"，患者出院当天即可完成理赔程序。

二是聚焦提质增效，大力破解"住院难"。开展"缩短平均住院日、提高技术难度，减轻患者负担"专项行动，大力推行日间手术，有效落实副主任医师带组，加强预住院管理、加快康复外科建设，推进医疗技术稳步提升。创新采用预住院管理模式，将一些住院期间的检查放在预住院期间完成，有效缩短患者住院等待时间及平均住院日。建设入院准备中心，试运行37 个科室，日均办理住院 450 人次，保障急危重症患者及时住院治疗。

三是加强费用管理，持续改善"看病贵"。持续开展门诊收入结构分析，将药占比、诊察费占比、检查化验占比数据定期比对，加强反馈，帮助学科制订改进措施。加强处方点评，关注重点监控药品、异动药品、金额较大药品，强化闭环管理，促进规范合理用药。院内绩效考核中加入门诊和住院次均费用增幅、次均药品费用增幅、门诊患者基本药方处方占比、住院患者基本药物使用率等考核指标，以考核促改进。

四是落实医保政策，努力控制"费用高"。履行省属医院带量采购联合体牵头单位职责，率先落实各项政策，药品及耗材占比明显降低。积极推进DRG 付费试点工作，加速落实医保支付方式改革，提高医保基金使用效率，减轻患者的经济负担。积极配合各级医保主管部门实施城乡基本医疗保险整合工作，执行"三保"统一的药品和医疗服务项目目录，落实统一的城乡居民基本医疗保险和大病保险保障待遇，患者自付比例持续降低。强化规范诊疗和规范收费，单病种付费执行率省级医院最高，合肥市医保核减率同级别医院最低。

五是不断优化流程，提升患者的获得感。出台《持续改善医疗服务专项行动计划》，聚焦群众就医难点痛点，创新方式方法，不断优化就诊流程，提高患者就医获得感。深化优质护理，开展"做有温度护士"专项活动，推动创建优质护理示范病区。整合集团病理中心、影像中心、检验中心，集中力量为患者提供更加优质的服务。加强节假日门诊和医技检查服务能力，切实减少患者检查等待时间。统筹全院资源，创新建设"三大中心"：医技检查集中预约中心纳入 13 个医技科室及 7 个临床科室，预约检查 9.5 万余人次、手术 4 700 余人次；采血和标本管理中心实现门诊"一站式"集中采血、统一配送，为患者诊查提供了便利。提升诊疗能力，让就医更加精准，开设首批特需专家门诊，增加激光手术、孕期营养等专病门诊，23 个 MDT 团队着力为患者破解疑难杂症，减轻患者负担。

六是践行分级诊疗，带动区域"共进步"。医院先后与颍上县医院、长丰县医院、涡阳县医院、枞阳县医院建立紧密型医联体，派驻管理团队和技术团队持续下沉，多项技术弥补县域空白，帮助县级医院提升专科服务能力。托管三年期间，颍上县医院门诊人次增长 65.63%，出院人次增长 26.67%，三、四级手术台次增长 90.7%，获评三级综合医院；长丰县医院门诊人次增长 103.25%，出院人次增长 76.87%，手术台次增长 64.26%，三、四级手术台次增长 167.34%，获评二级甲等医院。长丰县医院成为安徽省唯一一家成功建立"医共体中心药房"的单位，代表安徽省接受国家综合医改工作检查，取得了第二名的好成绩。

三、取得成效

（一）综合实力提升较快

医院在 2019 年度全国三级公立医院绩效考核综合排名第 24 位，等级 A＋，四级手术台次数位居全国第 4 位，CMI 位于全国第 30 位，科研经费总额位于全国第 37 位。中国医院排行榜（复旦版）位列 76 位，实现"三年三连进"。

（二）运营效率日益精进

"十三五"末较"十三五"初，医院平均住院日从 9.99 天降至 7.76 天，降幅 22.3%；CMI 达 1.02。每床位出院人次数从 37.03 人次增至 46.12 人次，增加 24.5%。患者就诊费用增长得到有效控制，集团住院次均费用增幅由

2.92% 降至 0.8%，门诊次均费用增幅由 7.84% 降至 2.64%。医院医疗收入结构得到优化，药品及耗材收入占比由 58.53% 降至 53.03%，医疗服务收入（不含药品、耗材、检查检验）占比由 20.86% 增至 21.65%。

（三）集团建设呈现新面貌

医院加快集团各院区规划建设，统筹规划空间、规模、功能三大结构，办院条件不断改善，"五区同频联动，分类多元化发展"初具雏形。医院医疗用房面积显著增加，环境明显改善，新增医疗用房 21 万平方米，翻新改造医疗用房 11 万平方米。进一步改善住宿环境，改造学生宿舍 4 000 平方米。最大限度增加科研用房面积，改造科研实验用房 2 万平方米，助力科研平台建设。推进院史馆建设，配置咖啡馆、书吧等医患休憩场所，文化氛围日益浓厚。

（四）社会满意度持续攀升

医院深挖医疗服务内涵，持续改善就医体验，不断提升患者就医获得感。在 2019 年度国家三级公立医院绩效考核中，住院患者满意度得分满分，门诊患者满意度同比增长 7.9%，医务人员满意度同比增长 2.3%，2020 年蝉联第三方发起的安徽省十大服务行业居民满意度调查"医疗行业第一名"。

四、经验与启示

（一）坚持党建引领

坚持党委领导下的院长负责制，把党的领导融入医院治理全过程各方面各环节，把党的建设各项要求落到实处，是落实现代医院管理制度，推进公立医院高质量发展的主线。公立医院要进一步规范医院党委会、院长办公会议事规则，明确"三重一大"事项议事范围，充分发挥公立医院党委在医院发展中要发挥把方向、管大局、作决策、促改革、保落实的领导作用。

（二）把牢"公益性"发展定位

公立医院要进一步强化大局意识，站在医疗事业发展全局的高度，树立医院改革与国家政治建设、国家组织建设整体观，将深化医院改革作为保障和改善民生的重要举措。必须坚持以人民健康为中心，确保坚持公立医院公益性的基本定位，将公平可及、群众受益作为改革的出发点和立足点，积极推进医疗、医保、医药改革，破除逐利机制，努力建立"坚持公益性、调动积极性、保障可持续"的运行新机制，推进医院从"以治病为中心"到"以健康为中心"转变。

（三）激发医院发展新活力

推动医院管理模式和运行方式转变，合理控制集团化医院建设规模。要充分考虑医院现状，不断完善集团化管理体制机制和运行模式，坚持"有所为有所不为"，结合各院区功能定位，坚持特色发展、重点突破，合理设置学科和配置资源，制订医院新的学科发展总体规划，最大限度释放医院发展动能。加大人才引进和培养力度。设置人才引进"伯乐奖"。坚持引育并举，发挥职称、绩效等杠杆作用，加大高层次人才引进和人才自主培养，探索引进高层次人才联合共享机制。加大青年优秀人才的选拔和培养，敢于选用优秀年轻人担当学科管理的大任，凝聚发展动力。

（四）着力解决好群众看病就医问题

一是正确认识和摆正医疗、教学和科研的关系。坚持医疗是主体，教学、科研"比翼双飞"的正确认知，聚焦治病救人的主责主业，狠抓医疗和护理质量安全管理，不断提升临床服务能力和水平。二是进一步落实分级诊疗制度。更加精准开展紧密医联体建设，有针对性地遴选人口大县及对双向转诊工作成效显著的医院开展深入合作，建设转诊中心，做实双向转诊，落实医院疑难危重功能定位，惠及更多百姓。三是进一步优化门诊服务流程。试行同一科室同一专家当日复诊免收挂号费。增加 MDT 团队，加强多学科会诊工作，探索开展夜间多学科诊疗，试点学科群门诊。做好门诊号源精准管理，对"一号难求"的专家门诊采取加门诊次数等方式增加号源。改进门诊排班制度，加强门诊动态排班。

（五）强化运营效益

进一步打破绩效分配"普惠"性，体现实际工作价值，适当拉开差距，推进绩效分配更加公平、合理、透明。加强运营效率管控，做到管理前移，实现精准管控，动态监测。对临床科室进行"包干"管理，多部门协同推进DRG有效落实，不断提升临床学科控费意识，规范医疗行为。

（六）加强医院文化建设

提升医院"软实力"，打造"患者把生命放心托付的医院"，不断提升医院软实力、感召力和百姓口碑。加强医院精神文明，树立"规矩"意识，建立全员认同的行为规范和着装礼仪，特别加强新员工的文化培训。

国家儿童区域医疗中心复旦大学
附属儿科医院安徽医院建设进展情况报告

党中央、国务院高度重视人民健康，实施健康中国战略。近年来，各级政府不断加大投入，医疗服务体系和医疗卫生基础设施不断完善，服务能力显著提升，卫生与健康事业获得了长足发展。但仍存在着医疗资源总量不足、分布不均衡，优质医疗资源短缺等问题，不同区域医疗服务水平存在较大差异，出现患者跨区域就诊、向大医院集中的现象。患者异地就医、跨区域流动是医疗服务领域主要矛盾的体现。进一步完善医疗服务体系是解决好患者异地就医、跨区域流动问题的关键。设置国家医学中心和国家区域医疗中心有利于促进优质医疗资源纵向和横向流动，提高整体和各区域医疗服务技术水平，有利于缓解优质医疗资源分布不均和专业医疗资源短缺的问题。中央全面深化改革委员会第九次会议上审议通过了《区域医疗中心建设试点工作方案》。国家发展改革委、国家卫生健康委重点建设肿瘤、心脑血管、儿科等专科，从北京、上海等优质医疗资源集中地方选取输出医院，确定河北、安徽、山西等8个试点省份，遴选出首批10 + 1个建设项目。

一、建设背景

第7次全国人口普查数据显示，安徽省常住人口6 100万，近1 200万儿童，只有一家三级甲等儿童专科医院，供需矛盾较突出。安徽省委、省政府决定依托安徽省儿童医院与复旦大学附属儿科医院合作共建国家儿童区域医疗中心，解决安徽患儿看病难问题，最大限度减少异地就医。双方充分利用现有设施设备和人才队伍，通过强学科、建队伍、促科研，有针对性地补短板、强弱项、提质量，力争在尽可能短的时间内提高医疗服务的整体水平。

2019年，安徽省人民政府依托安徽省儿童医院与复旦大学附属儿科医院（简称"复旦儿科医院"）合作共建复旦大学附属儿科医院安徽医院（简称

"安徽医院"），打造国家儿童区域医疗中心。2020 年，《国家发展改革委办公厅　国家卫生健康委办公厅关于区域医疗中心试点项目有关事项的通知》同意安徽省与复旦儿科医院联合上报的《国家儿童区域医疗中心建设方案》。该国家儿童区域医疗中心（安徽医院）已成功纳入区域医疗中心全国首批试点项目。通过对复旦儿科医院的管理、技术和品牌"三个平移"，全面提升安徽省儿科整体诊疗水平和处理儿童疑难危重复杂疾病的能力，使安徽省儿童在省内即可享受到国家级优质儿科医疗服务，逐步建成高水平的儿科临床诊疗中心、高层次的人才培养基地和高水准的科研创新与转化平台，降低安徽省儿科重点专科病的外转率，患儿异地就医问题得到改善；通过项目实施，为深化医改"试验田"，开展体制机制创新。

2020 年 4 月 30 日，国家儿童区域医疗中心在安徽创新馆揭牌。中心位于肥西县深圳路与青龙路交叉口，建筑面积 16 万平方米，编制床位 800 张，总投资 14.8 亿元，中心建设以高起点、高标准、高质量为目标，引进一流的管理、一流的设计、一流的施工，努力打造国内一流水平的国家级儿童专科医院。

2020 年 7 月，安徽省委、省政府举行"加快国家儿童区域医疗中心合作共建暨全省公共卫生体系建设重点项目集中开工现场推进会"。在省市各部门的大力支持和复旦儿科医院的积极推进下，"复旦品牌"在安徽打响，项目建设工作总体进展顺利并得到国家认可。

2020 年 11 月，安徽省深化医药卫生体制改革领导小组出台《安徽省支持国家区域医疗中心建设政策清单》，在项目建设、人才引进与编制管理等六个方面提出 18 项全面政策保障，全力保障项目建设。国家儿童区域医疗中心建设项目作为医改的"试验田"，在多项政策中实现突破支持。

二、建设原则

1. 坚持高起点规划、高标准建设

深圳路院区占地面积 10.7 万平方米，一期规划总建筑面积 19 万平方米其中主体建筑面积 16 万平方米。项目预计 2022 年实现试运营。现有望江路院区同步进行流程优化、环境美化工作，为患儿提供舒适的就诊体验。对标

复旦儿科医院，全面升级改造信息系统，制定"3356"整体建设目标（即在2025年前完成信息安全等级保护三级、智慧服务分级评价三级、医院信息互联互通标准化成熟度测评五甲、电子病历系统功能应用水平分级评价六级），创造性地引进三方共建机制，明确各方责任和业务流程，建立信息化建设项目管理制度。

2. 坚持高质量发展，"输血"与"造血"并举

依托复旦儿科医院平台，引进学术带头人、博士后、副高级技术骨干各1名，新招聘硕士及以上医生320多名，选派78名医护人员外出进修培训，确立不从基层医院虹吸儿科专业技术人员的政策。复旦儿科医院逐步将先进的管理模式、制度流程和创新理念等带到安徽。

3. 坚持高水平引领，推进儿科临床科研平台建设

2021年，安徽医院获批"国家儿童健康疾病临床医学研究中心首批协同创新核心成员单位""国家儿童健康与疾病临床医学研究中心协同创新网络核心单位"。安徽医院与复旦儿科医院合作搭建肾脏泌尿疾病、血液肿瘤疾病诊治平台，加入上海市科学技术委员会"科技创新行动计划"项目，启动肾内科、血液科、护理等多中心研究项目。深圳路院区规划2.4万平方米综合科研平台，包括临床生物样本库、液质联用的代谢组学检测等多个儿童疾病先进研究平台。

4. 坚持高品质服务，不断提升患者体验

2021年第一季度，国家卫生健康委在全国31个省（自治区、直辖市）36家儿童医院同步开展全国持续改善医疗服务行动计划效果第三方评估工作，以患者体验为主要评价内容。安徽省儿童医院的床位规模和服务量均居华东地区儿童医院前三位，住院患者体验处于领先水平排名居前，总体上患儿家属对住院医疗服务的整体评分和推荐意愿较高，医院提供的住院诊疗服务获得当地患儿家属的认可与好评，具有较为领先的声誉和品牌优势。

三、建设进展及成效

2020年6月，安徽省编办批复同意安徽省儿童医院挂牌复旦儿科医院安徽医院，作为政府举办的公益性医疗机构。安徽医院实行党委领导下的院长负责制，复旦儿科医院承担管理运营主体责任，同时选派院长、副院长各一名，常驻安徽、常态化履职，并按照职责参与医院管理和决策，推进落实国家儿童区域医疗中心建设任务。为支持国家儿童区域医疗中心发展，2020年11月9日，安徽省医疗保障局联合省卫生健康委下达批复，同意输出医院（复旦儿科医院）专家在国家儿童区域医疗中心开展医疗服务，门诊诊察费执行输出医院政府指导价；对《安徽省基本医疗保险医疗服务项目目录》中未开展、无价格而输出医院有政府指导价的项目，同意国家儿童区域医疗中心按照安徽省物价局等4部门《关于授权省属公立医疗机构制定新开展医疗服务试行价格的通知》（皖价医〔2018〕15号）规定，自主制订试行价格，并开辟国家儿童区域医疗中心自主制订试行价格绿色通道，确保其申报项目在临床快速应用。

在复旦儿科医院的指导帮助下，参照国家儿童区域医疗中心设置标准，对标国内一流水平医院，安徽医院完成学科建设的顶层设计，制订《临床医技科室优化设置方案》，确定41个科室及若干个多学科中心，增设心理、遗传、代谢、免疫、妇产等学科。同时，复旦儿科医院选派2批21位学术主任团队，每个团队2~3人的共60余人来皖开展工作，每个团队的学术主任均为全国知名专家，在临床、教学、科研、管理等方面进行全方位指导。通过对标国家一流儿童专科医院，复旦儿科医院派出院长组织编制高起点的"十四五"发展规划，引入复旦管理理念，融入复旦文化。近期将开设3家名医工作室，打造一批重点学科群，力争创建1~2个国家级重点学科，三、四级手术占比50%以上。远期成为复旦大学临床教学医院，复旦大学附属医院。到2025年，按照国家要求，努力把医院建成"高水平的儿科临床诊疗中心、高层次的人才培养基地和高水准的科研创新与转化平台"。未来将全面融入复旦儿科医院，实现同步发展。

自国家区域医疗中心建设项目开展以来，医院关键医疗核心指标均明显增长。2021年门急诊人次、出院患儿人次、手术台次、三四级手术台次分别为135万、5.94万、2.2万、1.3万，较上年同比增长29.6%、6.2%、15.7%、40.1%。疑难危重病种覆盖国家设置标准病种总数的80%，核心技术开展覆盖率为74%，开展新技术、新项目109项，其中填补省内空白21项。

作为国家区域医疗中心和全省唯一三甲儿童专科医院，通过实施"三个一"工程，"一盘棋"推进医联体建设、"一张网"联动覆盖分级诊疗、"一个主题"深度服务基层，影响力、吸引力不断扩大。已有117家医联体成员单位，覆盖16个市及河南省固始县、新疆维吾尔自治区皮山县、西藏自治区山南市等地区，基本建成了覆盖全省的儿科分级诊疗网络。绿色通道接收疑难危重患儿转诊1.8万余人次。培训专业技术人员4 000余人次，开展26场在线直播培训课程，培训2 196人次。

四、未来展望

未来5年，安徽医院将聚焦构建儿科优质高效医疗卫生服务体系，通过引进新技术、新项目填补省内技术空白，开展高精尖诊疗，促进高水准科研创新与成果转化，推进医教研协同创新，重点提升血液肿瘤、疑难危重症等学科，提升儿科整体诊疗水平，解决群众就近享有高水平医疗资源的问题。项目运行3年后，为安徽培养儿科学科带头人3～5名，儿科骨干医生50名，儿科专业技术人才100名，提升医院人才培养和队伍建设水平，打造一支优秀的儿科专业人才队伍，成为中部地区儿科医疗人才资源一支重要的生力军和临床科研成果转化的主力军。安徽医院达到实际运营能力后，年门、急诊量不低于100万人次；年住院患者数不低于6万人次；完成住院手术不低于2万台次，其中三、四级手术比重超过50%。从根本上解决了安徽患儿出省就医的问题。

第四部分

附录

附录 1
重要文件

2009 年

1. 2009 年 6 月 29 日，《中共安徽省委、安徽省人民政府关于深化医药卫生体制改革的实施意见》（皖发〔2009〕17 号），标志着安徽省新一轮医改正式开始。

2. 2009 年 8 月 4 日，安徽省机构编制委员会办公室、安徽省卫生厅、安徽省财政厅联合印发《关于我省新型农村合作医疗经办机构设置和编制配备的通知》（皖编办〔2009〕58 号）。

3. 2009 年 8 月 17 日，《安徽省人民政府关于进一步加快中医药事业发展的意见》（皖政〔2009〕87 号）印发。

4. 2009 年 11 月 23 日，《安徽省人民政府关于基层医药卫生体制综合改革试点的实施意见》（皖政〔2009〕122 号）印发，通过"一主三辅五配套"文件，推进基层医药卫生体制综合改革试点工作。

2010 年

5. 2010 年 6 月 1 日，《安徽省人民政府办公厅关于印发医药卫生体制五项重点改革 2010 年度主要工作安排的通知》（皖政办〔2010〕32 号）印发。

6. 2010 年 8 月 9 日，《安徽省人民政府关于基层医药卫生体制综合改革的实施意见》（皖政〔2010〕66 号）印发。2010 年 9 月 1 日起，药品全部实行零差率销售并推进基层医疗卫生机构综合改革。

2011 年

7. 2011 年 4 月 14 日，《安徽省人民政府办公厅关于印发医药卫生体制六项重点改革 2011 年度主要工作安排的通知》（皖政办〔2011〕29 号）印发。

8. 2011 年 8 月 23 日，《安徽省人民政府办公厅关于巩固完善基层医药卫生体制综合改革的意见》（皖政办〔2011〕61 号）印发，对基层补偿机制、激励机制等 10 个方面的政策打"补丁"。文件自 2011 年 9 月 1 日起执行。

9. 2011 年 9 月 28 日，《安徽省人民政府办公厅关于印发安徽省清理化解基层医疗卫生机构债务工作实施方案的通知》（皖政办〔2011〕71 号）印发。

2012 年

10. 2012 年 9 月 22 日，《安徽省人民政府关于县级公立医院综合改革的意见》（皖政〔2012〕98 号）印发，正式决定在全省 74 个县（市、区）全面开展县级公立医院（含县医院和县中医院）综合改革。

2013 年

11. 2013 年 6 月 28 日，《安徽省人民政府办公厅关于进一步完善基层医疗卫生机构和村卫生室运行机制的意见》（皖政办〔2013〕21 号）印发。

12. 2013 年 8 月 12 日，《安徽省人民政府办公厅关于印发安徽省基本公共服务体系三年行动计划（2013—2015 年）的通知》（皖政办〔2013〕28 号）印发。

13. 2013 年 8 月 20 日，《安徽省人民政府办公厅关于印发安徽省基层中医药服务能力提升工程实施方案的通知》（皖政办秘〔2013〕132 号）印发。

2014 年

14. 2014 年 1 月 24 日，《安徽省人民政府办公厅关于巩固完善县级公立医院综合改革的意见》（皖政办〔2014〕6 号）印发。对落实政府办医责任、保障县级医院平稳运行，健全激励约束机制、增强县级医院发展活力，加强服务能力建设、提高县域医疗服务水平进行部署。

2015 年

15. 2015 年 2 月 6 日，《安徽省人民政府关于印发安徽省深化医药卫生体制综合改革试点方案的通知》（皖政〔2015〕16 号）印发。明确通过深化医药卫生体制综合改革，至 2020 年基本建成全覆盖、保基本、多层次、可持续的基本医疗卫生制度。

16. 2015 年 2 月 6 日，《安徽省医改办　安徽省编办　安徽省卫生计生委　安徽省财政厅　安徽省人力资源社会保障厅　安徽省物价局关于进一步深化基层医药卫生体制综合改革的意见》（皖医改办〔2015〕5 号）。

17. 2015 年 2 月 6 日，《安徽省医改办　安徽省卫生计生委　安徽省人力资源社会保障厅　安徽省财政厅　安徽省物价局关于开展县域医疗服务共同体试点工作的指导意见》（皖医改办〔2015〕6 号）印发。

18. 2015 年 2 月 8 日，《安徽省卫生计生委　安徽省医改办　安徽省财政厅　安徽省人力资源社会保障厅　安徽省物价局　安徽省食品药品监督管理局关于印发安徽省公立医疗卫生机构药品耗材设备集中招标采购办法的通知》（皖卫药〔2015〕6 号）印发。

19. 2015 年 2 月 8 日，安徽省卫生计生委　安徽省医改办　安徽省财政厅　安徽省人力资源社会保障厅　安徽省物价局　安徽省食品药品监督管理局出台《安徽省公立医疗机构药品耗材带量采购指导意见》（皖卫药〔2015〕7 号）。

20. 2015 年 2 月 8 日，《安徽省物价局　安徽省卫生计生委　安徽省人力资源社会保障厅　安徽省财政厅　安徽省医改办关于理顺公立医院医疗服务和药品价格的实施意见》（皖价医〔2015〕21 号）印发。

21. 2015 年 3 月 31 日，《安徽省人民政府办公厅关于进一步加强乡村医生队伍建设的实施意见》（皖政办〔2015〕18 号）印发。

22. 2015 年 4 月 23 日，《安徽省人民政府办公厅关于推进商业保险机构经办城乡居民基本医疗保险业务试点的指导意见》（皖政办〔2015〕24 号）印发。

23. 2015 年 5 月 25 日，安徽省卫生计生委　安徽省发展改革委　安徽省物价局　安徽省财政厅　安徽省人力资源社会保障厅《印发安徽省关于开展分级诊疗工作的实施意见的通知》（皖卫医〔2015〕12 号）出台。

24. 2015 年 7 月 9 日，安徽省卫生计生委　安徽省财政厅　安徽省人力资源社会保障厅出台《关于认真做好退出村医生活补助工作的实施意见》（皖卫基层〔2015〕17 号）。

25. 2015 年 7 月 13 日，安徽省物价局　安徽省卫生计生委　安徽省人力资源社会保障厅　安徽省医改办出台《关于完善县级公立医院诊察费价格的指导意见》（皖价医〔2015〕97 号）。

26. 2015 年 7 月 31 日，安徽省人力资源社会保障厅　安徽省医改办　安徽省编办　安徽省财政厅　安徽省卫生计生委出台《关于完善公立医院人事薪酬制度的实施意见》（皖人社发〔2015〕29 号）。

27. 2015 年 8 月 20 日，安徽省财政厅　安徽省发展改革委　安徽省卫生计生委　安徽省人力资源社会保障厅　安徽省审计厅印发《关于印发安徽省基层医疗卫生机构预算管理暂行办法的通知》（财社〔2015〕933 号）。

28. 2015 年 9 月 1 日，安徽省卫生计生委　安徽省发展改革委　安徽省物价局安徽省人力资源社会保障厅　安徽保监局　安徽省中医药管理局印发《关于印发安徽省医师多点执业管理办法的通知》（皖卫医〔2015〕23号）。

29. 2015年10月24日，《安徽省人民政府办公厅关于巩固完善城乡居民大病保险制度的实施意见》（皖政办〔2015〕55号）印发。

30. 2015年10月24日，《安徽省人民政府办公厅关于加快推进社会力量举办医疗机构的实施意见》（皖政办〔2015〕56号）印发。

2016年

31. 2016年6月23日，《安徽省人民政府办公厅关于印发安徽省2016年深化医药卫生体制综合改革试点重点工作任务的通知》（皖政办〔2016〕27号）印发。

32. 2016年7月26日，《安徽省人民政府关于健康脱贫工程的实施意见》（皖政〔2016〕68号）印发。

33. 2016年8月30日，《安徽省人民政府办公厅关于印发安徽省医疗卫生服务体系规划（2016—2020年）的通知》（皖政办〔2016〕48号）印发。

34. 2016年12月28日，安徽省制订出台《安徽省人民政府关于整合城乡居民基本医疗保险制度的实施意见》（皖政〔2016〕113号）。

35. 2016年12月30日，《安徽省人民政府办公厅关于贯彻中医药发展战略规划纲要（2016—2030年）的实施意见》（皖政办〔2016〕83号）印发。

2017年

36. 2017年1月21日，《安徽省人民政府办公厅关于加强公立医院债务化解及管理工作的意见》（皖政办〔2017〕5号）印发。

37. 2017年1月24日，《安徽省人民政府办公厅关于进一步加强基层医疗卫生机构人才队伍建设的意见》（皖政办〔2017〕6号）印发。

38. 2017年3月16日，《安徽省人民政府办公厅关于印发安徽省健康脱贫综合医疗保障实施细则》（皖政办秘〔2017〕56号）印发。

39. 2017年4月20日，《安徽省人民政府办公厅关于做好生育保险和职工基本医疗保险合并实施试点工作的通知》（皖政办秘〔2017〕89号）印发。

40. 2017年4月22日，《安徽省人民政府办公厅关于印发安徽省2017年深化医药卫生体制综合改革试点重点工作任务的通知》（皖政办秘〔2017〕92号）印发。

41. 2017 年 6 月 18 日，《安徽省人民政府办公厅关于全面推进县域医疗共同体建设的意见》（皖政办〔2017〕57 号）印发。

42. 2017 年 8 月 15 日，《安徽省人民政府办公厅印发关于促进社会办医加快发展若干政策措施的通知》（皖政办〔2017〕68 号）印发。

43. 2017 年 8 月 29 日，《安徽省人民政府关于印发安徽省"十三五"深化医药卫生体制改革规划的通知》（皖政〔2017〕114 号）印发。

44. 2017 年 9 月 6 日，《安徽省人民政府办公厅关于进一步深化基本医疗保险支付方式改革的实施意见》（皖政办〔2017〕78 号）印发。

45. 2017 年 9 月 27 日，《安徽省人民政府办公厅关于在合肥、蚌埠、滁州市开展医保管理体制改革试点工作的指导意见》（皖政办〔2017〕79 号）印发。

46. 2017 年 9 月 27 日，《安徽省人民政府办公厅关于成立省医疗保障管理委员会及其办公室的通知》（皖政办秘〔2017〕258 号）印发。

47. 2017 年 9 月 30 日，《安徽省人民政府办公厅关于印发安徽省深化医教协同进一步推进医学教育改革与发展实施方案的通知》（皖政办〔2017〕81 号）印发。

48. 2017 年 11 月 17 日，《安徽省人民政府办公厅关于进一步改革完善药品生产流通使用政策的实施意见》（皖政办〔2017〕86 号）印发。

49. 2017 年 12 月 1 日，《安徽省人民政府办公厅关于推进医疗联合体建设和发展的实施意见》（皖政办〔2017〕95 号）印发。

50. 2017 年 12 月 9 日，安徽省人民政府办公厅《关于巩固完善商业保险机构经办城乡居民基本医疗保险业务试点工作的通知》（皖政办秘〔2017〕316 号）印发。

2018 年

51. 2018 年 3 月 23 日，《安徽省人民政府办公厅关于建立现代医院管理制度的实施意见》（皖政办〔2018〕9 号）印发。

52. 2018 年 4 月 19 日，安徽省人民政府印发《安徽省基本医疗保险监督管理暂行办法》（皖政令第 284 号）。

53. 2018 年 4 月 27 日，《安徽省人民政府办公厅关于印发 2018 年综合医改重点工作及任务清单的通知》（皖政办秘〔2018〕111 号）印发。

54. 2018 年 6 月 28 日，《安徽省人民政府办公厅关于改革完善全科医生培养与使用激励机制的实施意见》（皖政办〔2018〕27 号）印发。

55. 2018 年 9 月 29 日,《中共安徽省委办公厅关于印发贯彻〈关于加强公立医院党的建设工作的意见〉实施办法的通知》(皖办发〔2018〕47 号)印发。

56. 2018 年 11 月 21 日,《安徽省人民政府办公厅关于改革完善仿制药供应保障及使用政策的实施意见》(皖政办〔2018〕48 号)印发。

2019 年

57. 2019 年 5 月 16 日,安徽省人民政府办公厅印发《安徽省统一城乡居民基本医疗保险和大病保险待遇实施方案(试行)的通知》(皖政办〔2019〕14 号)。

58. 2019 年 5 月 16 日,《安徽省人民政府办公厅关于推进紧密型县域医共体建设的意见》(皖政办〔2019〕15 号)印发。

59. 2019 年 6 月 23 日,安徽省人民政府办公厅印发《关于印发加强全省三级公立医院绩效考核工作实施方案的通知》(皖政办秘〔2019〕69 号)。

2020 年

60. 2020 年 8 月,安徽省委、省政府印发《关于着力加强卫生健康行业党的建设推进医药卫生治理体系和治理能力现代化的若干意见》(皖发〔2020〕12 号),在构建强大的公共卫生体系、加强卫生健康行业党的建设、深化医药卫生体制改革等方面作出全面系统部署。

61. 2020 年 12 月 31 日,《中共安徽省委 安徽省人民政府关于加强公共卫生体系建设的意见》(皖发〔2020〕25 号)印发。

62. 2020 年 12 月 31 日,《中共安徽省委 安徽省人民政府关于深化医疗保障制度改革的实施意见》(皖发〔2020〕27 号)印发。

2021 年

63. 2021 年 7 月 29 日,《安徽省人民政府办公厅关于建立健全医疗保障基金使用监管长效机制的若干意见》(皖政办〔2021〕9 号)印发。

64. 2021 年 10 月 21 日,安徽省深化医药卫生体制改革领导小组秘书处 安徽省卫生健康委员 安徽省医疗保障局印发《关于开展县域医防融合试点的通知》(皖医改秘函〔2021〕11 号)。

65. 2021 年 10 月 11 日,《安徽省深化医药卫生体制改革领导小组关于全面推进紧密型城市医联体建设的通知》(皖医改〔2021〕4 号)印发。

附录 2
重要会议、调研和荣誉

2009 年

1. 2009 年 6 月 30 日，安徽省深化医药卫生体制改革工作会议在合肥召开，对深化医药卫生体制改革工作作出具体部署。安徽省将在 3 年内新增投入 460 亿元，用于全省医药卫生体制改革，重点推进 6 个方面的工作。省委主要负责同志主持会议，省政府主要负责同志讲话。省卫生厅等省直 4 个部门负责同志分别作交流发言。

2. 2009 年 7 月 20—21 日，安徽省政府在岳西县召开全省乡村卫生服务一体化管理工作现场会议。会议对全省农村卫生工作进行了总体部署，岳西、肥西和金寨县 3 个县在会上进行了工作经验交流。

3. 2009 年 11 月 28—29 日，中共中央政治局常委、国务院副总理李克强在安徽考察视察期间，现场察看了芜湖市第二人民医院和繁昌县横山镇卫生院。

2010 年

4. 2010 年 1 月 1 日，安徽省委常委、省医改领导小组组长率省卫生厅、发展改革委、物价局负责同志，深入肥西县和庐江县，检查基本药物、补充药品配备和执行零差率销售情况，并调研基层医疗卫生机构体制综合改革工作。

5. 2010 年 1 月 6 日，安徽省卫生厅主要负责同志在参加 2010 年全国卫生工作会议上，受卫生部邀请，作"从安徽实际出发，探索基层医药卫生管理体制综合改革"的专题大会发言。

6. 2010 年 1 月 19—20 日，卫生部新闻办公室组织新华社、中央电视台、中央人民广播电台、《中国日报》、《健康报》、《经济日报》、《中国卫生画报》等媒体来皖，采访报道安徽省健全城乡基层医疗卫生服务体系及基层医药卫生体制综合改革试点工作

7. 2010 年 1 月 21 日，国务院医改办、中央编办、财政部、人力资源社会保障部和卫生部在安徽合肥召开新一轮医改以来第一次全国医改现场会，全面学习安徽基层医改经验。安徽基层医改和基本药物招标采购经

验被《国务院办公厅关于印发建立和规范政府办基层医疗卫生机构基本药物采购机制指导意见的通知》（国办发〔2010〕56号）、《国务院办公厅关于建立健全基层医疗卫生机构补偿机制的意见》（国办发〔2010〕62号）采纳，向全国推广。

8. 2010年2月6日，中央电视台《焦点访谈》栏目播出"《新医改破解基层医疗难题——回眸2009年中国式应对（九）》专题报道安徽省基层医改情况。"

9. 2010年2月，安徽省芜湖、马鞍山两市成为首批国家公立医院改革试点城市。芜湖市以医药分开为突破口的试点，着力破除"以药补医"、建立补偿机制、推进人事薪酬制度改革；马鞍山市以政事分开，通过整合资源、组建医疗集团开展试点。

10. 2010年4月13日，应卫生部、国家行政学院的邀请，安徽省卫生厅主要负责同志为国家行政学院厅局级领导干部"深化医药卫生体制改革"专题研讨班，做"安徽省基层医疗卫生机构综合改革"经验交流发言。

11. 2010年5月7—11日，卫生部副部长、国家中医药管理局局长王国强率考察组一行来安徽省调研医药卫生体制改革工作。

12. 2010年6月11—12日，卫生部政法司在上海举办了2010年全国卫生政策研究暨卫生政策信息联络员工作会议，各省（自治区、直辖市）卫生厅（局）分管领导、政策法规处室负责同志、卫生政策信息联络员、卫生部各司局综合处负责同志参加会议。安徽省卫生厅政策法规处负责同志在大会上就安徽省基层医药卫生体制改革情况作典型发言，引起会议代表强烈反响和一致好评。

13. 2010年7月1日，国家发展改革委副主任、中财办主任、国务院医改办主任朱之鑫一行来安徽省调研医改工作，并召开医改工作座谈会。

14. 2010年7月27—30日，卫生部副部长、卫生部公立医院改革试点协调工作小组组长马晓伟率调研组赴安徽省芜湖市和马鞍山市调研公立医院改革试点工作。

15. 2010年8月10日，全省实施基层医药卫生体制综合改革工作会议在合肥召开，安徽省委、省政府主要负责同志发表讲话。从2010年9月1日起，全省所有政府办基层医疗卫生机构实行药品零差率销售，全部实行综合改革。

16. 2010年10月11日，全国人大常委会教科文卫委员会副主任委员宋法棠一行来皖调研医改工作并召开医改工作座谈会，安徽省人大常委会负责同志、省政府分管负责同志参加座谈会并汇报安徽省医改工作。安徽省卫生厅相关负责同志出席汇报会并汇报工作。

17. 2010 年 10 月 20 日，安徽省政府召开推进基层医药卫生体制综合改革工作电视电话会议，进一步推进基层医药卫生体制综合改革，省政府常务负责同志出席会议并讲话。

18. 2010 年 11 月 9 日，国家发展改革委副秘书长、国务院医改办副主任胡祖才率国务院医改办评估组一行 14 人来安徽省卫生厅调研基本药物招标采购配送工作，省卫生厅相关负责同志出席汇报会并陪同检查省药采中心，省发展改革委、省医改办相关负责同志陪同调研。

2011 年

19. 2011 年 2 月 22—25 日，国家发展改革委副主任、国务院医改办主任孙志刚赴安徽调研。重点调研了公立医院改革试点工作、县级医院能力提升以及基层全科医生队伍建设和乡村医生待遇等方面情况，并对推动安徽基层医改"回头看"，进一步巩固完善基层医改成果提出了要求。

20. 2011 年 3 月 29 日，安徽省医改办负责同志应邀在吉林省全省深化医药卫生体制改革工作会议上介绍安徽省推进基层医药卫生体制综合改革、实施基本药物制度方面经验。

21. 2011 年 5 月 11—12 日，卫生部党组书记、副部长张茅率领卫生部医改办、办公厅和政法司负责人等一行来皖调研芜湖、马鞍山城市公立医院改革工作，对安徽省医改工作给予充分肯定，希望安徽在县级公立医院改革中进行探索，省政府常务负责同志陪同调研。

22. 2011 年 6 月 3 日，安徽省委常委、省医改领导小组召开医改领导小组会议，研究县级公立医院改革有关文件起草任务。

23. 2011 年 6 月 25 日，卫生部、国务院医改办、财政部下发《关于确立县级公立医院综合改革试点县的通知》，安徽省肥东县等 21 个县被确定为全国首批县级公立医院综合改革试点县。

24. 2011 年 7 月，世界卫生组织独立评估组赴安徽参观调研安徽医科大学第二附属医院、合肥市包河区望湖社区卫生服务中心，长丰县医院、乡镇卫生院和村卫生室，并召开座谈会。

25. 2011 年 8 月 22—23 日，国家发展改革委副主任、国务院医改办主任孙志刚一行来安徽省调研公立医院改革工作。

26. 2011 年 9 月 8—9 日，全省巩固完善基层医药卫生体制综合改革工作会议在合肥召开，安徽省政府常务负责同志出席会议并讲话。国务院医改办负责同志出席会议并讲话。

27. 2011 年 11 月 28 日，安徽省委常委、省医改领导小组组长主持召开县级公立医院改革座谈会，听取部分市、县政府及有关部门和县级公立医院代表意见建议，会议确定芜湖县、繁昌县、南陵县、当涂县、铜陵县、天长市和肥东县作为安徽省县级首批公立医院改革试点县，正式启动安徽省县级公立医院改革试点工作。

28. 2011 年 12 月 8 日，安徽省卫生厅主要负责同志到颍上县南照镇卫生院调研，听取基层有关情况汇报。

2012 年

29. 2012 年 5 月 10 日，卫生部部长陈竺率办公厅、医改办、疾控局、中国疾控中心负责同志到安徽调研医改工作，肯定了安徽医改取得的成效，希望安徽继续弘扬改革创新的精神，着力推进县级公立医院改革。

30. 2012 年 8 月 14 日，安徽省委副书记、省长李斌主持召开县级公立医院改革专题会议，听取省医改办、卫生厅主要负责同志关于县级公立医院改革实施意见及相关文件进展情况汇报，与省政府咨询专家座谈，就县级公立医院改革中管理体制、运行补偿机制、药品招标采购机制等重大问题进行研究决策，省委相关负责同志、省医改领导小组组长参加会议。

31. 2012 年 9 月 25—26 日，安徽省委、省政府召开安徽省深化医药卫生体制改革暨县级公立医院综合改革工作会议。省委、省政府主要负责同志出席会议。卫生部党组书记张茅，国家发展改革委副主任、国务院医改办主任孙志刚出席会议并发表重要讲话。

32. 2012 年 11 月 1—2 日，安徽省政府常务负责同志先后在蚌埠、亳州、阜阳调研县级公立医院改革情况，实地考察了部分县医院（中医院），并召开了座谈会。

33. 2012 年 12 月 13 日，安徽省全面实施县级公立医院综合改革电视电话会议在合肥召开，省政府常务负责同志在省主会场出席会议并讲话。12 月 15 日，安徽省全面实施县级公立医院综合改革，实行药品零差率销售。标志着安徽全面推开县级公立医院综合改革。

2013 年

34. 2013 年 5 月 21—23 日，中共中央政治局委员、国务院副总理刘延东在安徽滁州、芜湖调研，并指出要认真总结经验，以更大的决心、智慧和勇气，推动医改在新的起点上取得新突破，充分发挥我国社会主义的制度优势，建立惠及全民的中国特色医疗卫生制度。

35. 2013 年 9 月 13—14 日，国家卫生计生委副主任、国务院医改办主任孙志刚率领国务院督查组，来阜阳督查医药卫生体制改革工作。孙志刚一行来到插花镇闸南卫生室，仔细查看有关情况，并召开了座谈会。

2014 年

36. 2014 年 4 月，根据国家卫生计生委、财政部、国务院医改办下发的《关于确定县级公立医院综合改革第二批试点县的通知》，安徽省肥西县等 41 个县（县级市）名列其中，加上已列入第一批试点的 21 个县（县级市），安徽省所有县（县级市）已全部纳入国家县级公立医院综合改革试点。

37. 2014 年 6 月 8—10 日，国务院医改领导小组副组长、国家卫生计生委主任李斌一行赴安徽省调研医改工作，先后实地考察了马鞍山市人民医院、雨山区佳山社区卫生服务中心，芜湖市第二人民医院、六郎镇卫生院，肥东县人民医院和安徽医科大学第一附属医院，认真听取医务人员对深化医改的意见和建议，与患者进行亲切交流，仔细询问患者看病费用和就医感受。调研期间，李斌主任召开了 3 次医改座谈会，听取了安徽省深化医药卫生体制综合改革全省试点情况的汇报，并与地方政府、相关部门负责同志，公立医院院长，医务人员代表等进行深入交流讨论，广泛听取对公立医院改革的意见建议。

38. 2014 年 7 月 2—4 日，全国人大常委会副委员长、农工党中央主席陈竺率农工民主党中央调研组来安徽，开展"卫生立法推动医药卫生体制改革"专题调研。

39. 2014 年 10 月 14 日，安徽省政府常务负责同志深入调研宿州市深化医药卫生体制改革工作，强调要认真落实巩固和完善基层医改的政策措施，着力探索县级公立医院改革的有效途径，让人民群众享受到更多更优质的医疗卫生服务。

40. 2014 年 11 月 17—18 日，国务院医改领导小组副组长、国家卫生计生委主任李斌带队赴安徽督查评估县级公立医院综合改革，指导全面深化医改试点省工作。对安徽省县级公立医院改革一本经验、一本政策给予充分肯定。安徽省有 7 篇改革经验入选国家典型案例，其中，安徽省县级公立医院改革的管理体制被写入《国务院办公厅关于全面推开县级公立医院综合改革的实施意见》（国办发〔2015〕33 号）文件向全国推广。

2015 年

41. 2015 年 1 月 15 日，国务院医改领导小组正式批复安徽省试点方案，安徽省被国务院医改领导小组列入首批国家综合医改试点省。

42. 2015 年 2 月 10 日，安徽省召开综合医改试点启动会，全面部署综合医改试点工作。省委、省政府主要负责同志部署综合医改试点工作，国务院医改领导小组副组长、国家卫生计生委主任李斌到会讲话。

43. 2015 年 3 月 24 日，国务院医改领导小组副组长、国家卫生计生委主任李斌率有关司局负责同志来安徽省调研指导综合医改试点工作，实地调研了当涂县人民医院，召开了医改专题会，听取安徽省、马鞍山市及当涂县医改工作汇报。

44. 2015 年 4 月 15—16 日，安徽省卫生计生委主要负责同志率委有关处室负责人赴宣城市旌德县、泾县调研指导医改工作。

45. 2015 年 7 月 13—14 日，国家卫生计生委在安徽省马鞍山市召开综合医改试点省工作推进会。安徽、江苏、福建、青海四省分别汇报本地改革工作推进情况和主要工作亮点，就推进综合医改试点工作进行了分组讨论，现场考察了马鞍山市市立医疗集团南部医疗园区和马鞍山市人民医院。

46. 2015 年 7 月 27—28 日，国家卫生计生委公立医院综合改革专题研讨班在长春市举办，安徽省人民政府副秘书长在大会上就公立医院改革进行了交流发言。

47. 2015 年 9 月 19 日，中国卫生经济学会会长、原卫生部部长高强率领国内有关医改专家考察安徽医改，对安徽医改工作包括实施的药品带量采购给予充分肯定。

48. 2015 年 10 月 21 日，国家卫生计生委副主任马晓伟率医改专题调研督查组来安徽省调研督查医改工作，并在合肥召开座谈会，安徽省政府常务负责同志主持会议并讲话。

49. 2015 年 11 月 12 日，国家卫生计生委在合肥召开安徽、福建、四川、陕西、青海等五省医改工作座谈会，国务院医改领导小组副组长、国家卫生计生委主任李斌主持会议并作重要讲话，安徽省政府常务负责同志出席会议并致辞。

50. 2015 年 12 月 23 日，中央改革办专职副主任陈一新一行对安徽省县级公立医院综合改革进行督察，对安徽省县级公立医院改革给予充分肯定，并希望在一些重点领域和关键环节倡导底层创新。

2016 年

51. 2016 年 1 月 6 日，安徽省卫生计生委主要负责同志在 2016 年全国卫生计生工作会议作交流发言。

52. 2016 年 2 月，全国政协副主席韩启德率领全国政协调研组到安徽调研，充分肯定安徽医药卫生体制改革成就。

53. 2016 年 4 月 13—15 日，十二届全国人大常委会副委员长、农工党中央主席陈竺率医改专题调研组来安徽省调研医改工作，赴合肥、阜阳等地现场调研。陈竺指出，安徽省深入贯彻中央决策部署，始终把医改作为重大民生工程，创新机制，大胆探索，真抓实干，用"安徽模式"破解医改难题，推动医改走在全国前列，为全国医改工作作出了积极贡献。

54. 2016 年 5 月 12—13 日，国务院医改领导小组副组长、国家卫生计生委主任李斌来安徽省督查调研医改工作，充分肯定了安徽省作为综合医改试点省取得的积极进展和成效。她指出，安徽的医改工作一直走在全国的前列，特别是 2015 年全省开展综合医改试点以来，省委、省政府高度重视医改工作，主要领导同志亲自研究部署，常务副省长和分管副省长统筹协调，推进力度大，真正做到了"三医"联动、上下联动、内外联动。在改革公立医院管理体制、补偿机制、人事薪酬、医保支付等方面进行了积极探索，取得了一定的经验，发挥了较好的示范作用。

55. 2016 年 6 月 2 日，新调整成立的安徽省医改领导小组召开第一次全体会议，传达学习全国医改工作电视电话会议精神，总结 2015 年安徽省综合医改工作，研究深化综合医改试点工作思路举措，部署安排今年重点工作。省医改领导小组组长、省长主持会议并讲话。

56. 2016 年 6 月 23—24 日，安徽省深化医药卫生体制综合改革试点工作推进会在合肥召开，省政府主要负责同志出席会议并强调坚定不移走在深化综合医改前列，构筑"健康安徽"建设有力保障。

57. 2016 年 7 月 27—29 日，安徽省政府分管负责同志带队赴福建考察调研医改工作，深入了解福建省"三保合一"制度设计、省级财政对公立医院的差别化补助政策、公立医院人事薪酬制度改革、药品流通领域"两票制"改革，以及医疗服务价格改革等。

58. 2016 年 8 月 2 日，安徽省政府主要负责同志赴合肥包河区、肥西县专题调研综合医改试点工作时强调，要深入贯彻落实习近平总书记考察安徽重要讲话精神，坚持以新发展理念为统领，以人民群众满意、推进"健康安徽"建设为目标，以患者为中心，以分级诊疗制度建设为抓手，以公立医院改革为突破口，加强"三医"联动，提高改革协同力，推动医改向纵深发展。

59. 2016 年 8 月 12 日，国家卫生计生委在北京召开"安徽综合医改试点工作进展"专题发布会。全国多家电视媒体、平面媒体和网络媒体报道了本次新闻发布会。中央电视台《焦点访谈》栏目对安徽省卫生计生委主要负责同志进行专题采访；《人民日报》报道安徽省 53 种病不输液"正面清单"和剖宫产手术"负面清单"；《光明日报》赞扬安徽省医改把群众满意度放在首位；人民网报道安徽省探索建立县域医共体，实现县域内分级诊疗和有序就医；中国网财经多篇文章全面报道安徽省药品耗材带量采购、新农合方便农民工等多项医改举措与成效。

60. 2016 年 8 月 19—20 日，中共中央、国务院召开全国卫生与健康大会。安徽省委主要负责同志在大会上介绍了开展县域医共体试点的做法和成效。

61. 2016 年 10 月 10 日，安徽省政府分管负责同志到青阳县调研深化医改工作，深入青阳县人民医院，实地察看了门诊业务科室及生化检验室等临床医技科室诊疗开展情况，详细了解青阳县深化医改工作开展情况、存在困难和问题，并就医改的制度设计、工作机制和成效进行讨论交流。

62. 2016 年 10 月 24 日，中央电视台《新闻联播》栏目，播出："安徽打造医共体、小病不出县"。

63. 2016 年 10 月 25—26 日，安徽省政府分管负责同志赴滁州调研医改工作时强调，要坚持问题导向，结合滁州实际持续深入推进综合医改工作，进一步缓解群众看病难、看病贵的问题，不断提高群众的获得感，继续为全国、全省医改作示范。

64. 2016 年 11 月 13 日，国务院医改办、国家卫生计生委在北京召开"沪苏浙皖闽"四省一市综合医改工作交流会。国务院医改领导小组副组长、国家卫生计生委主任李斌出席，国务院医改办主任、国家卫生计生委副主任王贺胜主持，安徽省人民政府负责同志出席会议并作大会发言。

65. 2016 年 12 月 2 日，国务院医改办专职副主任、国家卫生计生委体制改革司司长梁万年率调研组一行到天长市调研县级公立医院综合改革工作。

66. 2016 年 12 月 22 日，国务院医改办、国家卫生计生委在天长市召开全国县级公立医院综合改革示范工作现场会，国务院医改办主任、国家卫生计生委副主任王贺胜出席并讲话。

2017 年

67. 2017 年 1 月 8 日，安徽省医改领导小组召开会议，听取了省医改办《2016 年医改工作进展及 2017 年重点工作安排建议》，审议了省医改办《安徽省城乡居民基本医疗保险"六统一"分项方案》、省人力资源社会保障厅《关于进一步加强基层医疗卫生机构人才队伍建设的意见》、省财政厅《关于加强公立医院债务化解及管理工作的意见》。

68. 2017 年 2 月 14 日，中央电视台《新闻联播》栏目以"安徽天长：建立基层医共体"为题的单条新闻报道了安徽省天长市在推进县级公立医院综合改革试点工作中，组建医共体，推进分级诊疗的经验做法。

69. 2017 年 2 月 26 日，安徽省委主要负责同志到滁州市，专题调研医药卫生体制改革情况。先后到滁州市第一人民医院南区，深入住院病房、远程医疗中心，听取城市公立医院改革及医联体建设情况介绍，到天长市人民医院、新街镇李坡村卫生室、新街镇卫生院、汊涧镇中心卫生院实地调研并主持召开了座谈会。

70. 2017 年 3 月 18—19 日，安徽省政府主要负责同志赴天长市调研综合医改工作，并主持召开医药卫生体制综合改革调研座谈会。他强调，要坚持以人民为中心的发展思想，坚持把增进群众健康福祉作为综合医改的根本目标，完善推广天长医改模式，推动综合医改向纵深发展。

71. 2017 年 3 月 25—26 日，中共中央政治局委员、国务院副总理刘延东在省委主要负责同志和省政府主要负责同志分别陪同下，深入合肥、天长等地，围绕科技创新、教育发展和医疗改革等主题进行考察。

72. 2017 年 4 月 24 日，《国务院办公厅关于对 2016 年落实有关重大政策措施真抓实干成效明显地方予以表扬激励的通报》（国办发〔2017〕34 号）印发，安徽省蚌埠市、天长市获此殊荣。

73. 2017 年 5 月，家庭医生签约服务"定远模式"受到国务院领导和有关部门高度认可，被列为全国家庭医生签约服务"五种模式"之一。

74. 2017 年 5 月 8 日，安徽省政府主要负责同志在合肥市调研医联体建设工作时强调，要贯彻落实党中央国务院决策部署，把加快推进医疗联合体建设作为深化综合医改的重要任务，建立健全促进优质医疗资源上下贯通的体制机制，持续增强基层医疗服务能力，优化医疗资源配置，切实增强人民群众的获得感。

75. 2017 年 8 月 22—29 日，国务院医改办、国家卫生计生委在天长举办全国县级公立医院综合改革示范工作现场会暨培训班，安徽再一次为全国医改提供现场经验。

76. 2017 年 9 月 22 日，安徽省政府负责同志出席世界银行贷款中国医疗卫生改革促进项目启动会，并作交流发言。

77. 2017 年 11 月 16 日，安徽省政府召开全省医改工作推进电视电话会议。会前，省委主要负责同志、省政府主要负责同志对深化综合医改工作作出批示。批示中强调，要认真落实国务院领导关于安徽省医保管理体制改革的批示精神，深入探索，破解难题，不断完善，提炼规律，努力走出安徽医改的新路子。

2018 年

78. 2018 年 1 月 8 日，安徽省政府分管负责同志到省卫生计生委调研，走访了部分处室，实地调研了省医改办，省卫生计生委健康脱贫办公室，听取了关于全省深化医改工作情况汇报，与委领导及各处室主要负责同志座谈交流后发表讲话。

79. 2018 年 3 月 13 日，安徽省政府分管负责同志到阜南县人民医院调研指导医共体工作。认真观看医共体建设历程展板，仔细听取该县医改发展历程情况介绍，并在阜南县人民医院远程会诊中心听取了相关工作汇报。同时还调研了该县柴集镇卫生院、茶棚村卫生室，实地感受医共体改革给乡、村两级医疗机构带来的新变化。

80. 2018年4月25日，全省医改工作电视电话会议召开。省委主要负责同志作批示，省政府主要负责同志出席会议并讲话。

81. 2018年4月28日，《国务院办公厅关于对2017年落实有关重大政策措施真抓实干成效明显地方予以督查激励的通报》（国办发〔2018〕28号）印发，安徽省宣城市、天长市获此殊荣。

82. 2018年5月30日，安徽省政府召开全省推进医改工作电视电话会议，省政府主要负责同志出席会议并讲话。

83. 2018年7月25—27日，全国人大常委会副委员长王东明在安徽调研中指出，"安徽省在深化医药卫生体制改革、改进财政医疗卫生资金分配和使用等方面做了积极探索，积累了丰富经验，走出了自己的路子。"

84. 2018年8月27日，国务院召开全国医改工作电视电话会议。省政府主要负责同志在安徽分会场出席会议，并就贯彻落实会议精神作出部署。

85. 2018年10月25日，国家卫生健康委、财政部通报全国2017年度公立医院综合改革效果评价考核结果，安徽省排名第二。

86. 2018年11月12日，安徽省委常委、省政府常务负责同志到阜南县人民医院王家坝分院调研指导工作，听取了阜南医联体、医共体改革工作情况的汇报。

2019年

87. 2019年1月8日，应世界银行驻华代表处邀请，安徽省卫生健康委党组书记、主任专程访问世界银行驻华代表处。听取了世界银行健康、营养和人口全球实践局高级卫生专家关于世界银行医改促进项目情况介绍，并就项目在安徽的进展以及推进中存在的挑战进行交流。

88. 2019年3月5—7日，安徽省政府分管负责同志赴宿州市和滁州市开展综合医改专题调研，召开座谈会并讲话，对紧密型县域医共体建设、智慧医疗、乡村医生队伍建设、健康脱贫等工作进行动员部署，要求持续巩固完善提升综合医改，努力将"天长模式"这面旗帜举得更高、品牌擦得更亮。

89. 2019年5月7日，《国务院办公厅关于对2018年落实有关重大政策措施真抓实干成效明显地方予以督查激励的通报》（国办发〔2019〕20号）印发，安徽省铜陵市获此殊荣。

90. 2019年5月24日，安徽省政府召开全省深化医药卫生体制改革工作电视电话会议，省政府主要负责同志出席会议并讲话。

91. 2019年6月26日，国务院医改办、国家卫生健康委在安徽铜陵召开"综合医改试点省份典型经验"新闻发布会。安徽省卫生健康委党组书记、主任参加会议。

92. 2019年9月25—26日，全省紧密型县域医共体暨智医助理建设推进现场会在濉溪县召开。省政府常务负责同志出席会议并讲话。省卫生健康委主要负责同志，省财政厅、省人力资源社会保障厅、省医疗保障局、省药监局负责同志参加会议。

93. 2019年10月31日，安徽省卫生健康委主要负责同志到金寨县调研指导紧密型县域医共体建设和智慧医疗工作，先后深入花石乡大湾村卫生室和花石乡卫生院实地开展调研。

2020 年

94. 2020年8月底，国家卫生健康委卫生发展研究中心第五调研组到濉溪县、蒙城县调研紧密型县域医共体工作，召开座谈会，实地走访县医院、乡镇卫生院和村卫生室，专家组对安徽省紧密型县域医共体建设情况给予肯定。

95. 2020年9月，安徽紧密型县域医共体"两包三单六贯通"统领县域综合医改荣获全国医改2019年度十大新举措。

96. 2020年9月17日，由国家卫生健康委基层卫生司、卫生发展研究中心主办的"紧密型县域医疗卫生共同体建设片区经验交流会"在安徽省阜南县召开。全国6个省和省内多个县（市、区）参加。

97. 2020年11月11—13日，由中国医药教育协会、安徽省医学情报研究所主办的"紧密型县域医共体政策培训班"在宁国市举办，邀请了国家卫生健康委卫生发展研究中心等单位的相关专家，对紧密型县域医共体政策和监测指标体系进行了详细的解读。

98. 2020年12月3日，安徽举行"美好安徽'十三五'成就巡礼"系列新闻发布会（第十场），省卫生健康委主要负责同志介绍了安徽省"十三五"时期卫生健康事业改革发展情况，并回答记者提问。

99. 2020 年 12 月 9—11 日，国家卫生健康委药政司司长于竞进、科教司一级巡视员张黎明一行来安徽专题调研健康脱贫工作。深入寿县、长丰县，现场调研县、乡、村三级医疗卫生机构的设施条件、设备配备、人员配置情况和健康脱贫工作开展情况，并召开了座谈会。

2021 年

100. 2021 年 1 月 11—12 日，安徽省卫生健康委主要负责同志赴安庆市、合肥市实地走访调研，深入了解疫情防控和综合医改工作。

101. 2021 年 1 月 14—15 日，安徽省医疗保障局主要负责同志到濉溪县调研医保和医共体建设工作，实地走访了濉溪县部分基层医疗机构，与基层医疗机构工作人员亲切交谈，详细了解医保和医共体建设工作开展情况，并在濉溪县医院召开座谈会，听取相关工作情况的汇报，征求大家对医保工作意见建议。

102. 2021 年 1 月 18 日，国家卫生健康委体制改革司采用视频会议方式，召开安徽省综合医改专题调研座谈会。

103. 2021 年 4 月 16 日，安徽省卫生健康行业党建工作指导委员会第一次全体会议在合肥召开。省委组织部副部长、省委非公工委主要负责同志到会讲话，省卫生健康委主要负责同志作工作报告。会议对新制订的《安徽省卫生健康行业党建工作指导委员会工作规则》《成员单位职责》进行解读，对全省公立医院党建工作重点任务、民营医院党建工作专题调研工作进行部署。

104. 2021 年 7 月 20 日，安徽省政府召开全省医改工作电视电话会议暨省医改领导小组扩大会议，贯彻全国电视电话会议精神，安排部署全省医改工作。

105. 2021 年 7 月 22 日，国家卫生健康委体制改革司司长许树强一行深入安徽省淮北市濉溪县，重点就紧密型县域医共体、县域综合医改等医改工作进行调研。

106. 2021 年 7 月 23—24 日，国家卫生健康委副主任李斌一行赴中国科学技术大学附属第一医院（安徽省立医院）和安徽医科大学第一附属医院就加快推进公立医院高质量发展工作进行调研。

107. 2021 年 7 月 24 日，由《中国卫生》杂志社、《健康报》社、安徽省卫生健康委主办，中国科学技术大学附属第一医院（安徽省立医院）承办的 2021 全国深化医改经验推广会暨中国卫生发展高峰会议在安徽省合肥市召开，安徽省被授牌"综合医改探路者"。

108. 2021 年 8 月 26 日，安徽省卫生健康委主要负责同志带队赴宿州泗县调研卫生健康和疫情防控工作。调研组一行先后实地查看泗县屏山镇卫生院、县人民医院、县妇幼保健院、县中医院等医疗机构，与市、县政府和相关部门负责人座谈交流，并听取工作汇报。

109. 2021 年 9 月 1 日，安徽省卫生健康委主要负责同志带队赴宣城市调研疫情防控和卫生健康工作。调研组一行先后实地查看经沪入境来（返）皖人员集中健康观察点以及新建观察点项目（健康驿站）、广德市柏垫镇中心卫生院、广德市誓节镇中心卫生院、宣州区狸桥镇中心卫生院，并与市、县政府和相关部门负责人座谈交流，听取工作汇报。

110. 2021 年 9 月 15—16 日，国家卫生健康委卫生发展研究中心专家组赴凤阳县调研紧密型县域医共体工作开展情况。调研组一行实地考察凤阳县人民医院、大庙镇中心卫生院及邬岗村卫生室，并听取了相关汇报。

111. 2021 年 9 月 27—29 日，国家卫生健康委卫生发展研究中心在安徽省天长市组织召开全国紧密型县域医共体建设培训会暨工作推进会。

112. 2021 年 10 月 25 日，安徽省政府常务负责同志到省卫生健康委调研，并主持召开省医改专题会议，研究落实国务院医改领导小组秘书处综合医改试点省份阶段性总结评估反馈意见（安徽省），并对相关工作作出部署。

113. 在全国紧密型县域医共体监测评价中，通过责任共同体、管理共同体、服务共同体、利益共同体 4 个维度 11 项指标自评结果显示，安徽位居全国第二。

114. 国务院医改领导小组秘书处对安徽省综合医改试点情况进行了阶段性总结评估，反馈了评估结果，肯定了安徽省多项改革取得突破性进展，总体评估得分在全国 11 个试点省份中，排名居前列。

115. 安徽省天长市多点发力推进医共体建设实现县域就诊率和医保县域支出率"双高"，入选国家卫生健康委紧密型县域医共体工作专刊（第 6 期）。

2022 年

116. 2022 年 4 月，芜湖市成功申报国家公立医院改革和高质量发展示范项目，中央财政专项补助 5 亿元。

117. 2022 年 5 月 21 日，安徽省卫生健康委主要负责同志赴滁州市，调研公立医院高质量发展和综合医改工作，并召开座谈会。

118. 2022 年 5 月 24 日，安徽省委常委、省政府常务负责同志深入合肥市第二人民医院和瑶海区大兴社区卫生服务中心等机构，调研公共卫生体系建设、紧密型城市医联体运行、医保支付方式改革、老年医学科发展等工作。

119. 2022 年 6 月 10 日，安徽省委常委、省政府常务负责同志调研国家儿童区域医疗中心建设，研究推进国家区域医疗中心建设、公立医院高质量发展等工作。

120. 2022 年 6 月 9 日，《国务院办公厅关于对 2021 年落实有关重大政策措施真抓实干成效明显地方予以督查激励的通报》（国办发〔2022〕21 号）印发，安徽省池州市获此殊荣。

121. 2022 年 7 月 6 日，中央电视台《焦点访谈》栏目播放"小城故事—暖心服务惠民生"，报道安徽省庐江县紧密型县域医共体改革。

122. 2022 年 7 月 28 日，安徽省委常委、省政府常务负责同志深入合肥市庐江县调研县域医共体和基层卫生服务能力建设，并主持召开座谈会听取基层医疗机构意见。

55检